**FRAUEN**
*im Kommen*

Hinweis: Die Ratschläge in diesem Buch sind von der Autorin und dem Verlag sorgfältig geprüft worden. Sie bieten jedoch keinen Ersatz für individuellen Rat oder therapeutische Begleitung. Eine Haftung der Autorin bzw. des Verlages ist ausgeschlossen.

Regina Heckert
Frauen im Kommen

Lektorat: Dr. Nicole Mahne, Bielefeld
Gestaltung Umschlag: Gesine Beran unter Verwendung von © shutterstock | Moremar
Innenteil, Layout/Satz : Wilfried Klei, Bielefeld
Druck & Bindung: PB Tisk, a.s. Tschechische Republik

Illustrationen und Abb. 31, Seite 226: Anja-Katharina Halbig, anjakatharinahalbig@web.de
Foto S. 248: Jumping woman © rufar/Envato Market Item


info@kamphausen.media | www.kamphausen.media

ISBN Printausgabe: 978-3-95883-599-3
ISBN E-Book: 978-3-95883-600-6

4. Auflage 2024

Bibliografische Information der Deutschen Nationalbibliothek

Die Deutsche Nationalbibliothek verzeichnet diese Publikation in der Deutschen Nationalbibliografie; detaillierte bibliografische Daten sind im Internet über **http://dnb.de** abrufbar.



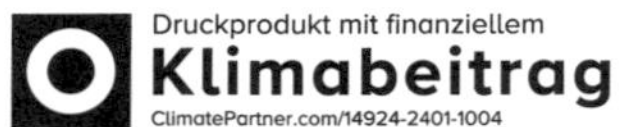

REGINA HECKERT

# FRAUEN *im Kommen*

## DER WEIBLICHE WEG ZU SEXUELLEM GLÜCK

*Gewidmet*

*meiner Großmutter Elise*

# Einleitung: Der einzige Fehler beim Sex

Kannst du dir vorstellen, dass ein einziger kleiner Fehler und seine Folgen für die vielen Missverständnisse und die Unzufriedenheit im Bett verantwortlich sind?

Dieses Buch ist in erster Linie für Frauen geschrieben, aber natürlich kannst du es auch als Mann lesen. Denn hinter den Kulissen des manchmal rätselhaft Weiblichen warten auch eine Menge hilfreiche Impulse für dein Liebesglück. Die sexuell neugierigen und die sexuell unzufriedenen Frauen erfahren hier, dass ein weitaus größeres Potenzial in der Sexualität verborgen liegt, als sie bisher kennengelernt haben. Die Erstgenannten können ihr Liebesleben bereichern und erhalten. Die anderen wissen vermutlich, dass die Sache mit der Lust der Frau manchmal ziemlich kompliziert sein kann, aber nur wegen dieses einen uralten Fehlers: Er besteht darin, dass die meisten Frauen sich beim Sex automatisch an den Mann anpassen. Sie versuchen, es ihm recht zu machen. Deshalb regieren seine männlichen Bedürfnisse, seine Geschwindigkeit und seine Vorstellungen im Bett. Doch genau deshalb kommt die Frau nicht mit. Sie bleibt auf der Strecke oder zieht sich ganz vom Sex zurück. In ihrer Ratlosigkeit verfällt sie leider einem zweiten Trugschluss: Sie vermutet, dass mit ihr selbst etwas nicht in Ordnung ist, weil es nicht klappt, auf männliche Art ihre weibliche Lust zu erwecken. Also versucht sie, sich beim Sex noch mehr anzupassen und anzustrengen, um ihre Lust- und Orgasmus-Defizite zu beheben. Kann das funktionieren?

Der männliche Zugang ist zielorientiert, klar, entschlossen und oft entsprechend direkt und schnell. Frauen dagegen können sich in Details verlieren und dabei das Ziel völlig vergessen. Sie sind eher gegenwärtig und mit ihrem Bauchgefühl verbunden, dem sie leider oft nicht trauen. Du brauchst beide Qualitäten in deinem Leben. Sowohl Frau als auch Mann verfügen über beide. Und es gibt Frauen, die eher die männlichen, und Männer, die eher die weiblichen Seiten entfaltet haben. So oder so: Weltweit kommt das weibliche Prinzip zu kurz, was sich auch in der sexuellen Begegnung spiegelt.

> *„Inzwischen ist eine Situation entstanden, in der die Unterdrückung des Weiblichen verinnerlicht wurde, selbst von der Mehrzahl der Frauen.“* (Eckhart Tolle)[1]

Mit diesem Buch möchte ich dir zeigen, dass der eine grundlegende Fehler berichtigt werden kann. Mit dir ist alles ok. Nichts an dir ist falsch. Auch an deinem Partner ist nichts falsch. Nur die unpassende Sexualität, die du gegen dein inneres Gespür mitgemacht hast, die stimmt nicht. Nicht für dich, nicht für die meisten Frauen dieser Welt und letztlich auch nicht für die Männer. Dein Körper weiß das schon lange. Er schickt dir jedes Mal deutliche Signale. Erfahre, wie du ihnen vertrauen und sie ernst nehmen kannst, anstatt sie weiterhin zu überhören oder sie wegzuschieben. Sonst hat dein zermürbendes Kopfkino ein leichtes Spiel. Nach jedem enttäuschenden sexuellen Erlebnis grübelst du und fühlst dich sexuell minderwertig. Kommt dir das bekannt vor?

Weißt du, dass es sehr vielen Frauen so geht? Vermutlich meinst du, dass Sex bei deinen Freundinnen, Bekannten und Arbeitskolleginnen viel besser läuft. Wer traut sich schon, dort detailliert nachzufragen? Beim Lesen des Buches darfst du immer wieder wie durch das Schlüsselloch in die Nachbarbetten hineinschauen. Denn etliche der unzähligen Teilnehmerinnen aus 35 Seminarjahren und dem Online-Orgasmus-Kurs[2] kommen hier zu Wort. Als Spitze eines großen Eisberges berichten sie offen und ehrlich von ihren intimen Begegnungen. Sie sprechen für viele Frauen und vermutlich auch für dich. Das kann dich entlasten und dir Mut machen. Denn dein sexuelles Glück ist möglich und natürlich. Es wird nur verhindert durch ein paar längst überholte und unbewusste Denk- und Verhaltensweisen. Hast du sie erst einmal erkannt, beginnen sie zu schrumpfen und du kannst sie hinter dir lassen. Wie, erfährst du im zweiten Teil des Buches.

Die sexuelle Aufbruchstimmung der Frau greift mehr und mehr um sich. Frauen sind im Kommen und läuten eine Art Zeitenwende im Liebesbett ein. Du bist Teil davon, sonst würdest du dieses Buch nicht lesen. Es zeigt dir, wie du dein sexuelles Glück finden kannst, macht dich mit dem weiblichen Weg vertraut und verhilft dir zum nötigen Selbstbewusstsein, damit du ihn mit Freude gehen kannst. Die Weisheit deines Körpers wird dich wie ein Kompass von Moment zu Moment führen und dich und deinen Partner reich beschenken.

> *„Im Allgemeinen ist es für eine Frau leichter, in ihrem Körper zu sein und ihn zu fühlen, und so ist sie dem Sein gewiss näher als es ein Mann ist … Wir brauchen völlig andere Qualitäten: Hingabe, Urteilsfreiheit, Offenheit … All diese Eigenschaften sind dem weiblichen Prinzip viel näher verwandt.“*
> (Eckhart Tolle)[3]

Um deine weiblichen Qualitäten zu entfalten, brauchst du dich nicht einmal anzustrengen, im Gegenteil. Es genügt eine kleine Bereitschaft, dich deinem inneren Gespür zuzuwenden und diesem zu folgen. Bist du in einer Paarbeziehung, verläuft dein Weg zum sexuellen Glück natürlich anders, als wenn du allein lebst. Du erfährst zum Beispiel, warum es reicht, wenn in einer Partnerschaft sich einer von beiden ändert. Das ist eine gute Nachricht. Sie legt die volle Macht über dein Liebesglück in deine Hände. Du musst nicht mehr hoffen, dass dein Partner anders oder besser wird. Bist du Single, so kannst du gespannt sein auf deine Möglichkeiten für eine ganz besondere sexuelle Entwicklung und vielleicht abenteuerliche Entdeckungsreise. Am Ende des Buches folgt ein Praxisteil, der dir das Tor zu einem kleinen Lusthimmel öffnet. Probiere aus, was davon zu dir passt. Möge das Buch alle Leser*innen dazu ermutigen, den weiblichen Körper beim Sex führen zu lassen, damit sowohl die eigene kleine als auch die große Welt ein bisschen liebevoller, zufriedener und bunter wird.

**Anmerkung:**

Dieses Buch ist für die heterosexuelle Beziehung geschrieben. Aber auch für jede andere Beziehungsform enthält es grundlegende und wertvolle Einsichten und Hilfen. Bei den schräg gedruckten Textteilen handelt es sich um authentische Berichte von Seminarteilnehmer*innen oder von der Autorin. Ist kein Name angegeben, handelt es sich um einen Beitrag der Autorin. Alle Namen der Teilnehmer*innen wurden anonymisiert.

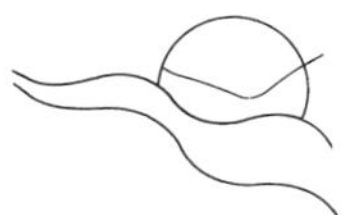

# Teil 1: Ausgangslage: Wie es in den meisten Liebesbetten derzeit aussieht

*„Wenn Frauen Lust vortäuschen, um es dem Mann recht zu machen, verlieren sie die Verbindung zu ihrem eigenen Körpergefühl und damit ihr sexuelles Glück.“*
(Online-Orgasmus-Kurs für Frauen)[4]

Wenn du nun durch das Schlüsselloch in andere Liebesbetten hineinschaust, siehst du ein großes Spektrum von Themen rund um die schönste Sache der Welt. Manche Frauen möchten den herkömmlichen Sex nicht mehr mitmachen, aber sie haben keinen blassen Schimmer von Alternativen dazu. Andere trauen sich nicht, ihre Bedürfnisse anzumelden, oder finden ihren Körper einfach nicht schön genug und verzichten deshalb auf Sex. Daneben brennt das weibliche Kummer-Thema Orgasmus auf den Nägeln. Etliche Frauen leiden am mangelnden sexuellen Appetit ihres Partners. Da und dort tut Sex sogar weh. Du schaust dir diese Vielfalt an Herausforderungen jetzt an und hältst es für möglich, dass die gesamte sexuelle Misere der Frau nur auf dem in der Einleitung erwähnten einen alten Fehler beruht, der berichtigt werden kann.

# 1. Was Frauen abtörnt: Bloß nicht wieder Kaninchen

Die sexuelle Unzufriedenheit von Frauen nimmt rapide zu.[5] Der tief verankerte männliche Zugang zur Lust ist auf das Erreichen des Orgasmus fixiert. Die dafür eingesetzten automatischen Verhaltensweisen, wie zum Beispiel das schnelle Rein-Raus beim Sex, haben jedoch ausgedient. Socken, die Zahnpastatube und andere Kleinigkeiten des Alltags, die manchmal wie aus heiterem Himmel weibliche Zornesausbrüche auslösen, sind Indizien dafür. Sie sind schrille Alarmzeichen: Es stimmt nicht (mehr) im Bett. Herumliegende Socken nerven, wenn der Sexsegen schiefhängt. Denn nach einer wirklich beglückenden Liebeserfahrung singt und schnurrt manche Frau wie eine Katze, während sie völlig entspannt seine Socken wegräumt.

> *„Beim Sex denke ich oft: Nein, bloß nicht wieder Kaninchen – diese monotonen rhythmischen Rein-raus-Bewegungen. Aber ich sage es nicht und hoffe, dass er schnell kommt, damit ich nicht wieder wund bin."* (Michaela, 33 Jahre)

Solche Feedbacks von Frauen sind keine Seltenheit. Ordner mit Aufschreien der weiblichen Lustseele füllen meine Regale. Dabei scheint sich so vieles in den letzten Jahrzehnten zum Guten verändert zu haben. Es wird endlich über Sex geredet, zumindest in den Medien. Doch in vielen Liebesbetten sieht es nach wie vor bedenklich aus. Traust du dich als Frau, den Lusteifer deines Partners mitten im Liebesspiel zu stoppen, wenn du Schmerzen davon bekommst? Auch wenn du es vielleicht immer wieder probierst: Es funktioniert nicht, wenn du mit männlichen Techniken – schneller, fester, besser, öfter – deinen weiblichen Körper traktierst. Gegen deine eigenen körperlichen Impulse zu verstoßen, erzeugt berechtigterweise mehr und mehr Abwehr in deinem Körper und führt früher oder später ganz ins Sexaus. Oftmals verhindert auch der Zeitpunkt für die körperliche Liebe das Erblühen der weiblichen Lust. Abends sind alle Beteiligten erschöpft und müde. Wenn überhaupt, reicht es vielleicht noch für einen kurzen Quickie. Und *du* klebst wieder einmal Rabattmarken[6] in dein inneres Heft der Unzufriedenheit, während *er* daneben selig schnarcht. „Beim nächsten Mal wird es besser!“, nimmst du dir vor. Vielleicht träumst du davon, dass all die unerlösten Höhepunkte in deinem Becken doch noch eine Chance bekommen. Aber der für die Frauenlust so tödliche und oft plötzliche Zwei-Hände-Griff an Brüste und zwischen die Beine lauert vielleicht schon. So ein direkter sexueller Zugriff würgt meistens die Lust der Frau ab. Wünschst du dir nicht auch, dass dein Partner zuerst dein Herz berührt? Und in der Tat scheint es eine geheime Verbindung vom Herzen zur Lust der Frau zu geben. Umgekehrt berichten Männer, dass sich ihr Herz erst öffnet, wenn sie guten Sex hatten. Das sieht erst einmal wie ein unlösbares Dilemma aus, oder?

Meiner Meinung nach gibt es keine lustlosen Frauen. Wohl gibt es Frauen, die zurecht auf das, was sie bisher sexuell erlebt haben, keine Lust mehr haben. Sie möchten nicht länger den männlichen Spielregeln im Bett folgen und die Botschaften ihres eigenen Körpers übergehen. Wenn sich nach der ersten Verliebtheit Routine im Bett breitmacht, wird es langweilig und eintönig. Sex läuft dann immer nach dem gleichen Schema ab. Für manchen Mann ist leider die Pornowelt Grundlage seiner Liebeskünste. Damit liebt er glatt an der Frau vorbei und ebenfalls an seinem eigenen Herzen. Auch deshalb nimmt die sexuelle Unzufriedenheit von Frauen rapide zu. Und das ist gut so. Denn Unzufriedenheit muss nicht in Resignation führen. Sie kann vielmehr ein Weckruf für eine dringend notwendige Veränderung sein. Dein inneres Gespür macht sich in Form von deutlichem Unbehagen bemerkbar: Es ist an der Zeit, dass du als Frau sexuell zu dir stehst und die alten Mitmach-Mechanismen hinter dir lässt. Vermutlich kannst du dir nicht vorstellen, wie das gehen soll. Du wirst es hier erfahren.

**Fazit:**

Kaninchensex wird den weiblichen Bedürfnissen nicht gerecht.

## 2. So will ich es nicht. Aber was will ich eigentlich?

Noch vor sechzig oder siebzig Jahren hat das eiskalte Schlafzimmer im Winter bei Oma und Opa sicherlich keine ausgedehnten erotischen Liebesspiele begünstigt. Sex wurde zudem durch die Religionen auf das Kinderkriegen reduziert. Die Frau musste sich damals unterordnen. Und auf einmal soll sie das Sagen haben? Woher soll sie das sexuelle Wissen über ihren Körper nehmen? Er hat ihr bisher nur klar signalisiert, was er nicht möchte.

Die Lust der Frau ist nicht nur für Männer ein Rätsel, sondern auch für viele Frauen selbst. Wenn du nicht mit deiner wirklichen sexuellen Lust und deinem Körper verbunden bist, setzt du dich leicht unter Druck, um Erregung und Genuss zu erzwingen. Vielleicht erhoffst du, durch die richtige und lange Stimulierung deiner Vagina sexuell in Wallung zu geraten. Das ist anstrengend und in der Regel zum Scheitern verurteilt. Wiederholte Frustration führt dann zu einer Vermeidungshaltung.

Männer und Frauen sind unterschiedlich. Das ist in Ordnung. Doch sowohl im Mann als auch in der Frau ist die weibliche Seite der Lustmedaille unterentwickelt. Viele Frauen würden lieber den Weg und die Details am Wegesrand genießen und sich darin verlieren. Das Drumherum, alles Verspielte und die Lust an Körperstellen, bei denen sich kein Mann vorstellen kann, dass dort eine erotische Ader fließt, entfacht oft erst den sexuellen Appetit der Frau.

Kannst du dir so ein richtig schönes, fast zeitloses Liebesspiel vorstellen? Wie sollte es beginnen? Möchtest du eine ausgiebige Massage oder ein anderes Vorspiel, bevor du dich für die Vereinigung mit deinem Partner öffnest? Und wenn du kein Fan des schnellen Rein-Raus bist, wie sonst wünschst du dir das Spiel zwischen Penis und Vagina?

*Eine besonders interessierte Frauengruppe startete einmal das große Zucchini-Experiment. Vier Abgesandte besuchten den Wochenmarkt. Am Gemüsestand berieten sie ausgiebig über Größen und Formen. Schließlich kamen sie mit einem prall gefüllten Einkaufskorb voller Zucchini zurück. Jetzt wurden die Exemplare fast eine Stunde lang in warmes bis heißes Wasser getaucht, bis sie die erforderliche Temperatur erreicht hatten und geschmeidiger geworden waren. Zusätzlich mit einem Kondom bestückt, verzog sich dann jede Frau in ihr stilles Kämmerlein. Anlass war die Frage: Wie sollte sich ein Penis nach der Penetration in mir bewegen, damit es mir gefällt? Alle waren sich einig, dass es schwierig werden könnte, das mit einem erregten Mann in aller Ruhe auszuprobieren. Etliche Männer bekämen sicherlich Angst, ihre Erektion zu verlieren. Für andere wäre es befremdlich, in ihrem üblichen Prozedere unterbrochen zu werden. Welche Frau hätte den Mut, darum zu bitten? Es wurde nach Alternativen gesucht. Und so fiel die Wahl auf Zucchini. Es gab sie in allen Größen und Formen. Dem Forschergeist waren kaum Grenzen gesetzt. Frauen probierten nun kleinere und kleinste Bewegungen aus, um zu entdecken, was ihnen wirklich Lust bereitete. Und siehe da: Keine der Frauen verfiel ins bekannte und schnelle Rein-Raus. Sie bevorzugten die stille und langsame Gegenwart des Besuches in ihrer Vagina. Kleine kreisförmige Bewegungen, Druck zur Seite hin, nach vorne oder nach hinten – so vieles war auf einmal möglich. Da gab es ein neues Universum zu entdecken und alle kamen mit roten Backen und glänzenden Augen zum anschließenden Austausch zusammen. Natürlich erheitern sich bis heute die Einkäuferinnen über das verdutzte Gesicht der Gemüsefrau am Marktstand, die sich darüber wunderte, warum auf einmal Größe und Form ihres Gemüses wichtig waren.*

Ob Zucchini, Dildo oder Vibrator – was immer als Penisersatz geeignet ist, kann für eine solche Selbsterforschung genutzt werden. Mit einer Zucchini konnten sich die Frauen viel Zeit lassen.

Schon das sanfte Tasten um den Eingang herum war neu. Erst als ihre Vagina bereit war, konnten sie sie ganz langsam einführen: drei Schritte vor und wieder zwei zurück, bis das Verlangen schließlich siegte. Beim Liebesspiel sagt die erste Penetration schon viel über die Qualität der sexuellen Begegnung aus. Darf der weibliche Körper führen oder wird er übergangen? Manchmal ist die Vagina noch sehr eng und das Eindringen ist schwierig. Nicht selten wird der Penis einfach gegen diesen Widerstand hineingezwängt. Das ist für die Frau unangenehm oder tut weh. Zudem ist es unwahrscheinlich, dass daraus eine erfüllende sexuelle Begegnung entsteht. Der weibliche Tempel der Lust öffnet sich wie eine Blume von selbst, wenn er bereit ist. Oder eben auch nicht, wenn es nicht passt. Den Zeitpunkt der Penetration müssen die Frau und ihr Körper bestimmen dürfen. Kommen von dort die Signale dafür, ist der Mann von Herzen willkommen. Dann hat er die Chance, zu erleben, wie der Frauenkörper vor Lust nach ihm vibriert.

Die Vereinigung ist jedoch nur ein Aspekt der Lust der Frau. Lange davor entsteht sie an tausend Stellen im Körper, und besonders dann, wenn die Sexzentren wie Brüste und Vagina liebevoll umgarnt, aber vorerst nicht direkt berührt werden. Um auf den Körper lauschen zu können, musst du tatsächlich die Zeit anhalten, oder besser gesagt die gewohnte Geschwindigkeit drastisch drosseln. Sonst hast du keine Chance, hinzuspüren. Hast du schon einmal deinen Körper von Kopf bis Fuß erforscht, um alle Lustporen zu entdecken? Erst wenn du selbst weißt, was du brauchst und möchtest, kannst du es deinem Partner vermitteln. Leider scheinen manche Frauen wenig Bereitschaft zu haben, diese Entdeckungsreise für sich allein zu machen, selbst wenn ihnen eine Fülle von Berührungsanleitungen als Hilfe zur Verfügung stehen. Dagegen gelingt das Unterfangen gut in Frauengruppen. Nach anfänglicher Scheu ergründen die Teilnehmerinnen miteinander begeistert alle Höhen und Tiefen der Lust. Deshalb ist der Frauenkreis eine wichtige Brutstätte für die wirkliche weibliche Lust, ein kleines Forschungslabor, das die Frauen schult und auf den Ernstfall zu Hause vorbereitet. Ist die Lust der Frau einmal entfaltet, bedeutet das weit mehr als eine erfüllende Sexualität für Mann und Frau: Sie ergreift und umfasst das ganze Leben. Wo sie einkehrt, muss Überaktivität und das Jagen nach Zielen und Dingen immer mehr weichen und dem Verweilen im Sein Platz machen. Aus der Quelle tiefer Entspannung werden Frau und Mann miteinander gespeist und genährt. Das Missverhältnis zwischen Spannung und Entspannung, zwischen Aktivität und Ruhe, zwischen Planen und Hingabe wird in ein harmonisches Miteinander verwandelt.

**Fazit:**
Dein Körper kennt den Weg zu deiner Lust.
Nimm dir genügend Zeit zum Hinspüren.

## 3. Wie sage und zeige ich es ihm bloß? Der Kopfkissenzipfel im Bett

Wenn du herausgefunden hast, was sich körperlich gut anfühlt, bist du deinem sexuellen Glück deutlich näher gekommen. Aber es fehlt noch ein weiterer wichtiger Schritt. Denn du musst es auch deinem Partner so vermitteln können, dass dieser es versteht und gerne umsetzt. Wie soll ein Mann deine Bedürfnisse erraten oder in deinen Augen ablesen? Auch er ist oftmals nicht glücklich über die Situation im Liebesbett. Es macht ihm vermutlich keinen Spaß, eine Frau zu berühren, die reglos vor ihm liegt, was nicht selten vorkommt. Er streichelt dann seine Liebesmühen ohne jegliche Resonanz ins Leere. Ich nenne das in Seminaren oft humorvoll das „Toter-Hase-Syndrom". Natürlich ist es nicht ausgeschlossen, dass die Frau eine stille Genießerin ist. Aber es würde dem Mann das Lieben schon erleichtern, wenn ihm da und dort ein Räkeln und ein Seufzen an der richtigen Stelle den Weg weisen würden.

*Ich habe den ‚toten Hasen' bei Frauen immer wieder erlebt und finde ihn für mich sehr anstrengend. Wenn ich Frauen intim berührte, haben sie absolut gar nicht reagiert. Weder positiv noch negativ. Ich war völlig verunsichert und wusste nicht, ist das jetzt in Ordnung oder nicht?*
(Michael, 60 Jahre)

Viele Frauen trauen sich kaum, ihre sexuellen Wünsche körperlich oder verbal zu äußern. Das Pfui zwischen den Beinen, das vermutlich schon dem kleinen Mädchen eingeimpft wurde, behindert als kollektive Scheu die erwachsene Frau. Dazu gesellt sich noch eine individuelle Scham. Denn jede Frau hat im Bett ihre typischen Eigenarten. Wenn sie diese durch Selbstbefriedigung entdeckt hat, heißt das noch lange nicht, dass sie bereit ist, sie preiszugeben, auch wenn sie sich im tiefsten Inneren noch so sehr danach sehnt.

*Mir schnürt es den Hals zu, wenn ich versuche, meine Bedürfnisse auszusprechen.* (Anna-Maria, 31 Jahre)

*Eine Teilnehmerin traute sich erst gegen Ende der gemeinsamen Reise durch sieben Wochenenden im geschützten Frauenkreis über ihr sexuelles Handicap zu sprechen. Sex mit Männern war nicht erfüllend für sie und deshalb wollte sie am liebsten darauf verzichten. Misserfolgserlebnisse reihten sich aneinander. Bei intimen Begegnungen wiederholte sich stets das gleiche Spiel. Der Mann hatte seinen Spaß, während sie sexuell unbefriedigt und frustriert zurückblieb. Sie war mit einem Mann noch nie zum Orgasmus gekommen, während sie allein damit keinerlei Probleme hatte. Ich hakte nach, wie sie sich selbst zum Höhepunkt brachte. Mit Schreck im Gesicht rang sie nach Fassung. Nach einigen Minuten berichtete sie, dass sie nur zum Orgasmus kam, wenn sie sich – auf dem Bauch liegend – an einem Kopfkissenzipfel, der zwischen ihren Beinen lag, hin und her rieb. So und nur so gelang es ihr. „Kein Wunder", wollte ich sie ermutigen, „dass das dann beim normalen Liebesspiel nicht funktioniert.*

*Das sind ja andere Bewegungen und Berührungen." Schließlich schlug ich ihr vor, beim nächsten Mal den Kopfkissenzipfel ins Liebesspiel einzubauen. „Oh nein", stöhnte sie, „das traue ich mich nicht, nie, niemals."*

So geht es vielen Frauen mit ihren sexuellen Besonderheiten. Sie meinen, sie seien nicht normal, und haben Angst vor der vielleicht abweisenden oder spottenden Reaktion des Mannes. Sie sagen und zeigen ihm nicht, was sie wirklich brauchen, und machen stattdessen Dinge mit, die definitiv nicht hilfreich sind, was ihre Lust und den Orgasmus betrifft. Jede Frau hat ihren eigenen Kopfkissenzipfel. Solange sie nicht sagt und zeigt, wie der Zugang zu ihrer Lust gelingen kann, sitzt sie verloren am Rande des sexuellen Spielfeldes und geht mehr oder weniger leer aus. Manchmal wird sie sogar ärgerlich auf den Mann, der nichts von allem erahnt. Schon allein das Thema Zeit ist ein großes Handicap in Liebesdingen. Die Wissenschaft bestätigt, dass ein gesunder Mann durchschnittlich maximal zwei bis vier Minuten bis zum Höhepunkt braucht.[7] Dagegen dauert es bei der Frau mindestens fünfmal so lang, nämlich zwischen vierzehn und zwanzig Minuten. Das sind Durchschnittswerte. Die können individuell viel weiter auseinanderliegen.

*Allein ist alles einfacher. Mit meinem Partner muss ich immer wieder gegen meine Scham ankämpfen, mir immer wieder einreden, dass ich das Recht habe, dass ein Mann sich um mich bemüht, dass ich seine Zeit, auch viel Zeit, in Anspruch nehmen darf, weil ich genau wie er auch ein Recht auf einen Orgasmus habe.* (Silvia, 41 Jahre)

*Eine sexuelle Begegnung mit meinem Partner dauert circa fünfzehn Minuten. Ich habe dabei Angst, dass es bei mir zu lange dauert und mich mein Freund dann zu kompliziert findet und sich abwendet.* (Nicole, 36 Jahre)

Das sexuelle Selbstwertgefühl der Frau ist ein Entwicklungsland mit viel Luft nach oben.

*Ich erinnere mich genau an meine erste feste Liebesbeziehung. Obwohl Ehrlichkeit einer meiner höchsten Werte war und immer noch ist, hatte auch ich meinem damaligen Freund zwei Jahre lang Orgasmen vorgetäuscht. Meinen Körper kannte ich genau. Er hatte mir bereits unzählige klitorale Orgasmen beschert. Aber was allein mühelos gelang, klappte einfach nicht beim Geschlechtsverkehr. Die Lust war da, aber sie steigerte sich nie zu einem Höhepunkt. Ich wollte eine gute Geliebte sein und täuschte deshalb vor. Danach fühlte ich mich doppelt schlecht: Zum einen beklagte ich das verlorene Gipfelerlebnis. Zum anderen hatte ich Schuldgefühle, weil ich nicht ehrlich war. Wie in einem Stausee stieg nach jedem Liebesspiel der Wasserpegel der Frustration höher, bis ich schließlich beschloss, meinem Partner reinen Wein einzuschenken. Damit ich meinen festen Entschluss nicht wieder rückgängig machen würde, rief ich ihn vormittags an, um ihm mitzuteilen, dass ich bei seinem Besuch am Abend mit ihm über unsere Sexualität sprechen müsse. Es fiel mir unglaublich schwer. Aber nachdem einmal die Redeschleusen geöffnet waren, sprudelte alles aus mir heraus. So sprach ich auch zum ersten Mal über den sexuellen Missbrauch in meiner Jugend. Irrtümlicherweise vermutete ich damals, dass dadurch etwas in mir kaputtgegangen war und sich deswegen keine Orgasmen bei der sexuellen Vereinigung einstellten.*

Die sexuelle Sprache zu erlernen, ist das eine. Detailliert am Körper dem Partner zu zeigen, welche Berührungen wo guttun, ist mindestens genauso schwierig. Etliche Frauen berichten, dass sie sich nicht trauen, ihm zu zeigen, wie er sie sexuell berühren soll. Deshalb befriedigen sie sich neben dem schlafenden Mann nach gemeinsamem Sex anschließend selbst.

*Nach der Trennung von meinem Mann nach 33 Ehejahren hat es tatsächlich einige Zeit gedauert, bis ich bereit war, einen neuen Partnerschaftsversuch zu wagen. So bin ich bei einem sehr liebe- und lustvollen Mann gelandet, der jedoch auf sexuellem Gebiet tatsächlich ein Analphabet ist. Deshalb ist es so wichtig, dass ich ihm sage und zeige, was mir Spaß macht, was ich eigentlich bei meinem Mann sehr gut konnte. Doch auf einmal spüre ich bei dem neuen Partner wieder diese uralten Hemmungen, ihm meine Bedürfnisse nach Langsamkeit und ganzkörperlicher Berührung zuzumuten.* (Sophie, 63 Jahre)

Wenn du einen Mann nicht wissen lässt, wo sich deine Lustporen verstecken, dann lebst und liebst du tatsächlich mit einer angezogenen Handbremse. Du beschränkst dich damit auf einen kleinsten gemeinsamen Nenner, während wirkliche Intimität und sexuelle Erfüllung brach liegen. Eine große Studie des Projekts Theratalk[8] bestätigt, dass viele intime Bedürfnisse dem Partner nicht vermittelt werden. Gleichzeitig stellte sich heraus, dass 84 % der sexuellen Wünsche der Frauen erfüllt werden könnten, wenn der Partner sie wüsste.

**Fazit:**
Die meisten deiner sexuellen Wünsche können erfüllt werden, wenn der Mann sie kennt.

## 4. Auf den Orgasmus, fertig, los: Leisten oder lieben?

Wenn du leicht und mühelos zum Orgasmus kommst, kannst du dieses Kapitel überspringen und die Studien bei den Anmerkungen im Anhang lesen. Sie werfen ein deutliches Licht auf die Fakten rund um Lust und Orgasmus der meisten Frauen. Für viele Leserinnen wird die Lektüre der Studien schon spürbare Erleichterung bringen, einfach aus dem Grund, weil sie sich mit ihrer Orgasmus-Misere nicht mehr allein auf weiter Flur fühlen.

Die Kopfkissenzipfel-Geschichte ist ein Beispiel dafür, dass selbst heutzutage in Frauengruppen der Orgasmus noch ein Tabuthema ist. Keinen Orgasmus bekommen zu können, empfinden betroffene Frauen wie einen Makel, den sie verstecken möchten. Es fällt ihnen schwer, sich damit zu outen. Diejenigen, die ihn klitoral erreichen, schielen sofort nach dem vaginalen. Und von da aus werden der multiple, der kosmische und der gleichzeitige Orgasmus ins Visier genommen. Die Erwartungsspirale scheint sich erbarmungslos immer höherzuschrauben, sodass aus dem Orgasmus ein Orgas-Muss wird.

Bei einem Wettlauf mit dem Mann um den Orgasmus stehen die Chancen für die Frau rein statistisch nicht gut, wie wir im letzten Kapitel gesehen haben. Liegt es daran, dass sie mehr will, als die Evolution für sie vorgesehen hat? Oder ist die Orgasmus-Problematik der Frau eine Folge des falschen Zugangs zur Lust der Frau?

Leider hoffen viele Betroffene, dass der Mann von selbst die Liebesbegegnung so gestaltet, dass sie „mitkommen“. Immer noch ist ein Großteil der Frauen sexuell unmündig: ahnungslos, was die eigenen Bedürfnisse betrifft, sprachlos, wenn diese bekannt sind, und erschrocken zurückweichend, wenn der Mann ihre Sehnsucht nach Zeit, Herz, Blickkontakt, Langsamkeit, ganzheitlichem Sex abwehrt. In der Tat hat die Evolution anscheinend den gesunden Mann mit flotten Talenten ausgestattet. Und das muss wohl einen Sinn haben oder einmal gehabt haben.

Beobachte einmal das wilde Lusttreiben im Frühjahr am See. Enten sind zwar nicht unsere direkten Vorfahren, aber sie können uns auf humorvolle Weise zum Nachdenken anregen. Eine einzige Ente wird umschwärmt, bezirzt, umgarnt und schließlich begattet von aufgereihten Erpelschwärmen. Um seinen Samen im Wettkampf um das Überleben des Stärksten wirksam einschleusen zu können, muss ein Erpel nicht die Gunst der Stunde, sondern sogar die Gunst der Sekunde erhaschen: abspritzen und schnell weg. So kommen der nächste und übernächste und noch weitere zum Ziel. Unterschiedliches Saatgut erreicht den Bauch der empfangsbereiten Entendame für die große Auslese: Millionen sprintbereiter Spermien sind am Start, um die Konkurrenz auszuschalten. Es ist nicht böse gemeint, wenn sich der einzelne Erpelmann nach getanem Hauruck-Akt ausruht, sich zur Seite dreht, um nach kurzem Fickerchen sein verdientes Nickerchen zu halten. Es dient der Evolution, wenn er dem nächsten sofort Platz macht. Und die Ente? Ihr Wasserkessel der Lust kann fröhlich weiterdampfen, lodern und kochen, bis alles erdenkliche Liebesmaterial für beste Evolutionszwecke aufgesammelt wurde. So weit ein Ausflug in die Natur. Könnte es sein, dass davon noch hier und da etwas in unseren Zellen pocht?

Doch ach, welch Drama für die begabte Liebhaberin! Da ist doch anscheinend im Laufe der Jahrmillionen ein evolutionärer Schlaumeier auf die Idee gekommen, sich eine einzelne Frau komplett unter den Nagel zu reißen. Auf diese Weise konnte er das Fortleben seines Erbguts sichern, anstatt seinen gesamten Spermapfropf bei der großen Endausscheidung mit den Mitstreitern im Weibesinneren zu riskieren und vom Aussterben bedroht zu sein. Während also eine Ente genüsslich auf dem Teich schwimmt und sich vom Frühlingsahnen und den vielfältigen Umwerbungen die Lust in die Adern treiben lässt, versucht die moderne Frau dem rasanten Rhythmus eines vereinzelten Erpelmannes zu folgen, der – von den Artgenossen im Stich gelassen – nun allein das aufwendige Anwärmen der Angebeteten zustande bringen soll. Kaum im Bett, überrascht die so manchem Mann noch in den Poren steckende Eile.

> *Ich hatte schon immer Männer, denen ich es sexuell recht gemacht habe. Ich habe es für mich stets als viel zu schnell empfunden und nicht wirklich erfüllend.* (Margarethe, 54 Jahre)

> *Ich habe überhaupt keine Lust auf schnellen Sex. Früher habe ich alles zugelassen. Ich hatte Angst, ihn zu verlieren, wenn ich nicht mitmache.* (Silvia, 42 Jahre)

Mann und Frau haben – und in dieser Hinsicht hilft das Entenbeispiel – einen unterschiedlichen Rhythmus und andere Zugangspforten zur Sexualität. Keine Frau der Welt wünscht sich eine aufgereihte Männerrunde, aber die richtigen Eintrittskarten ihres Liebsten für ihre Lustseele. Vermutlich war die Menschheit noch nie in ihrer Geschichte von so viel Sex umhüllt wie heute: Alle Illustrierten, die Werbung, das Internet leuchten die sexuelle Verheißung permanent in unsere Fantasien hinein. Nur bis zu den Liebesbetten scheint sie nicht durchzudringen. Innerhalb der letzten Jahrzehnte ist die sexuelle Unzufriedenheit von Frauen drastisch angestiegen.[9]

> *Nach dem Sex bin ich enttäuscht und frustriert.*
> *Manchmal ziehe ich mich zurück und mache mir Vorwürfe.*
> (Marianne, 38 Jahre)

Viele Männer und Frauen betrachten den Orgasmus als erwünschte Krönung ihres Liebesspiels.[10] Was aber, wenn für die Frau die ersehnte Krone der Lust ganz ausbleibt und einfach nicht ins dürstende Bett gezwungen werden kann?

> *Ich fühle mich nur wie eine halbe Frau, weil ich keinen Orgasmus bekomme.* (Stefanie, 27 Jahre)

> *Ich habe schon manchmal Angst, verlassen zu werden, wenn ich keinen Orgasmus im Bett habe.* (Angelika, 34 Jahre)

Immer noch ist ein großer Prozentsatz von Frauen nicht orgasmusfähig.[11] Das Gipfelerlebnis stellt sich nicht ein oder wird nur allein im stillen Kämmerlein erreicht. Das daraus resultierende sexuelle Minderwertigkeitsgefühl führt zum Vortäuschen des Orgasmus[12] oder zur mehr oder weniger regelmäßig mit dem Partner geteilten Enttäuschung im Bett.

> *Fast immer täusche ich den Orgasmus vor, weil ich ihm nie erklären könnte, warum ich trotz aller Bemühungen seinerseits*

*nicht zum Orgasmus komme. Außerdem kommt man aus der Nummer nur schlecht wieder heraus, wenn man einmal angefangen hat.* (Nicole, 36 Jahre)

*Wir sind schon seit achtzehn Jahren zusammen, und mein Partner weiß, dass ich noch nie einen Orgasmus hatte. Das belastet unsere Liebesbeziehung.* (Christel, 45 Jahre)

*Ich sage mir immer wieder, der Orgasmus ist ja nicht das Wichtigste. Aber das sind nur Beruhigungsversuche von mir, um mit der Frustration klarzukommen.* (Vivian, 52 Jahre)

Ist das nicht tragisch? Die besten Orgasmus-Erlebnisse haben orgasmusfähige Frauen angeblich bei der Selbstbefriedigung.[13] Kaum ist jedoch der Partner anwesend, kann sich so manche Lustwillige nicht mehr fallen lassen und der ersehnte Höhenflug bleibt trotz fleißigen Bemühens aus. Vielleicht traut sie sich nicht, den Mann in ihre lustfördernden Berührungen einzuweihen. Und selbst wenn sie es tut, genügt manchmal ein einziger Millimeter Abweichung an der Klitorisperle, um höchste Wonnen in eine unerträgliche Folter zu verwandeln.

Bestenfalls ein Drittel aller Frauen kommt beim Sex regelmäßig zum Orgasmus: vaginal, klitoral, oral, anal, durch Brustknospenberührung oder sonst wie. Nur ein Teil dieser Frauen kann bei der Penetration kommen. Dabei brauchen die meisten eine Zusatzstimulation der Klitoris, indem sie zum Beispiel gleichzeitig selbst Hand anlegen. Nur 4 % aller Frauen kommen rein vaginal zum Orgasmus.[14] Wenn man bedenkt, dass die kühne Hoffnung vieler Liebenden der gleichzeitige Orgasmus ist, bewegen wir uns bei Wahrscheinlichkeiten, die einem „Sexer“ im Lotto ähneln.

Unwissen über die wirkliche Lust der Frau, in den Zellen gespeicherte Aversion gegen falschen Sex, mangelnde Erfahrung und fehlender Mut haben das Gefühl von Ohnmacht inmitten eines riesengroßen Orgasmus-Desasters zur Folge. Anstatt enttäuscht dazusitzen, wütend auf den schnarchenden Mann zu werden oder dich schnell an einem sicheren Örtchen selbst zu befriedigen, erfährst du hier, wie du das Ruder herumreißen und dein Handicap als Wegweiser zu mehr Echtheit und Intimität in deinem Liebesleben nutzen kannst – egal, auf welcher Stufe der Orgasmus-Leiter du dich gerade befindest.

**Fazit:**
Die am Mann orientierte Sexualität beschert Frauen Lust- und Orgasmus-Probleme.

## 5. Wie Schönheitswahn am Frauenkörper nagt

Ein positives Körperselbstbild verbessert bei Frauen nachweislich die sexuelle Lust und die Orgasmus-Häufigkeit.[15] Doch kaum eine Frau ist rundum zufrieden mit ihrem Körper. Das ist kein Wunder angesichts der Tatsache, dass sie sich Tag für Tag mit den in Internet, Film und Fernsehen gezeigten perfekten Frauenkörpern in Konkurrenz sieht. Da und dort noch mit modernster Technik optimiert, scheinen sie das alleinige Objekt des männlichen Begehrens zu sein. Das Auge isst mit. Kann dann eine normale Frau überhaupt zum Appetithäppchen werden?

Frauen vergleichen sich – bewusst oder unbewusst – mit Bilderbuchschönheiten und mit jeder anderen Frau auf der Straße. Schon junge Mädchen und Frauen unterliegen den gängigen Modetrends und mühen sich für die Anerkennung der körperlichen Schönheit Tag für Tag ab. Auch sie leiden schon am Model-Syndrom[16]. Fastenkuren und immense Anstrengungen werden dort unternommen, wo die Hoffnung auf den idealen Körper Nahrung findet. In Twiggy-Zeiten[17] war es in, spindeldürr zu sein. Das hat etliche wohlproportionierte junge Frauen zum Dauerhungern veranlasst. Magersüchtige Mädchen meinen, immer noch zu dick zu sein.

Selbst die Schönsten der Schönen, die Models, sind unglücklich angesichts der Abweichungen von perfekten Zentimetermaßen oder der Muttermale am falschen Fleck. Auch den Makellosen droht im Hinterstübchen der unaufhörlich mahlende Zahn der Zeit.

Das traurige Ergebnis des Schönheitswahns: Frauen allen Alters fühlen sich ungenügend, ja sogar mangelhaft. Das dadurch gestörte Selbstwertgefühl schlägt sich im Erleben der körperlichen Liebe nieder. Anstatt sich hinzugeben, beginnt ein innerer Kampf im Versuch, ungeliebte Körperstellen zu verbergen und zu verstecken.

Jede Frau findet von Kopf bis Fuß etliche vermeintliche Mängel an ihrem Körper. Sind die Brüste zu klein, zu groß, zu schlaff? Hängt der Bauch herunter? Orangenhaut und Dellenpo, wabbelige Beine, zu dünne Haare, zu lange Nase, Körperbehaarung an der falschen Stelle, abstehende Ohren, zu kleiner Mund, krumme Füße – das Sortiment weiblicher Kritik am eigenen Körper scheint unüberblickbar. Während des Liebesspiels sind daher viele Frauen damit beschäftigt, sich so in Szene zu setzen, dass die ungeliebte Körperstelle nicht gerade zum Blickfang wird. So viel Angst herrscht vor der vermeintlichen Abwertung durch den Mann. Kann ein Liebesspiel erfüllend sein, wenn eine Frau dabei den Bauch einzieht?

> *Ich weiß gar nicht, wie es sich anfühlt, den Bauch zu entspannen. Seit der Pubertät ziehe ich ihn ein. Durch dieses jahrzehntelange Training habe ich vergessen, wie ich ihn wieder loslassen kann. Auch beim Liebesspiel halte ich ihn mit aller Kraft fest, damit mein Partner nicht sehen kann, wie dick er wirklich ist. Sex kann ich fast gar nicht genießen, weil ich von meiner Bauch-Einzieh-Nebenbeschäftigung völlig in Anspruch genommen werde.* (Barbara, 45 Jahre)

> *Schon in der Pubertät war es mir peinlich, dass ich haarige Beine hatte, dicke Augenbrauen und auch im Gesicht wuchsen einzelne Barthaare. Meine Enthaarungsangelegenheiten habe ich immer im Verborgenen gemacht und gehofft, dass ich nichts*

*übersehen habe. Dann hatte ich Angst, dass mir mein Liebster über die Beine streichelt und die Stoppeln spürt.*
(Pia, 39 Jahre)

*Ich traue mich nicht, Sex von hinten zu haben, und suche immer Ausreden. Mein Freund soll nicht sehen, wie dabei mein Bauch herunterhängt. Ich habe mich selbst schon öfter in dieser Position im Spiegel betrachtet und das halte ich einfach nicht aus.* (Veronika, 53 Jahre)

Gerne steuere ich auch eine meiner Erfahrungen mit dem Model-Syndrom bei. An späterer Stelle im Buch wirst du erfahren, auf welch schöne Weise mein körperlicher Makel Heilung erfuhr.

*Nach zwei Jahren Stillen waren meine Brüste nur noch kleine ausgelaugte Hautsäckchen. „Junge Frau, essen Sie mehr oder tun Sie etwas! Das können Sie doch Ihrem Mann nicht antun!", ermahnte mich eine ältere Frau in der Sauna. Ich war bestürzt und überlegte tatsächlich, ob ich eine OP wagen sollte. Zum Glück ließ mich eine operierte Frau ihre Brüste sehen. Das half mir, diesen Weg nicht weiterzuverfolgen. Was für ein Unterschied, ob wir mit den Augen des Urteils schauen oder mit dem Blick des Herzens. Mein kleiner Sohn, damals vielleicht drei oder vier Jahre alt, saß öfter mit mir zusammen in der Badewanne. Entzückt und ehrfürchtig zugleich schaute er stets auf dieselben Hautsäckchen. Langsam und behutsam legte er seine kleinen Hände auf sie. Dabei strahlte er, als wären gerade tausend Sonnen in seinem Herzen und in seinen Augen aufgegangen. Das rührte mich oft zu heimlichen Tränen angesichts dessen, dass meine Brüste zu der Zeit wohl auf dem sexuellen Markt als unvermittelbar gegolten hätten.*

Brüste sind ein Renner auf der Hitliste der körperlichen Unzulänglichkeiten. Hat eine Frau eine kleine Brust, hätte sie gerne eine größere. Hat sie eine große, ist sie ihr zu groß. Zu hängend, zu dies, zu das. Die Brustvergrößerung nimmt nach wie vor einen besonderen Platz bei allen Schönheitsoperationen ein.[18] Deutlich weniger prominent sind Bruststraffungen, Nasenkorrekturen, Fettabsaugen und Liderstraffung. Damit nicht genug. Seit vielen Jahren wird sogar an der Vulva herumgeschnippelt. Der Schönheitswahn schreckt vor nichts zurück.

Je älter eine Frau wird, desto schlechter fällt bei den meisten das Urteil über den eigenen Körper aus. Vielleicht mag tapferer Einsatz im Fitnessstudio die Illusion ewiger Jugend um ein paar Jahre verlängern. Bauch, Beine und Po haben dort einen Ehrenplatz unter den Trainingsangeboten. Irgendwann jedoch kommt der Tag, an dem das Spieglein an der Wand die befürchtete Botschaft verheißt. Schneewittchen ist die Schönste im ganzen Land und das bleibende Symbol weiblicher Erotik. Und die ältere Frau wird zur bösen Stiefmutter, die damit fertigwerden muss, dass sie, was das sexuelle Begehren betrifft, in unserer Gesellschaft aus dem Raster fällt. Wieso stürzen sich so viele Männer vehement auf die jungen, knackigen Frauen? Gibt es einen Grund dafür? Ja, und zwar einen banalen. Es ist ein biologischer Grund. Die Männer werden dort am meisten sexuell angezogen, wo die größte Chance auf Fortpflanzung besteht, unabhängig davon, wie alt sie selbst sind. Männer sind auch hochbetagt noch zeugungsfähig. Die Frau in den Wechseljahren dagegen ist fortpflanzungsuntauglich und damit offensichtlich aus dem Blickfeld verschwunden. „Jetzt pfeift mir keiner mehr nach!“, formulierte eine Betroffene.

Ob jung oder alt, Frauen ziehen sich manchmal lieber vom Sex zurück, als sich den Blicken eines Mannes auszusetzen, wenn sie ihren Körper nicht schön finden. Sie sind damit zwar nicht glücklich, sparen sich aber die schmerzhafte innere Auseinandersetzung bei jeder körperlichen Begegnung. Eine mit ihrem Körper unzufriedene Frau berichtete, dass Sex auf *ihren* Wunsch hin Rucki-Zucki im dunklen Schlafzimmer stattfindet, wie sie es gar nicht mag.

*Auf diese Weise muss ich nicht verzichten und brauche mich mit dem alternden Körper nicht zu zeigen. So halte ich es gerade noch aus.* (Rosi, 67 Jahre)

Viele Frauen glauben, dass auch ihr Partner durch diese Brille der Abwertung schaut und sie verurteilt. Die Auswertung von Fragebögen aus Männervorträgen und Seminaren zeigt jedoch, dass Männer zwar auf optische Reize in ihrer Umgebung reagieren, aber mit ihrer Partnerin überhaupt nicht unzufrieden sind, trotz all der kleineren oder größeren Abweichungen von der Idealfrau. Im Gegenteil: Männer wünschen sich eine erfüllende Sexualität. Da sind ein zu großer Po, ein klein geratener Busen, der üppige Bauch eher unwichtig. Frauen leiden also völlig unnötig an diesem verrückten Schönheitswahn.[19]

Nach meinen Recherchen würde kaum ein Mann auf Sex verzichten, weil er einen Wohlstandsbauch oder andere Alterserscheinungen bekommen hat. Generell sind einem Mann seine körperlichen Details nicht so wichtig. Schwacher Trost: Auch Männer haben beim Sex ihre Themen und Ängste. Bei ihnen geht es um die Größe des Penis und besonders dessen Standfestigkeit, um Erektionsprobleme, die Angst vor vorzeitigem Samenerguss oder die Angst vor Verlust der männlichen Potenz mit zunehmendem Alter.

**Fazit:**
Für eine erfüllende Sexualität ist ein gutes Verhältnis zum eigenen Körper wichtig.

## 6. Sonst redefreudigen Frauen verschlägt es im Bett die Sprache

Die meisten Frauen reden gerne. Sitzen sie bei Seminaren zusammen, macht sich ein lebendiges, fröhliches Gackern wie auf einem Hühnerhof breit. Sie scheinen in eine andere Welt miteinander einzutauchen. Endlich gibt es ein sicheres Forum, dem sie sich mit ihren geheimen Wünschen und Sehnsüchten und ihren sexuellen Erfahrungen oder Defiziten anvertrauen oder von den Berichten mutiger Teilnehmerinnen profitieren können. Umso erstaunlicher ist, dass sie in Liebesdingen ihrem Partner gegenüber auf mysteriöse Weise völlig verstummen können. Über das, was im Bett abläuft, wird mit ihm nicht gesprochen – schon gar nicht während des Liebesspiels. Warum macht sich die sonst so große weibliche Redefreude plötzlich aus dem Staub?

Liebevolle Männer sind neugierig auf die Wünsche der Frau. Doch die steht oft ratlos da. Nach einem Vortrag sprach mich eine ältere Frau an. Sie war seit dreißig Jahren verheiratet und hatte einen wunderbaren Mann. Bei jedem Liebesspiel ermunterte er sie, ihm ihre Lustgeheimnisse zu offenbaren. „Ich kann es nicht", gestand sie mir unter Tränen. „Ich kenne meine Bedürfnisse genau und kann einfach nicht darüber sprechen. Seit dreißig Jahren befriedige ich mich heimlich selbst, weil ich mich nicht traue, es ihm zu sagen und zu zeigen."

Das Recht der Frau auf eine eigene Sexualität scheint noch mitten in einem langen Geburtsprozess zu stecken. In der BRD ist erst seit 1997 die Vergewaltigung in der Ehe strafbar. Vorher gehörte Sex zur sogenannten ehelichen Pflicht, der Ehemann konnte ihn einfordern. Religionen und Moral haben ihr Übriges dazu getan, Frauen im Verlies der Sprachlosigkeit und im Kerker der sexuellen Rechtlosigkeit gefangen zu halten. Blicken wir einmal kurz in die Entwicklung der Frauenrechte hinein: Das Wahlrecht für Frauen ist gerade einmal hundert Jahre alt. Laut Gesetz sind seit 1958 Frauen den Männern gleichgestellt. Vier Jahre später durften sie erstmals ein eigenes Bankkonto eröffnen. Schließlich wurde ihnen im Jahr 1977 die Erlaubnis zur Scheidung erteilt und sie brauchten nicht mehr die Einwilligung des Mannes, um eine Arbeitsstelle anzunehmen. Auch konnten sie nun größere Anschaffungen wie Möbel ohne Erlaubnis ihres Mannes tätigen. Zu sehen, dass die Frauenrechte erst seit ein paar Jahrzehnten aufgebrochen sind, hilft zu verstehen, wieso Frauen die eigene sexuelle Sprache und ihre eigene Sexualität noch nicht richtig gefunden haben.

*Ich erinnere mich an meine eigene Aufklärung und an Gespräche mit meiner Mutter. Zusammen mit meiner gleichaltrigen Freundin hatten wir uns die Aufgabe gestellt, bis zum nächsten Tag unsere Mütter zu fragen, was das Wort „keusch" wohl bedeutet. Wir waren neun Jahre alt und es war uns bei den Zehn Geboten im Religionsunterricht begegnet. Wir ahnten schon, dass es etwas mit den von uns fleißig praktizierten und verbotenen Doktorspielchen zu tun haben könnte. Mir schlug vor Aufregung das Herz bis zum Hals und nur wegen des Schwures traute ich mich schließlich. Meine Mutter stakste herum: „Ja, wenn so Jungs mit Mädchen, du weißt schon." Ganz schnell habe ich ihr aus der Patsche geholfen mit „Ja, ja, Mutti, ich weiß schon". Denn keine von uns beiden hat die große Peinlichkeit ausgehalten. Die Ausbeute meiner mutigen Frage war nicht groß. Meine Freundin hatte es erst gar nicht gewagt, ihre Mutter anzusprechen. Wie schrecklich mundtot waren wir schon als Kinder, wenn es um sexuelle Themen ging.*

Schauen wir auf die sexuelle Aufklärung, die viele von uns gar nicht oder unzulänglich erfahren haben. Vermutlich gelingt sie auch heute noch nicht gut, besonders wenn es um Wissen über die wirkliche Lust der Frau geht. Es wird schematisch erläutert, wie Kinder gezeugt werden. Informationen, wie ein Sexleben für Mann und Frau erfüllend gestaltet werden kann, gibt es nicht. Die Schranken des Tabus verhindern nach wie vor einen natürlichen Umgang mit allem Sexuellen.

*Der sexuellen Sprachlosigkeit von Frauen bin ich zum ersten Mal bewusst in meinen jungen Frauenjahren begegnet. Damals mauserte ich mich in kurzer Zeit zum Schreck aller Partys. Denn ich wagte mich, jedes Mal Frauen anzusprechen, angetrieben von meinem frühen sexuellen Forschergeist und eigenen unguten sexuellen Erlebnissen. Ich wollte wissen, wie Sex für andere Frauen war, um für mich herauszufinden, ob ich behebbare Defizite hatte und ob es Hoffnung auf Verbesserung gab. Besonders der schon besagte vaginale Orgasmus stand im Fokus meines Interesses. Stelle dir vor, du bis achtzehn oder neunzehn Jahre alt, genießt gerade eine großartige Party und lässt dir den Nudelsalat schmecken. Da wirst du aus heiterem Himmel gefragt: „Bekommst du beim Sex einen vaginalen oder klitoralen Orgasmus?" Vielleicht verschluckst du dich oder lässt die Gabel fallen. Jedenfalls erlebte ich solche Reaktionen. Natürlich bin ich mit der Tür ins Haus gefallen. Bald musste ich einsehen, dass ich über Sex nicht so einfach mit anderen sprechen konnte wie über das Wetter oder mein Studium. Entsprechend erntete ich meist eine kurze schnippische Antwort, während sich die Frauen abwendeten und andere Gesprächspartner suchten. Manche schüttelten den Kopf. Alle ließen mich im Regen stehen vor einer dicken, unüberwindbaren Schranke aus Entsetzen und eisigem Schweigen. Niemand war bereit, mir eine ehrliche Antwort zu geben. In meiner Not wagte ich mich dann an die Männer heran: „Bekommt deine Partnerin beim Sex einen vaginalen oder klitoralen Orgasmus?" Jetzt hatte ich Glück. Die Männer waren ausnahmslos bereit, mit mir über dieses Thema zu sprechen. Aber wie sich schnell herausstellte und sich immer wieder bestätigte, wussten sie leider nichts. „Keine Ahnung, wir reden nicht darüber!", war die übereinstimmende Antwort. Oder: „Wenn ich ehrlich bin, weiß ich gar nicht, ob sie überhaupt einen bekommt." Ich war mit meinem Latein am Ende: Diejenigen, die etwas wussten, sagten nichts. Und diejenigen, die etwas sagten, wussten nichts. So studierte ich erst einmal Bücher, um wenigstens an ein paar Informationen zu kommen.*

Auch die älteren Frauen sind – alleine im Lustboot mit einem Mann sitzend – meist überfordert. „Sag du es den Männern!", baten mich deshalb unzählige Frauen in meinen Seminaren. Anscheinend stimmt es, dass ein Mann sexuelle Wahrheiten eher von einer fremden Frau annehmen kann als von der eigenen. Mit großem Erfolg hielt ich für ein paar Jahre Vorträge für Männer zum Thema: „Was Frauen wollen und worüber sie nicht reden". Dadurch konnte ich in so viele berührte und dankbare Männergesichter schauen, die das, was ich zu sagen hatte, so gerne Jahrzehnte früher gewusst hätten.

Die Lustwelt der Frauen beginnt gerade erst, sich zu drehen. Viele Studien nehmen die Lust der Frau und ihren Orgasmus ins Visier und publizieren fleißig, was jahrhundertelang unter dem Deckmantel des Schweigens verborgen war. Zum Glück machen sich mehr und mehr Frauen bereit, endlich ihre sexuellen Rechte zu spüren und zu vertreten.

**Fazit:**
Reden mit dem Partner über die gemeinsame Sexualität ist nicht Silber, sondern Gold.

## 7. Hure, Nutte, Flittchen: Gefangen im Korsett der Moral

Auch wenn die Zeiten und damit die Sexualmoral sich ändern, liegen die Schatten einer körperfeindlichen Vergangenheit auf so manchem sich nach sexueller Freiheit sehnenden Gemüt. Meine Oma bekam mit fünfzehn Jahren ein uneheliches Kind. Sie durfte bereits während der Schwangerschaft nicht mehr mit Gleichaltrigen sprechen. Im Gottesdienst musste sie hinten in der Kirche auf der Sünderbank sitzen.

Noch in meiner Zeit als Kind waren Doktorspiele verboten. Trotzdem habe ich fleißig und ausgiebig das eigene und das andere Geschlecht erkundet. Schon damals haben Berührungen lustvolle Gefühle ausgelöst, gepaart mit einer Art seelischer Ergriffenheit. Bei einem Kind ist innerlich noch alles natürlich verbunden, das Herz, der Körper und die Lust. Einmal erwischte mich meine Tante mit meinem Cousin. Daraufhin steckte mich meine Mutter den ganzen Tag ins Bett, bis mein Vater abends von der Arbeit nach Hause kam und mir eine Tracht Prügel verabreichte. Bis dahin lag ich stundenlang in Erwartung der Strafe in einem öden Raum, durchweht von Unverständnis, Angst und Peinlichkeit.

Das kam öfter vor. Aber erstaunlicherweise konnten sie es mir trotzdem nicht austreiben. Als meine Eltern mich im Alter von circa elf Jahren darüber aufklärten, wie Kinder entstehen, war ich geschockt, dass sie wohl genau diese Dinge taten, für die sie mich jahrelang bestraft hatten. Ich war schlichtweg fassungslos und eine Welt brach in mir zusammen. Jahre später habe ich meine Mutter gefragt, warum wir Kinder deswegen geschlagen wurden. Sie zuckte mit den Achseln und sagte, das wisse sie auch nicht: „Es war damals halt so." Vermutlich sollte die heftige Bestrafung von harmlosen Kinderspielen verhindern, dass Kinder und Jugendliche zu jung auf den Geschmack kamen und dann vielleicht auch früh schwanger wurden. Denn es gab noch keine allen zugänglichen Verhütungsmethoden.

*Der Kampf gegen die Sexualität wurde in meinem Fall besonders durch die Kirche geführt. Mit neun Jahren lernte ich beichten. Da sah ich schwarz auf weiß im Gebetsbuch die Sünden meiner Kinderjahre aufgelistet: Im sechsten Gebot, das den Titel „Schamhaftigkeit und Keuschheit" trug, waren Sündenvorschläge aufgelistet. Sie sollten bestimmt helfen, die unaussprechlichen Missetaten in Worte zu fassen. Also beichtete ich dem Pfarrer: „Ich habe Unkeusches getan, allein und mit anderen." Man sollte auch noch angeben wie oft. Das fand ich schwierig, weil ich nicht mitgezählt hatte. „Ich habe mich selbst und andere unschamhaft angeschaut", ergänzte ich aufgeregt und trotzdem erleichtert. Denn durch mein mutiges Geständnis konnten die schweren Sünden von mir genommen werden. Ich musste einfach eine bestimmte Anzahl Gebete in der Kirche sitzend abarbeiten, und schon war ich wieder völlig unschuldig.*

Meine Doktorspiel-Freundin sah das etwas pragmatischer. Als ich reingewaschen nach der Beichte nicht wieder mit ihr sündigen wollte, erklärte sie: „Aber jetzt können wir es doch erst recht wieder machen. Denn wir können es jederzeit wieder beichten." Für sie war die Beichte der Freibrief zum Sündigen, für mich eher ein moralisches Gebot, gegen das Laster in mir zu kämpfen.

Irgendwie hatte die katholische Kirche das Beichten rechtzeitig vor Ausbruch der Pubertät angesiedelt, damit man bis dahin ein Unrechtsbewusstsein entwickeln konnte. Jedenfalls konnte ich gegen die aufkeimende Lust meinen gewonnenen Kindheitskampf nicht mehr aufrechterhalten. Heimlich begann ich, den Lustgefühlen nachzugehen, und entdeckte dabei die Selbstbefriedigung und den Orgasmus. Allerdings zum Preis großer Schuldgefühle.

Die Abwertung der Sexualität durchzieht fast alle Religionen. Sogar manche modernen spirituellen Wege wollen sie nur zum Kinderkriegen dulden. Das gezielte Bekämpfen von Kindesbeinen an führt dazu, dass kaum jemand einen natürlichen Umgang mit der Sexualität entwickeln kann. Aus Scham, Schuld und Moral bildet sich ein Korsett, das sich wie eine enge Fessel um jeden Ausdruck sexueller Lebendigkeit zurrt. Dass dieser Kampf gegen die sexuelle Urkraft nicht wirklich gelingen kann, zeigt aller Missbrauch, der unter dem Deckmantel des Zölibates katholischer Priester in der heutigen Zeit zum Vorschein kommt. Unter deren heiligem Rock lässt sich das Lustzepter anscheinend nicht in die erforderlichen Schranken weisen und treibt sein Unwesen, indem es immer wieder gehörig über die Stränge schlägt.

Eltern, Familie, Erziehung und Religion impfen uns Glaubenssätze ein, die schwer abzuschütteln sind. Besonders die Sexualität der Frau wurde nicht gefördert. Während Jungs eher ermuntert wurden, von Blume zu Blume zu fliegen und überall ein bisschen zu naschen, wurde kaum ein Mädchen ermutigt, ihren eigenen Körper neugierig und lustvoll zu erkunden. Kein Wunder, dass damals junge Frauen sexuell ahnungslos und unmündig in ihre ersten Erfahrungen schlitterten.

Und nicht nur das: Eine lustvolle Frau, die sich traute, ihrem sexuellen Appetit zu folgen, kam leicht in Verruf. Ihr drohte das gesellschaftliche Aus. Hure, Nutte, Flittchen oder leichtes Mädchen sind ein paar Bezeichnungen, die dazu dienten, sie ins Abseits zu katapultieren. Für Männer gibt es keine vergleichbaren Schimpfworte. Höchstens noch den Hurenbock. In diesem Wort steckt wieder die Hure, also die Abwertung der Frau. Die Unterdrückung der Lust der Frau hat eine lange Tradition. Es ist kein Wunder, dass sie der heutigen Frau noch in den Knochen steckt. In der Klitorisbeschneidung von Mädchen und jungen Frauen findet sie ihren entsetzlichsten Ausdruck, auch noch in der heutigen Zeit. Wie groß muss die Urangst vor der sexuell entfesselten Frau sein?

In unserer Zeit und Kultur sehnen sich viele Männer anscheinend nach einer lustvollen Partnerin. „Ihr wollt alle eine sexuell erwachte Frau“, gab ich bei Männervorträgen zu bedenken. „Aber wehe, ihr bekommt eine!“ Die weibliche Unersättlichkeit, die sich einstellen kann, wenn Frauen sich von dem Korsett aus Schuld und Moral befreit haben, jagt so manchen Mann in die Flucht. Er hat ihr wenig entgegenzusetzen, es sei denn, er ist tantrisch[20] geschult und kann seine sexuelle Energie gut lenken. Aber es gibt diesbezüglich vorerst keinen Grund zur Sorge. Die Rate der Entfesselten ist noch verschwindend gering.

**Fazit:**
Jede Frau, die das Korsett der Moral sprengt,
dient allen Frauen und Männern dieser Welt.

## 8. Unlust und Schmerzen beim Sex können Wegweiser sein

Während die potenzielle weibliche Unersättlichkeit unter dem Deckel eines gut kontrollierten Dampfkochtopfes unbemerkt vor sich hin brodelt, ist die Lustlosigkeit schon seit Jahrzehnten auf dem Vormarsch. Besonders in der Frauenwelt ist sie weit verbreitet.

Immer häufiger kommen jedoch auch lustlose Männer zum Vorschein, anscheinend besonders dann, wenn sie eine sexfreudige Frau an ihrer Seite haben.

Unterschiedlicher sexueller Appetit plagt in einer Partnerschaft stets beide Betroffene. Je größer die Lust des einen, desto mehr scheint die des anderen zu versiegen. So bleibt einer von beiden unerfüllt, während sich der andere unter Druck fühlt und deshalb mehr und mehr ausweicht. Manchmal flüchtet der sexuell Interessierte in die Sexlosigkeit oder in eine Affäre aus Angst vor erneuter Ablehnung.
Seit den 1980er und 1990er Jahren nimmt die sexuelle Aktivität der Deutschen stetig ab, wie eine Studie der Universität Göttingen[21] aufzeigt. Erstaunlich ist, dass 60 Jahre alte Paare laut Studien sexuell aktiver sind als dreißigjährige Singles.[22]

Stellt sich über längere Zeit kaum oder gar keine Lust mehr auf Sex ein, so spricht man von einer sexuellen Funktionsstörung. Wie du in den vorigen Kapiteln schon gelesen hast, können mehrere Ursachen zugrunde liegen: Die Scham, den eigenen Körper zu zeigen, gehört ebenso dazu wie die Unkenntnis über die wirkliche Lust der Frau und die Sprachlosigkeit in Liebesdingen. Sex, der schnell und fest, immer gleich und eher an den Bedürfnissen des Mannes orientiert ist, lässt die Lust der Frau versiegen. Hat eine Frau Orgasmus-Probleme, so kann sie dazu neigen, Sex zu vermeiden, um sich ein weiteres Frustrationserlebnis zu ersparen. Darüber hinaus gibt es noch jede Menge weiterer Lustkiller. Alle unverarbeiteten seelischen Verletzungen nach heftigem Wortwechsel oder Streit machen den Weg zueinander schwer. Ein Seitensprung des Partners zählt zu den schwersten Herausforderungen für die Liebe. Danach ist es Frauen manchmal nicht mehr möglich, sich ihrem Partner körperlich hinzugeben.

„Wenn man den Garten der Lüste nicht pflegt, öffnet sich die Pforte des Schreckens“, lautet ein tantrisches Sprichwort. Es lässt sich bei vielen Paaren bestätigen. Kaum jemand weiß, wie wichtig es ist, der körperlichen Liebe regelmäßig einen festen Platz im Alltag einzuräumen. Dann können alle sonstigen Herausforderungen viel leichter gemeistert werden.

Sexuelle Aktivität und Zufriedenheit nehmen im Laufe einer Partnerschaft drastisch ab.[23] Innerhalb der ersten zehn Beziehungsjahre sinken sie auf ein minimales Maß oder verschwinden ganz. Verabschiedet sich die Sexualität endgültig, folgt manchmal einige Zeit später die Trennung, so als hätte der Körper schon längst gewusst, was ansteht.

Wenn es mit der Lust nicht mehr stimmt, ist es auf jeden Fall gut, innezuhalten und nach den Ursachen zu forschen. Ist der Lustkanal irgendwann nämlich verstopft, ist es schwer, den eingerosteten Wagen noch einmal anzuschieben. Je früher die Unlust als Weckruf erkannt wird, desto leichter lässt sich gegensteuern. Und in den Zeiten der sanften und stillen Liebe – die wir in späteren Kapiteln kennenlernen – braucht man keine Lust, um sich sexuell zu vereinigen und die Verbindung zueinander zu stärken. Manchmal gibt es nachvollziehbare Gründe für das fehlende Begehren. Akute und chronische Erkrankungen oder bestimmte Medikamente können das sexuelle Leben ausschalten. Nach einer Trennung kann es vorkommen, dass sich eine Zeit lang der sexuelle Appetit verflüchtigt oder Frauen nicht mehr orgasmusfähig sind.

Auch Schmerzen beim Sex führen langfristig dazu, dass die betroffene Frau sich vom Sex zurückzieht. Schmerzen können auf Hormonstörungen hinweisen, besonders in den Wechseljahren, wenn sich die Scheidenschleimhaut verdünnt und kaum noch Scheidenflüssigkeit produziert wird. Klagen jüngere Frauen über Schmerzen beim Liebesspiel, dann stimmt vermutlich die Art der Sexualität für sie nicht. Bei zu schnellem Sex hat die Vagina nicht genug Zeit, sich zu öffnen und genügend Gleitmittel zu produzieren. Das zu frühe Eindringen des Penis wird so zur Qual statt zur Freude. Oder die Schmerzen entstehen durch das heftige Rein-Raus. Mit einer verletzten Schleimhaut tut Sex weh und begünstigt zudem eine

Blasenentzündung. Gerade sexuell aktive Frauen scheinen häufig davon betroffen zu sein. Sind Sex oder seine Folgen immer wieder schmerzhaft, verschließt sich die Frau zu ihrem eigenen Schutz.

> *Ich habe beim Sex Angst, dass das viele Rein und Raus mich wund reibt und ich die nächsten Tage noch Schmerzen habe oder sogar einen Pilz bekomme.* (Nicole, 36 Jahre)

> *Er mag Stellungen, wo er sich frei rein-raus-bewegen kann. Ich spüre aber dabei kaum etwas, außer, dass ich nach einiger Zeit nur will, dass er schnell kommt, damit es aufhört.* (Sabine, 43 Jahre)

> *Mein Freund mag es nicht, wenn wir mittendrin aufhören. Deshalb halte ich meine Schmerzen aus. Denn er war deswegen schon sauer und dann hatten wir eine schreckliche Stimmung und endlose Diskussionen.* (Stefanie, 27 Jahre)

Dauert die Lustlosigkeit jahrelang oder schon das ganze Leben, stecken womöglich tiefere Gründe dahinter. Bei etlichen Frauen kann ein unverarbeiteter sexueller Missbrauch die Ursache sein. Unglücklicherweise ziehen solche Frauen leicht Männer an, die sie nicht achtsam behandeln. Oder solche, die damit leben können, dass Sexualität nicht stattfindet. Beides sind keine beglückenden Lebensmodelle.

Manchmal hat eine Frau auch das Gefühl von Missbrauch, hat aber selbst keinerlei Erinnerungen. Es kann sein, dass er irgendeiner Frau im Familiensystem geschehen ist. Das Familienstellen nach Bert Hellinger[24] ist eine therapeutische Methode, die solche Zusammenhänge ans Licht bringen kann. Lustlosigkeit oder sexuelle Abwehr kann sogar noch bei einer Enkelin auftauchen, wenn zum Beispiel die Oma vergewaltigt wurde. So war es bei einer Seminarteilnehmerin. Jedes Mal, wenn sich ihr Freund sexuell näherte, schlug sie um sich und beschimpfte ihn. Es stellte sich bei einer Familienaufstellung heraus, dass ihre Großmutter mehrfach von russischen Soldaten vergewaltigt worden war. In einer Art doppelter Verschiebung rächte sie sich für ihre Oma zur falschen Zeit am falschen Mann, nämlich an ihrem Partner, der mit dem Vorfall nichts zu tun hatte.

Eine andere junge Frau lebte ohne Sex mit ihrem Partner zusammen. Beide kamen zur Beratung, weil sie sich das nicht erklären konnten. Im Gespräch kam heraus, dass der Lieblingsbruder der Frau im Alter von 25 Jahren bei einem Motorradunfall ums Leben gekommen war. Einige Zeit danach hatte sie ihren Partner kennengelernt. Der war damals gerade 25 Jahre alt. Ein großer Aha-Effekt machte sich breit, als sie erkannte, dass sie unbewusst in ihm ihren Bruder gesucht hatte. Es fiel ihr wie Schuppen von den Augen, dass ihr Partner sehr viele Eigenschaften ihres Bruders hatte. Kein Wunder, dass er auch von der Familie so herzlich aufgenommen worden war. Bruder und Schwester haben normalerweise keinen Sex miteinander. In so einer Verstrickung befanden sich die beiden, die sich so inniglich liebten.

Manchmal gibt es Nonnen, Priester oder Ledige im Familiensystem. Zu ihnen kann es eine unbewusste Verbindung geben, die dazu führt, dass man deren Leben nachahmt und auf Sexualität verzichtet. Es gibt noch weit mehr Dynamiken aus der familiären Vergangenheit wie Tod im Kindbett oder Abtreibungen, die zu Unlust führen können, deren Aufzählung den Rahmen dieses Buches sprengen würde. Wer trotz guten Willens und tatkräftigen Einsatzes seine Lustprobleme nicht ändern kann, tut gut daran, mit fachkundiger Hilfe einen Blick hin zu den Ahnen zu werfen. Vieles kann aufgelöst werden. Mann und Frau können dann die unbewusste Last abwerfen und frei werden für ihr eigenes Leben und Lieben.

**Fazit:**
Unlust und Schmerzen beim Sex sind ein Warnsignal, dass sich etwas ändern muss.

## 9. Keine Zeit für Lust und Liebe? Stress und andere gefräßige Zeiträuber

Frisch verliebte Paare machen es meistens richtig. Gesteuert durch die Hormone der Verliebtheit verbringen sie viel Zeit miteinander und pflegen stundenlang die körperliche Liebe. Je länger ein Paar zusammen ist, desto mehr übernimmt schleichend der Alltag mit seinen vielfältigen Herausforderungen die Regie. Ehe du dich versiehst, bist du in der Spirale der Pflichterfüllung gefangen und das Lieben kommt zu kurz. Frauen rutschen leicht in dauerhafte Überlastung. Hausfrau, Muttersein und gleichzeitige Berufstätigkeit fordern ihnen alles ab. Wer hat da noch Kraftreserven für Sex am Abend? Die schönste Sache der Welt kommt dir dann wie ein zusätzlicher Stressfaktor vor.

Viele Paare geraten unmerklich in einen Teufelskreis, wo Überlastung zu Sexlosigkeit und Sexlosigkeit zu Flucht in noch mehr Überlastung führt. Wenig oder gar kein Sex erhöht den Stresspegel des Menschen.[25] Je dürftiger das Sexualleben ist, desto mehr stürzen sich die Betroffenen in Arbeit und Aktivitäten, um den Frust über ihr Sexleben in der Partnerschaft zu vergessen. Aus Unlust und Überarbeitung folgen meistens weitere Beziehungsprobleme. Streit und stundenlange fruchtlose Diskussionen rauben all die kostbare Zeit, die so gut für ein erfüllendes und nährendes Lieben genutzt werden könnte.

Im weltweiten Durchschnitt dauert eine sexuelle Begegnung zwischen fünf und zwanzig Minuten, laut einer Studie der Universität Queensland in Australien sogar nur fünf Minuten und vierzig Sekunden.[26] Dabei fragt man sich natürlich, wie frauenfreundlich, also entspannend und zeitlos, diese gestaltet werden kann. Wird Sex als ein lästiger Punkt auf einer übervollen To-do-Liste abgehakt, ist es kein Wunder, dass er sich irgendwann aus dem Staub macht.

Je weniger erfüllende Sexualität ein Paar hat, desto mehr machen sich Konflikte breit. Die Beziehung wird schwierig. Uneinigkeit über Kleinigkeiten des Alltags raubt die letzten Energiereserven. In Wahrheit stimmt es nicht, dass keine Zeit für Lust und Liebe da ist. Es ist mehr als genug davon vorhanden, wenn ein Paar sich die Mühe macht, das unbewusste Zeitmanagement einmal unter die Lupe zu nehmen. Allein die vielen fruchtlosen Diskussionen aufgrund schlechter Sexlage stehlen nicht nur Zeit, sondern sie legen zudem einen schweren Schatten auf Herzen und Gemüter. Das belastet auch alle anderen Lebensbereiche, das Miteinander verliert an Glanz und die Lebensqualität sinkt.

Deshalb ist es sinnvoll, einmal zu checken, wofür du deine Zeit einsetzt: Surfen im Internet? Fernsehen? Jammern und Klagen bei Freundinnen über die Eheprobleme? Probleme wälzen mit anderen oder im eigenen Kopfkino? Ehrenamtliche Tätigkeiten oder aufopfernde Hilfsdienste, durch die Beziehung und Familie zu kurz kommen? Überstunden, um Anerkennung im Job zu bekommen? Wenn du ehrlich Inventur machst, dann kommen pro Woche eine Menge vermeidbarer Aktivitäten zusammen. Schaffst du es, vom Alltag Land für Liebe und Lust zurückzugewinnen? Du investierst immer: wenn nicht in Lust und Liebe, dann eben in Trennung. Du musst zum Beispiel nicht auf Fernsehen oder Surfen im Internet verzichten. Aber du könntest diese Zeit auf eine halbe Stunde reduzieren.
Was du gießt, das wächst. Gibst du der Pflanze des Glücks deine Aufmerksamkeit, so wird diese gedeihen. Bewässerst du dagegen das Beziehungsunkraut, so wuchert auch dieses. Erlaubst du den unnötigen Zeitverschwendern, deinen Alltag zu verstopfen, so fressen sie dich und deine Lebenslust auf. Den Preis zahlst du vermutlich durch Unglücklichsein und traurige Gesichter um dich herum.

Frauen, die die Sexualität mit ihrem Partner nicht schön finden, haben natürlich kein Interesse, sich dafür Zeit freizuschaufeln. Sie werden stattdessen jede erdenkliche Ausrede ins Spiel bringen.

Deshalb ist es so wichtig, dass die Sexualität frauenfreundlich wird und den wirklichen Bedürfnissen der Frau entspricht. Selbst wenn es nur einmal in der Woche eine längere Liebeszeit ohne Zeit- und Orgasmus-Druck gibt, reicht das, um die Weichen für ein erfüllendes und liebevolles Leben zu stellen. Es versteht sich von selbst, dass es nicht klug ist, diese Liebeszeit abends spät einzuplanen. Wie wäre es Sonntags nach dem Frühstück? Kleine Kinder können dann zu den Großeltern oder zu Freunden gebracht werden. In der gewonnenen Zeit kannst du Massagen oder entspannte Formen des Liebens praktizieren, wie sie am Ende in diesem Buch vorgestellt werden.

**Fazit:**
Du findest genug Zeit für Lust und Liebe, wenn du es wirklich willst.

## 10. Machtspiele der Liebe: Der Fordern-Verweigern-Teufelskreis

Nach der Phase des Honeymoons geraten Mann und Frau oftmals in die Falle, die Sexualität zur Kampfarena zu ernennen. Für ihn gibt es nicht genug Sex, für sie fehlt Zärtlichkeit oder umgekehrt. Plötzlich ist Mangel da, wo vorher der Tisch der Liebe reichlich gedeckt schien.

*Schon wieder Wochen ohne Sex. „Wie viele Jahre werde ich das noch mitmachen?“ Völlig ausgehungert sitzt Michael am Tisch. Lächelnd serviert ihm die Gemahlin sein Lieblingsessen. „Heute riechen wir nur daran!“, säuselt sie ihm unwiderruflich zu. Diese als tantrische Grundübung getarnte Folter kennt er zur Genüge: Seine attraktive Frau in reizvoller Wäsche räkelt sich in seinen Armen. „Ich brauche heute einfach nur Zärtlichkeit.“ Dann schließt sie die Augen, um sich ganz seinen absichtslosen Berührungen hingeben zu können.*

Die Machtspiele zwischen den Geschlechtern rund um Liebe und Sex scheinen echte Luxusartikel zu sein. Sie sind unglaublich teuer. Denn sie verschlingen viel Zeit und kosten Nächte und Nerven. Dabei haben sie keinerlei Entwicklungspotenzial. Der hohe Preis wird umsonst bezahlt.

> *Lüstern wälzt sie sich im Bett hin und her. Verkrampftes Herz, Kloß im Hals, Starkstrom in den unerlösten Energiebahnen – ein Zustand zum Verrücktwerden. Jetzt schnarcht er auch noch. Der reinste Hohn. Nach dem üblichen Quickie ist er nach langem Arbeitstag sofort eingeschlafen. Zwischen Wut und Ohnmacht peitscht sie die Schlaflosigkeit. Zornestränen brechen sich trotz eifriger Unterdrückungsversuche Bahn. Nur nicht schluchzen. Ihn ja nicht wecken. Das kann er absolut nicht vertragen, denn morgen muss er wieder früh aus den Federn. Den gleichen Federn, die sie bis dahin in einer erneuten schlaflosen Nacht mit ihren Tränen durchtränkt hat.*

Das Fordern-Verweigern-Spiel ist keine Erfindung der Paarbeziehung. Es ist uralt und seine Spielregeln werden anscheinend im Erbgut mitgeliefert. Im Sandkasten wird bereits intensiv trainiert, was später für so manches Beziehungsduell zur Verfügung stehen soll: Klein Karlchen umklammert einen unbeachteten alten, schrumpeligen Ball hinter seinen verschränkten Armen. Laut kreischend verkündet er: „Den kriegt niemand!" Während alle anderen schönen Spielsachen mit einem Mal ungenutzt herumliegen, beginnt der Kampf aller Beteiligten um das Nichts. So ein Fordern-Verweigern- oder Verweigern-Fordern-Spiel ist der Renner aller Sex- und Machtspiele. „Ich habe etwas und gebe es nicht her", „Nicht jetzt, nicht dir, nicht so, sondern anders; vielleicht irgendwann einmal, nur unter besonderen Bedingungen".

> *Vier Verehrer, schon seit elf Monaten. Zufrieden zwinkert sie ihrem schönen Spiegelbild zu. Nur ihr ist klar, dass keiner davon als Partner taugt oder für Sex infrage kommt. Höchstens als Notnagel zum Ausgehen, als offenes Hintertürchen für*

*magere Jahre, doch vor allem als langfristiger Energiespender für das ach so weibliche Spiel des Begehrtwerdens. Franz ist einer der Fische an den vielen ausgeworfenen Angelhaken. Zwischen Hoffnung und Enttäuschung hat er sich durch die vergangenen Monate gehangelt. Zweimal war er sogar fest entschlossen, die Angehimmelte loszulassen und sich anderweitig umzuschauen. Doch genau dann hat das Telefon geklingelt mit der unfassbaren Verheißung, dass sie in zwei Wochen zu Besuch kommt. Sein Herz schlägt bis zum Hals und trommelt in wildem Vorfreudenrausch. Volltreffer: Er hat zum x-ten Mal angebissen. Die kluge Fischersfrau weiß, wann sie neue Köder auswerfen muss. Und wann sie sie wieder einsammelt: Einen Tag vor dem ausgemachten Termin sagt sie ab. Schon zum dritten Mal.*

Unzählige Menschen schaffen es Tag für Tag, vor vollen Tellern fast zu verhungern. Die Struktur aller Machtspiele ist gleich: Wenn die eigenen Bedürfnisse nicht erfüllt werden, beginnt der Kampf: Fordern, Vorwürfe, Schuldzuweisungen, Bitten, Betteln, Drohungen, Tränen und Verzweiflung erzeugen ein schreckliches Beziehungsgift. Dabei ist es egal, ob zuerst das Fordern kommt oder zuerst, wie bei Klein-Karlchen, das Verweigern. Es sind zwei Seiten der gleichen Medaille. Indem das eine in Erscheinung tritt, ist das andere auch sofort da. Am stabilsten sind die Spiele, bei denen gelegentlich dem Mangel kurzzeitig abgeholfen wird. Das beugt gezielt dem Loslassen vor. Wird der Fisch ab und zu gut angefüttert, verbringt er manchmal auch sein ganzes Leben an der kargen Angel der Hoffnung.

So wird das Fordern-Verweigern-Spiel in Gang gesetzt: Unbewusst bindest du dich als Mensch mit gutem sexuellen Appetit an jemanden, der keinen oder wenig Appetit hat. Dadurch inszenierst du immer wieder dein frühkindliches Lieblingsgefühl des Mangels und erschaffst dir täglich aufs Neue Grund zum Leiden. Besonders dann natürlich, wenn du noch das Treueversprechen gibst und einhältst. So manches Mal musste ich schon in meinen Seminaren schmunzeln, wenn ein gerade aus dürftiger Ehe entronnener Mann sich genau zu der Frau in der Gruppe hingezogen fühlte, die – wie ich aus Gesprächen mit ihr wusste – am meisten sexuell blockiert war. Durch eine überstarke aus früher Kindheit stammende Bedürftigkeit kannst du sogar in einem sexuell sehr aktiven Partner den Rückzug und die Verweigerung aktivieren. Du beginnst damit, immer wieder heftig das zu fordern, was du sowieso bekommen hättest. Dein permanentes Einklagen erweckt in deinem Gegenüber recht verlässlich das Verweigern.

Fast jedes Machtspiel, das zwischen Mann und Frau tobt, findet seine Wurzel in frühkindlichen Erfahrungen, obwohl das den Liebenden oft nicht bewusst ist. Nächte der Einsamkeit als Baby, die Entbehrung der Mutterliebe durch eine längere Trennung, Gefühlskälte der Eltern – die Ego-Früherziehung[27] kann vielfältig und grausam sein. Hinter der Verzweiflung der sexuellen Ablehnung taucht manchmal in einem therapeutischen Setting ein kleiner Säugling auf, der ohnmächtig und verzweifelt nach Liebe schreit und vor Hunger nach Wärme fast zugrunde geht. Wer immer wieder Gefühle unerfüllter Sehnsucht durchlebt, der hat vielleicht die Mutter als Kleinkind verloren und braucht die unerfüllbare Hoffnung, dass sie von den Toten aufersteht und damit sein Leiden beendet. Also bindet er sich später an eine ebenso aussichtslose Liebesgeschichte. Genau die Person zieht ihn am meisten an, die diese alte Wunde bestens aktivieren und bedienen kann.

Frauen, die ein wirklich übertriebenes Zärtlichkeitsbedürfnis, aber wenig sexuelles Interesse haben, missbrauchen – ohne es zu wissen – den Partner als Muttersatz. Sie wollen nachholen, was ihnen als Kleinkind gefehlt hat. Doch noch so viel Zärtlichkeit des Partners kann diese alte Wunde nicht stillen. Sie ist wie ein Fass ohne Boden. Zudem wird der Partner damit in der Regel restlos überfordert sein. Auch sexuelle Unersättlichkeit, die immer wieder die Abweisung durch den Partner provoziert, kann durch jahrelange frühkindliche Mangelerfahrungen ausgelöst werden.

Hilfreich ist in jedem Fall therapeutische Unterstützung, wenn ein Paar aus dem Fordern-Verweigern-Teufelskreis nicht allein herauskommt. Auch die sanfte Vereinigung, die wir später besprechen, kann wahre Wunder bewirken. Denn die Liebe blüht und gedeiht dort am besten, wo jeder angstfrei begehren kann und wo jeder gewährt.

**Fazit:**
Machtspiele geschehen an der Oberfläche des Liebens.
Sie können durch ungelöste Wunden aus der Kindheit verursacht sein.

## 11. Naturkatastrophe: ER will nicht

*Sonntagnachmittag. Es gibt nicht wirklich etwas zu tun. Er sitzt auf der Couch und vertieft sich fast gekonnt in seine Illustrierte. Warum die Zeit nicht nützen, wenn der Hafer sticht? Heimlich reißt sie sich in Vorfreude im Schlafzimmer die Kleider vom Leibe. Und pirscht sich ungesehen an ihn heran. Splitternackt schmiegt sie sich mit gespieltem Leseinteresse an ihn und hofft auf ihre Verführungskünste. „Spannend, was?" Da blickt er auf und erkennt mit einem Blick die Misere. Wortlos öffnet er die Balkontür und liest draußen weiter. Der Balkon ist vom Innenhof her gut einsehbar. Unten tummeln sich die Sonntags-Vorzeigefamilien in der Frühlingssonne. Sie weint im Schlafzimmer und klebt eine besonders große Marke in ihr Rache-Heft.*

Viele Frauen sind es (noch) nicht gewohnt, dass der Mann sich sexuell zurückzieht. Für sie grenzt es schier an eine Tragödie, wenn sie in ihrem sexuellen Begehren abgewiesen werden. Stell dir noch einmal die paarungsbereite Ente auf dem Frühlingssee vor. Sie verströmt ihre Lustrufe und wackelt einladend mit ihrem Bürzel. Doch die Erpel in ihrer Nähe schwimmen weg und stecken gelangweilt den Schnabel ins Gefieder. Ein Forscher hat nämlich die Lustschnipsel aus ihren Sexgenen wegmanipuliert. Was nun? So eine Naturkatastrophe trifft nicht nur die einzelne Entendame. Die ganze Entenpopulation ist davon betroffen. Es droht das Ende ihrer Welt.

So ergeht es einer lüsternen Menschendame an ihren fruchtbaren Tagen, wenn der einzelne Erpelmann an ihrer Seite ihr Lustströmen unbeachtet lässt. Ihr stehen nämlich nicht weitere lustbereite Männer zur Seite. Nein, sie ist auf diesen einzigen Mann angewiesen. Wenn der ausfällt, ist es gefühlt eine wahre Naturkatastrophe.

Der Mythos vom allzeit bereiten Liebhaber schwelt unbewusst zwischen den Geschlechtern. Doch *er* kann und will nicht immer. Die Zahl der männlichen Lustverweigerer ist laut Statistiken deutlich geringer als die der weiblichen. Jedoch ist die Tendenz steigend, besonders in langen Beziehungen.[28] Ob es daran liegt, dass die lustvollen Frauen langsam, aber stetig zunehmen? Jedenfalls bleibt dadurch das Fordern-Verweigern-Spiel mit verändertem Vorzeichen weiterhin im Rennen. Doch die Variante, dass der Mann sich verweigert, scheint der Beziehung größeren Schaden zuzufügen. Eine lustvolle Frau hält es kaum aus, abgewiesen zu werden. Viele Männer dagegen haben schon von Kindesbeinen an gelernt, mit Körben von Frauen umzugehen.

> *Wir waren erst zwei Jahre zusammen. Immer mehr zog sich mein Partner zurück, wenn ich mein sexuelles Verlangen zeigte. Wochenlang geschah nichts. Mein Körper war immer bereit. Das nützte mein Partner für schnellen Sex in der Nacht aus. Im Schlaf reagierte ich auf ihn. Und ich wachte leider immer erst auf, als das Minutenspektakel schon am Ausklingen war. Jedes Mal war ich sauer, konnte mich jedoch nicht dagegen wehren. Anscheinend war die schnelle nächtliche Nummer für ihn machbar. Alles andere war ihm einfach zu viel. Ich suchte mir irgendwann einen Liebhaber, was dann auch in das Ende unserer Beziehung mündete.* (Stefanie, 24 Jahre)

> *Mit meinem Partner konnte ich maximal einmal pro Woche Sex haben. Für mich war das viel zu wenig. Ich konnte oft nachts*

*nicht schlafen und wälzte mich neben ihm hin und her. Einmal ging er sogar mit mir in einen sehr anregenden Sexfilm. Danach drehte er sich im Bett einfach weg und schlief. Ich war fassungslos. Reden konnten wir leider darüber nicht. Er wurde immer gleich ärgerlich oder zog sich zurück.*
(Melanie, 32 Jahre)

Wir wissen heute, dass Stress, Partnerschaftsprobleme, Überlastung, finanzielle Sorgen oder seelische und körperliche Krankheiten und Medikamente die Libido von Frau und Mann stark beeinträchtigen oder sogar ausschalten können. Beim Mann können noch Testosteronmangel und fortschreitendes Alter dazukommen. Die meisten dieser Ursachen lassen sich beheben. Kaum eine Frau wird ihrem Mann Vorwürfe machen, wenn er wegen einer Operation der Prostata sexuell nicht mehr auf die herkömmliche Weise zur Verfügung stehen kann.
Ein Großteil des sexuellen Rückzuges des Mannes hat mit solchen Gründen nichts zu tun. Auch bei ihm gibt es, wie bei der Frau, eine Vermeidungshaltung aufgrund sexueller Misserfolgserlebnisse.[29] Seine Lust reagiert sensibel auf Druck und Erwartungen. Hinter seiner Verweigerung kann die Angst vor Erektionsproblemen oder vorzeitigem Samenerguss stecken. Kaum ein Mann kann offen und frei darüber sprechen. Dabei wären mit sanften Methoden des Liebens diese Lusthindernisse leicht zu beseitigen. Frauen verstärken diese Männerängste leider oft unabsichtlich.

Sie meinen, nicht schön oder reizvoll genug für ihren Partner zu sein, wenn dieser keine Erektion bekommt. So beginnt auch hier ein unguter Teufelskreis, der nur durch eine ehrliche Kommunikation miteinander durchbrochen werden kann.

Wenn ein Paar in die Beratung mit dem Thema Lustlosigkeit oder verminderte Lust des Mannes kommt, müssen alle die oben genannten Punkte gecheckt werden. Was wie ein Tabu unausgesprochen im Raum steht, ist bei manchen Männern die Tatsache, dass die Lust gar nicht generell verschwunden ist, sondern nur in Bezug auf ihre Partnerin. Sie haben fleißig die Selbstbefriedigung betrieben, während die Partnerin auf gemeinsamen Sex verzichten musste und immer unzufriedener wurde. Das ist hart und führt oft zur Trennung.

> *Mein Mann hatte seit zwanzig Jahren keinen Sex mehr mit mir. Die Lust war ihm einfach vergangen. Ich bin eine sehr lebendige Frau. Es gab unzählige Möglichkeiten, mich außerhalb der Ehe zu vergnügen. Aber ich tat es nie, weil ich meinem Mann diesen Schmerz ersparen wollte und er es auch nie zugelassen hätte. Umso heftiger traf es mich, als ich zufällig herausfand, dass er seine Sexualität wohl im Internet auslebte. Schließlich gab er zu, dass das schon seit zwanzig Jahren so ging. In mir brach eine Welt zusammen und ich fühle mich bis heute in meiner Sexualität beschnitten und betrogen.*
> (Frauke, 62 Jahre)

Ein anderer Mann war sexsüchtig und täglich stundenlang im Internet unterwegs. Sex und Orgasmus per Mausklick halfen ihm, in einer Scheinwelt zu leben. Mit seiner Partnerin gab es keine körperliche Liebe mehr. Sie war wegen der fehlenden körperlichen Nähe und Sexualität todunglücklich und fühlte sich ungeliebt. Trennung stand auch hier im Raum.
Wenn wir jetzt noch die Ursachen für eine Flaute im Bett, die aus dem Familiensystem kommen, dazurechnen, so hat auch der Mann eine Reihe von Lusthindernissen zu überwinden, um glücklich und sexuell erfüllt mit seiner Partnerin leben zu können.

**Fazit:**

Dauerhafte Zurückweisung tötet die Liebe
und führt zur Trennung.

## 12. Die zwei Exit-Strategien bei schlechtem Sex

In vielen Liebesbetten sieht es nicht rosig aus. Wir haben wesentliche Aspekte der sexuellen Unzufriedenheit beleuchtet und ins Bewusstsein gehoben: Ein Großteil aller Frauen steht zumindest nach zwei bis drei Beziehungsjahren vor einer Art sexuellem Schachmatt: Das, was im Bett geschieht, berührt nicht die eigene Seele. Was Kraftspender für jeden neuen Tag sein könnte, ist leider oftmals zu einer zusätzlichen lästigen Pflicht verkommen oder fügt körperlichen Schmerz zu. Gibt es eine Lösung, einen Ausweg? In der Regel kennen Frauen zwei Strategien, um schlechtem Sex zu entrinnen.

Die einen reduzieren seine Häufigkeit drastisch. Sie winden und wenden sich, wann immer der Partner seine Sexfühler ausstreckt und anklopft. Dabei helfen etliche Ausflüchte wie Krankheiten, Überlastung und Haushaltspflichten. Vieles eignet sich als Ausrede, um die unerwünschte Begegnung hinauszuschieben. Wird irgendwann der Druck zu stark oder der Mann zu unwirsch, dann erbarmt sich schließlich die Frau und opfert sich. Sie lässt sein sexuelles Begehren mehr oder weniger über sich ergehen, ohne wirklich beteiligt zu sein. Vielleicht stöhnt sie da und dort, damit er es nicht bemerkt und sie danach wieder für eine Weile verschont. Wenn eine Frau dauerhaft auf diese Weise gegen ihr eigenes Inneres verstößt und sich sozusagen missbrauchen lässt, hat das Folgen. Ihr Körper wird sich mehr und mehr verschließen und auch ihr Herz. Keine Frage, auch der Partner kann angesichts der Opfer seiner Frau nicht wirklich glücklich sein. Denn in Wahrheit hat er das Recht, echt und wirklich geliebt und begehrt zu werden.

Kompletter Rückzug ist die zweite Strategie bei ungutem Sex. Er kann nach Jahren des gelegentlichen Mitmachens oder schon von Anfang an erfolgen. Eine solche Frau ist bereits ein Stück weit ehrlicher zu sich selbst. Sie zwingt sich nicht, etwas zu ertragen, was ihr keinen Spaß macht oder ihr schadet. Sie entsagt der Sexualität und traut sich, ihren Partner in seinem sexuellen Begehren abzuweisen. So eine Beziehung kann sexlos, aber nicht unbedingt herzlos weitergehen. Sie entwickelt sich vielleicht zu einer Freundschaft oder zu einer Art Wohngemeinschaft. Der sexuelle Funke ist erloschen.

In Studien wird immer wieder der Zusammenhang von sexueller Gesundheit und allgemeiner Lebenszufriedenheit betont.[30] Damit ist klar, dass beide Strategien – gelegentlich mitmachen oder kompletter Rückzug – sowohl für die Frau als auch den Mann gewichtige Folgen haben. Nicht selten sucht einer der Betroffenen irgendwann außerhalb der Beziehung sein Glück.

Sexuelle Defizite und sexuelle Unzufriedenheit in der Partnerschaft sind meistens die Ursache für einen Seitensprung.[31] Fehlt die emotionale Nähe durch eine erfüllende Sexualität, leidet die gesamte Lebensqualität. Wie schon erwähnt, kompensieren Paare diese unerfreuliche Tatsache durch Flucht in Arbeit und Stress, wodurch sich die Schieflage noch verstärkt. Noch einmal: Wer nicht in Lust und Liebe investiert, investiert in Trennung. Ist es ein Zufall, dass die sexuelle Unzufriedenheit von Frauen in den letzten Jahrzehnten genauso drastisch gestiegen ist wie die Scheidungshäufigkeit?

Bert Hellinger, der als erfahrener Therapeut jahrzehntelang Familienaufstellungen weltweit geleitet hat, bestätigt diese Erkenntnisse. Damit eine Beziehung dauerhaft gelingen kann, müssen die drei Bereiche Sexualität, Herzensliebe und Alltag miteinander gemeistert werden, und zwar in genau dieser Reihenfolge. Die Sexualität hat eine Vorrangstellung. Kann sie für beide Liebende dauerhaft erfüllend gestaltet werden, hat die Beziehung ein gutes Fundament. Das bestätigen auch meine Erfahrungen mit Tausenden Seminarteilnehmenden. Die beiden Exit-Strategien bei schlechtem Sex führen früher oder später immer zur Trennung. Manche Paare vollziehen diese wirklich. Andere leben getrennt nebeneinanderher.

Es wird ein dritter Weg benötigt, der weder ein Aufopfern noch ein Unterdrücken der Sexualität erfordert. Dieser neue Weg schlummert im Inneren jeder Frau. Anstatt sich zurückzuziehen, kannst du als Frau dableiben und die ungute Situation verändern. Du kannst Motor einer großen Transformation deiner Beziehung sein, aber auch einer Transformation weltweit. Vielen Frauen fehlen nur das nötige Wissen und das Vertrauen in die eigene innere Stimme, so wie der Mut, ihr zu folgen. Dieses Buch ist diesem dritten Weg gewidmet.

**Fazit:**

Rückzug oder Verweigerung sind keine Lösung.
Es gibt einen dritten Weg.

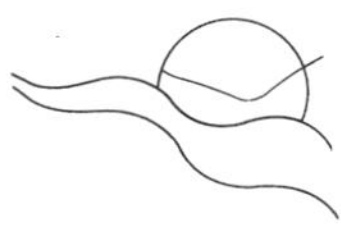

# Teil 2:
# Die drei Haupthindernisse auf dem weiblichen Weg überwinden

*„Die Welt, die du siehst, tut nichts. Sie hat überhaupt keine Wirkungen. Sie stellt nur deine Gedanken dar. Und sie wird sich völlig verändern, wenn du beschließt, anderen Geistes zu werden.“* (Ein Kurs in Wundern®)[32]

Der Fehler, dich an den Mann anzupassen, hat Folgen. Du machst dadurch dich selbst klein und gibst Verantwortung an deinen Partner ab. In deinem Inneren ist plötzlich er für dein Glück und dein Wohlbefinden zuständig, während du in Abhängigkeit von ihm gerätst. Generationsübergreifend werden diese Denk- und Verhaltensmuster immer wieder weitergegeben. Sie verhindern nicht nur dein sexuelles Glück, sondern insgesamt dein Erblühen als Frau. In diesem Teil des Buches kannst du drei automatische Muster in dir selbst erkennen, um sie nach und nach aufzulösen. Du musst dafür nicht die Außenwelt und die Männer ändern, sondern dein eigenes Denken.

## 13. Der heimliche „Mach du mich glücklich!"-Auftrag

Es wäre wunderbar, wenn – wie im Märchen verheißen – plötzlich der Prinz auftaucht und seine Angebetete ab sofort und bis ans Lebensende mit Liebe überhäuft. Kompetent in Sachen Lust und Liebe würde er volle Verantwortung übernehmen und du bräuchtest dich nur bedingungslos hinzugeben. Schließlich hast du auf den Richtigen gewartet und was er mitbringt, passt und gilt. Vielleicht steckt diese in Kindheitstagen eingepflanzte Hoffnung noch in deinen kühnsten Träumen, obwohl das Leben dich sicherlich schon mehrfach eines Besseren belehrt hat.

Der unbewusste „Mach du mich glücklich"-Auftrag der Frau an den Mann setzt diesen enorm unter Druck. Ohne dass ihm jemand irgendetwas Sinnvolles über Lust und Liebe beigebracht hat, steht er plötzlich da und tut zumindest am Anfang so, als wüsste und könne er alles, was von ihm erwartet wird. Männer berichten mir, wie sie entspannen und erleichtert aufatmen, wenn ihre Partnerin singend und gut gelaunt durch das Haus wirbelt. Sie schließen daraus, dass sie als Mann gute Liebesdienste verrichtet haben, und kommen nicht auf die Idee, dass die Geliebte einfach einmal grundlos glücklich ist. So sehr meint der Mann für das Glück seiner Partnerin verantwortlich zu sein.

Sexuelle Kenntnisse über die wirkliche Lust der Frau sind meistens weder bei der Frau und noch viel weniger bei ihrem Partner vorhanden. Auch die Gesetze der Liebe wurden in der Schule nicht gelehrt. Und so wurschteln sich beide durch das Dickicht der Unwissenheit und werfen sich gegenseitig ihr Scheitern vor. Frauen hätten gerne, dass der Mann ihre Wünsche – nicht nur im Sexuellen – erahnt, noch bevor sie selbst sie spüren. Zumindest sollte er sie von ihren Augen oder Lippen ablesen oder irgendwo anders. Sie hoffen und warten und warten und hoffen. So vergehen kostbare Jahre und das Liebespotenzial liegt brach.

*„Soll ich am Dienstag Sekt mitbringen?“, fragt er sie liebevoll. Sie antwortet mit klarem Nein und zieht dann am Dienstagabend ein langes Gesicht. Auf seine Nachfrage, was los sei, antwortet sie schnippisch: „Nichts!“ Am nächsten Tag im Gespräch stellt sich heraus, dass sie enttäuscht war, dass er keinen Sekt mitgebracht hatte.*

Nein, diese Geschichte ist nicht erfunden. Sie hat sich genauso zugetragen und sicherlich kommt sie der einen oder anderen Frau bekannt vor. Der Mann ist überfordert und die auf ihr Glück hoffende Frau, die noch nicht klar und deutlich kommunizieren kann, macht sich abhängig von ihm. Sie bangt und wünscht, dass er sich eines Tages ändert, und weiß nicht genau, wie sie den Frosch an die Wand werfen soll, damit er als Prinz herunterfällt. Wenn sie schon bei alltäglichen Dingen ihre Bedürfnisse nicht aussprechen kann, wie sieht es dann erst bei den heiklen Themen rund um das Liebesbett aus?

*In einer wöchentlichen Frauengruppe knöpften wir uns deshalb den „Mach du mich glücklich“-Auftrag und seine beziehungsschädigende Wirkung vor. Nachdem in der Runde alle über ihre Männer gejammert und geklagt hatten, beschlossen wir, konkrete und daher machbare Wünsche an unsere Partner zu richten. Wie wäre es, sich einen Blumenstrauß von ihm zu wünschen? Die meisten der etwa dreißig Frauen waren sich sicher, dass sie sowieso keinen bekommen würden. „Mein Mann hat mir in den letzten zwanzig Jahren noch nie Blumen geschenkt!“ und andere deprimierende Kommentare füllten den Raum. Die Woche verstrich. War das eine Überraschung und aufgeregte Aufbruchsstimmung: Ausnahmslos jede Frau war beschenkt worden. Alle Männer hatten den Wunsch ihrer Frau erfüllt. Allerdings gab es sofort weiteres Gemecker: „Der Strauß war zu groß!“, „Es waren Friedhofsblumen!“, „Mein Mann hat keinen Geschmack!“. Dies nahmen wir zum Anlass, Wünsche noch konkreter werden zu lassen.*

Es folgten im Weiteren sparsame Wünsche in anderen Bereichen, die die Frauen vorher miteinander konkret formulierten, um die Gefahr einer Panne auszuschließen. Und siehe da: Die Männer waren rundum so dankbar dafür, dass sie endlich wussten, was sie tun konnten, um ihrer Frau eine Freude zu machen. Endlich! Manche Frauen gingen mit ihrem Partner zusammen in ein Blumengeschäft und zeigten ihm genau, welche Blumen sie gerne mochten. Es ist so viel einfacher, eine konkrete Bitte zu erfüllen. Dagegen ist der diffuse „Mach du mich glücklich"-Auftrag eine permanente Last ohne Chance auf eine gute Lösung.

Selbstverständlich kann es vorkommen, dass der Partner einen Wunsch nicht erfüllt oder ihn vergisst. Wünsche sollten keine versteckten Befehle sein. Wenn du enttäuscht bist, dass dein Wunsch nicht erhört wurde, kannst du deinen Partner liebevoll erinnern und nachfragen. Geschieht immer noch nichts, steht es dir frei, dir selbst Blumen zu kaufen. Werden dauerhaft alle geäußerten Wünsche übersehen, so stimmt grundsätzlich etwas in der Beziehung nicht. Womöglich braucht das Paar dann kompetente Hilfe von außen, um die Liebe wieder ins Fließen zu bringen.

Kannst du dir vorstellen, nicht mehr länger deinen Partner für dein Glück verantwortlich zu machen? Du kannst es stattdessen selbst in die Hand nehmen und auf den „Mach du mich glücklich"-Auftrag verzichten. Dazu musst du zunächst dich selbst kennenlernen. Wende dich deinem Inneren zu und finde heraus, was dir guttut und was nicht. Minimiere alles Schädliche mehr und mehr, und was gut ist, darf wachsen und gedeihen. Die Reise nach innen kann mit einem einfachen Schritt beginnen. Wenn du die Liste aller Vorwürfe, die du deinem Partner in Gedanken oder in Gesprächen mit Freundinnen machst, einmal auf Papier bringst, dann hast du allerbestes Kompostmaterial, um daraus schöne Liebesblüten zu züchten. Denn jeder Vorwurf kann anschließend schriftlich in einen Wunsch umformuliert und dann geäußert werden. Je konkreter dieser ist, umso eher wird er erfüllt.

Aus „Mir fehlt Zärtlichkeit“ wird dann zum Beispiel: „Hast du Lust, dass wir uns gegenseitig je fünf Minuten die Hände massieren?“ Je mehr Vorwürfe auf diese Weise von der Liste verschwinden, desto mehr kannst du dich den heikleren Themen bezüglich deiner Sexualität zuwenden. Willst du gleich beginnen? Dann nutze die Hilfe am Ende des Kapitels.

Du lebst tatsächlich auch heute noch in Zeiten, in denen das Wünschen hilft. Wenn es dir mit einfachen Schritten wie dem Blumenwunsch gelingt, kannst du allmählich das Wünschen ins Liebesbett übertragen. Denn wenn du handelst, statt zu klagen, kannst du Dinge anpacken und verändern, anstatt auf der Wartebank der Hoffnung zu verzweifeln. „Wenn ich es mir erst wünschen muss, dann verzichte ich lieber“, warf eine Frau ein. Das ist schade. Stell dir vor, du blickst am Ende deines Lebens zurück. Wie wäre es verlaufen, wenn du keinen Wunsch geäußert hättest? Und wie, wenn du es getan hättest und die meisten Wünsche erfüllt worden wären?

Mit jedem kleinen respektvoll und freundlich geäußerten Wunsch schüttelst du die jahrhundertealte Abhängigkeit ab und löst ungesunde Beziehungsmuster auf. Vielleicht erkennst du irgendwann, dass das gemeinsame Beziehungsglück zum großen Teil in deiner Hand liegt. Ist eine Frau glücklich, ist das auch für den Mann entlastend.

**Fazit:**
Wenn du Wünsche konkret äußerst, gibst du deinem Glück eine Chance.

## Jeder Vorwurf enthält einen versteckten Wunsch

Strenge dich nicht an, deinem Partner keine Vorwürfe mehr zu machen. Beschließe nur, sie nicht mehr laut zu äußern. Sammle stattdessen alle Vorwürfe und Forderungen auf einer Liste. Verwandle sie anschließend in konkrete Wünsche, die du dann ab und zu sparsam äußerst. Vorwürfe – als Wünsche verwandelt – sind wie

Kompost und Dünger, auf dem die herrlichsten Blumen gedeihen können.

| VORWURF | WUNSCH |
|---|---|
| Du hörst mir gar nicht zu! | Wann hast du zehn Minuten Zeit für mich?<br>Ich habe etwas auf dem Herzen und es wäre schön, wenn du mir einfach nur zuhörst. |
| So macht mir Sex keinen Spaß! | Würdest du am Dienstagabend eine Stunde Zeit für uns reservieren? Ich möchte dir zwei Dinge zeigen, die mir richtig Lust machen. |
| | |
| | |
| | |
| | |
| | |
| | |

## 14. Opferrolle und Schuldspiel

Solange du der Meinung bist, dass die Schuld außerhalb von dir liegt, im Mann, in der Kindheit, in den äußeren Umständen, bleibst du in der Opferrolle gefangen. Schon in der Paradiesgeschichte heißt es: „Ich war es nicht. Die Schlange war's." Seither scheint das Schuldspiel von Geburt an zur menschlichen Grundausstattung zu gehören. Ist jemand oder etwas anderes für dein Leiden verantwortlich, bleibst du allerdings selbst hilf- und machtlos. Nimm dir einen Moment zum Innehalten und frage dich: „Wer oder was ist schuld daran, dass es mir so geht, wie es mir geht?" Sicher wirst du fündig.

*Ich erinnere mich daran, dass es in meiner Kindheit mindestens einmal in der Woche ein Treffen meiner Mutter, meiner Tante und einiger Nachbarinnen bei meiner Oma gab. Beim Kaffeeklatsch klagten nacheinander alle über ihr Los und die Ehemänner, die es verursacht hatten. Eine überbot die andere mit den Schreckensbotschaften der letzten Woche. Sie jammerten, litten gemeinsam und nickten mitfühlend und wissend einander zu. Mich wunderte als kleines Mädchen, dass danach meine Mutter stets freudestrahlend meinen Vater begrüßte und ihn umarmte. So viel hatte er ihr angetan. Und sie küsste ihn?*

Indem Frauen die Opferrolle samt Schuldzuweisung miteinander teilten, stärkten sie einander den Rücken, bevor sich jede Einzelne wieder ihrem Schicksal fügte. Das ist nun schon ein paar Jahrzehnte her. Aber dennoch steckt die Bereitschaft zum Opfersein noch im Erbgut heutiger Frauen, wie der aktuelle Bericht Ritas über einen One-Night-Stand zeigt, auf den wir noch mehrmals zurückkommen werden.

*Als ich am letzten Wochenende mit meinen Freundinnen tanzen ging, begegnete mir ein sehr vielversprechender Mann. Er sah gut aus, die Chemie beim Tanzen stimmte und er war sehr sympathisch. Ich hatte meinen Spaß und küsste ihn. Es passte, ich genoss die schöne Begegnung. Eigentlich reichte mir das für den Moment auch schon, aber ich war auch neugierig auf mehr. Wir landeten nach mehreren ausgebuchten Hotels endlich in einem sehr kleinen Hotelzimmer, eher jugendherbergsähnlich mit zwei extra schmalen Einzelbetten. Ich ließ mich auf einem nieder und es knarzte schon in diesem kurzen Moment. Der Zauber war verflogen, aber ich konnte doch jetzt nicht einfach gehen, oder? Mir war trotzdem danach. Ich blieb. Er küsste mich und zog mich zu sich. Schon besser. Wir zogen uns aus, aber er zog mich nicht an. Ich fand ihn plötzlich nicht mehr attraktiv. Das Vorspiel war so kurz, dass es in meinen Augen nicht als Vorspiel zu bezeichnen war. Aber ok, vielleicht würde er die Situation noch retten. Falsch gedacht: Er rammelte drauflos. Ich kann es nicht anders bezeichnen. Und mit jedem Mal knarzte das Bett in meinen Ohren noch lauter. Meine Lust war beim Nullpunkt angelangt, wenn nicht noch tiefer. Das Komische in der Situation: Mir fiel nicht in einer Sekunde ein, dass auch ich an der Situation etwas hätte ändern können. Zum Beispiel einfach meinen Mund aufmachen und sagen, was mir Spaß machen würde. Normalerweise kann ich das gut. Stattdessen lag ich da und hielt es einfach aus. Es ging mir nicht schlecht. Ich war irgendwie gelangweilt und einfach unzufrieden. Ich weiß nicht, was mit mir los war, es sollte einfach so schnell wie möglich vorbei sein. Da war keine Verbindung zwischen uns, nichts. Ich erkannte den Kerl von der Tanzfläche nicht wieder. Er ekelte mich an und ich befriedigte ihn trotzdem oral. Irgendwann kam er. Endlich. Hatte er Spaß? Merkte er, dass ich keinen hatte? Ich weiß es nicht, ich wollte es nicht wissen. Nachdem ich im Bad war, legte ich mich in das andere Bett, wollte im ersten Moment bloß noch schlafen. Im zweiten wollte ich nur weg. Er schien eingeschlafen zu sein. Ich suchte leise meine Sachen zusammen und ging. Ich fühlte mich sehr schlecht. Wieso habe ich nichts geändert, nichts gesagt? Ich hätte gehen können. Das habe ich mich nicht getraut. Das Erschreckende und Beängsti-*

*gende ist für mich, dass ich mir selbst nicht treu geblieben war. Ich nahm mich, meinen Körper und mein Herz nicht ernst. Das soll nie wieder passieren. Aber kann ich den Mut in einer solchen Situation fassen? Hoffentlich.*
(Rita, 23 Jahre)

Noch schlimmer als Ritas One-Night-Stand jedoch war die Resonanz von etwa fünfzig Frauen allen Alters, die sich in Kleingruppen mit diesem authentischen Bericht auseinandersetzten. Einstimmig verkündeten sie, dass es keine Chance gab, aus dieser Nummer wieder herauszukommen. Schließlich war es ein fremder Mann und wer weiß, was dem alles eingefallen wäre, wenn Rita sich ihrer Haut gewehrt hätte. „Ich fühle mich nicht mehr so wohl wie in der Disco. Der Zauber ist irgendwie verflogen. Ich gehe nach Hause. Vielleicht telefonieren wir morgen." Diese Möglichkeit tauchte im Bewusstsein aller Frauen gar nicht auf. So tief sitzen Angst, Schrecken und die Opferhaltung vergangener Zeiten im kollektiven Frauenbewusstsein.

*Als junge Frau schnappte mich einmal im Umkleideraum der Sauna ein nackter Mann von hinten und presste seinen erigierten Penis an mich. Auch ich war nackt und erstarrte zur Salzsäule. Mit seinen Händen umschlang er mich und begrapschte meine Brüste. Ich weiß nicht mehr, wie lange es dauerte, aber ich verharrte tatsächlich die ganze Zeit in einer Art Schockstarre. Erst in einem Selbstverteidigungskurs für Frauen erfuhr ich anschließend mehr über meine Opferrolle und welche Möglichkeiten ich gehabt hätte, mit der Situation anders umzugehen. Ich hätte laut schreien können, denn um die Ecke, nur wenige Meter entfernt, waren jede Menge Menschen. Ich hatte die Hände frei, die mit einem gekonnten Griff nach hinten dem lüsternen Täter das Jaulen hätten beibringen können. Mit meinen Füßen hätte ich zielsicher und mit voller Wucht auf die seinen stampfen können und, und, und. Nach diesem Kurs fühlte ich mich gewappnet. Eines Tages saß ich als einzige Frau mit etwa zehn Männern in der Sauna. Einer von ihnen schaute mir ununterbrochen penetrant auf die Brüste. „Was starren Sie mir auf die Brüste? Ich schaue doch auch nicht auf Ihren Sack!", fauchte ich auf einmal laut und vernehmlich. Bis heute amüsiere ich mich darüber, dass wie auf Kommando alle Männer gleichzeitig den Kopf senkten.*

Du bist es, die sich für die Opferrolle oder für ein neues selbstverantwortliches Leben entscheiden kann. Die Lösung liegt in dir. Jeder Tag schenkt dir viele Möglichkeiten, dein neues Selbstbewusstsein zu erproben. Die Opferrolle schrumpft dadurch mehr und mehr. Jedes Mal, wenn du klagst und es dir in der Opferrolle bequem machen willst, kannst du dir selbst ein Stopp zurufen: „Was könnte ich sofort tun, damit es mir besser geht?" Es gibt auch heute noch Frauenkränzchen in Cafés, die den beschriebenen Klagerunden aus längst vergangenen Zeiten ähneln. Machst du sie mit, gräbst du die Furchen des Opferseins jedes Mal tiefer in dein Gehirn ein. Unterstütze dich selbst und deine Freundinnen lieber dabei, richtig gute Lösungen zu finden, um der ausgedienten Opferrolle mehr und mehr Ade zu sagen.

**Fazit:**
Klagen hält dich in Passivität gefangen, Handeln kann dich befreien.

## 15. Das Männerverbesserungsprojekt

Kannst du dir vorstellen, darauf zu verzichten, deinen Partner ändern zu wollen? Für viele Frauen würde damit auf einen Schlag viel Energie frei werden, die sie für sich selbst und für beglückende Liebesbegegnungen nutzen könnten. Oder hoffst du immer noch darauf, dass du den Mann umerziehen kannst?

Nach der Phase auf Wolke sieben stellt sich für die meisten Frauen heraus, dass der aktuelle Partner nicht anders ist als alle anderen vorher. Vielleicht ist er unnahbar, eigenbrötlerisch, sexbesessen, streitsüchtig, nicht zärtlich genug, gefühllos, langweilig, unfähig zur Auseinandersetzung und Konfliktbewältigung, PC-süchtig oder scheu im Umgang mit Haushaltstätigkeiten aller Art. Ergänze gerne diese Liste, denn sie ist vermutlich unvollständig.

*Nie bringst du den Müll raus! Immer kommst du zu spät zum Essen! Räumst du deine Socken bitte weg! Wann kümmerst du dich um die Kinder? Könntest du wenigstens am Wochenende im Haushalt mithelfen? Wann räumst du den Keller auf? Hast du schon wieder im Stehen gepinkelt? Du solltest nicht mit den Kindern so lange fernsehen und Chips essen! Du trinkst zu viel!*

Kommen dir diese Worte oder zumindest der durch sie wirkende Ton bekannt vor? Es gibt wohl kaum einen Mann, dem man aus Sicht der Frau nicht ein häusliches Ordnungstraining angedeihen lassen könnte. Mütter probieren es bei der Erziehung ihrer Söhne bereits ausgiebig und mit Respekt einflößendem Großeinsatz. Dann reichen sie den halbfertigen Mann weiter zur Ehefrau. Im Übereifer eines missverstandenen Evolutionsauftrages wird er von dieser sofort neben den Kindern unter die Erziehungsfittiche genommen. Der tagtägliche Einsatz von Frauen ist immens. Jahre- oder jahrzehntelang wird versucht, am Mann herumzubasteln. Nach mehr als sechzig Ehejahren hat meine Mutter tatsächlich erwartet, dass sich ihr neunzigjähriger Mann doch noch ändert. Weitere drei Jahre später hat sie die unerfüllt gebliebene Hoffnung zusammen mit ihm begraben.

Hinter der Absicht, Männer verbessern und erziehen zu wollen, steckt eine tief verborgene weibliche Überheblichkeit. Viele Frauen meinen, die besseren Menschen zu sein. Das mag an der Opferrolle und den vergangenen Jahrhunderten liegen. Denn das Opfer ist insgeheim die mächtigste Figur. Wie wir aus Spielfilmen kennen, fliegen dem Opfer alle Sympathien zu, während der Täter ziemlich schlecht wegkommt.

Weder der Mann noch die Frau ist das bessere Exemplar des Menschseins. Beide haben und hatten evolutionsgeschichtlich bedingt völlig unterschiedliche Aufgaben zu erfüllen und sich entsprechend diesen Erfordernissen anpassen müssen. Die erst relativ kurze Zeitspanne, in der sich diese verschiedenen Aufträge aufzulockern beginnen, reicht nicht aus, um die Gene zu verändern. Heim und Herd und Brut zu beschützen, war die Aufgabe der Frau. Der Mann ging hinaus auf die Jagd, war für die Nahrungsbeschaffung und damit für das Überleben der Familie beziehungsweise Sippe zuständig. Natürlich musste der Mann dazu seine Gefühle beiseiteschieben können und stark sein, um unter Einsatz seines Lebens überhaupt kämpfen und Tiere erlegen zu können. Wenn er voller Mitgefühl, Wärme und Freundlichkeit – wie Frauen sich den Mann so oft wünschen – in die Jagd gezogen wäre, hätte er wohl noch nicht einmal eine Schildkröte mit nach Hause gebracht. Frauen indessen konnten und mussten ihre Gefühlswelt offenhalten. Ein kleines Baby braucht Fürsorge, Hingabe, Einfühlung einer sorgenden Mutter, um heranwachsen zu können. Die Fähigkeit, die Bedürfnisse anderer fast mehr zu erspüren als die eigenen, dient auch der Weitergabe und Erhaltung des Lebens.

In der heutigen Zeit bröckeln die alten Rollenbilder. Dennoch sind immer noch die Frauen eher mit dem Gefühl verbunden, aber sie erwarten auch einen gefühlsoffenen Mann. Er soll ihnen nach nüchternem und rationalem Arbeitstag etwas Liebevolles ins Ohr flüstern oder mit ihnen auf Frank Sinatras Musik dahinschweben. Manche Männer sind dazu tatsächlich in der Lage. Sie schalten um auf Herzenswärme, wenn sie die Türe öffnen. Aber die meisten sind mit diesem Kunstgriff restlos überfordert. Natürlich ist es für dich als Frau völlig in Ordnung, Sehnsucht nach Liebe und romantischen Gefühlen zu haben. Aber unsere so unterschiedliche Ausstattung für die verschiedenen Aufgaben in der Evolution erschwert die Sache, ohne dass dafür jemand schuldig gesprochen werden könnte. Viele Frauen erhoffen insgeheim, dass es ihnen gelingt, im Laufe langer Ehejahre den Liebsten zu einer halben Frau umerziehen zu können.

Aber Männer bleiben zum Glück Männer. Würdest du es als Frau wirklich schaffen, deinen Partner nach deiner Vorstellung zu (ver) formen, dann wäre er uninteressant oder sogar verachtenswert für dich.

Es ist gut, dass der immense Krafteinsatz des Männerverbesserungsprojektes völlig umsonst ist. Vergeude deine kostbare Zeit nicht. „Wer den Partner ändern will, wird ihn verlieren", sagte Bert Hellinger als Quintessenz langjähriger Arbeit mit Paaren.

*Als ich circa dreißig Jahre alt war, hat mir ein Therapeut mit vielsagendem Blick zu verstehen gegeben: „Es reicht, wenn in einer Beziehung sich einer ändert!" Ich schaute verblüfft zurück. „Sehe ich auch so", entgegnete ich schnippisch. „Mein Partner!" Natürlich wusste ich, wie es gemeint war, aber innerlich rebellierte ich.*

*Jeder sollte und musste meiner Meinung nach seinen Teil für das Gelingen der Paarbeziehung beitragen. Erst nach langen Jahren und etlichen gescheiterten Beziehungen, die der Erprobung diverser Männerverbesserungsprojekte gewidmet waren, war ich bereit, diesen Satz ernst zu nehmen. Ich begann, die einzig erfolgversprechende Veränderung in die Wege zu leiten, und arbeitete nur noch an mir selbst. Ich ließ meinen Partner aus dem Spiel und setzte alles nur noch auf eine einzige Karte: auf mich selbst.*

Wenn du all diesen Einsatz, die vielen Stunden, die aufgeriebenen Nerven, die vielen Streitgespräche und das zermürbende Kopfkino aufgeben würdest, welche immensen Kraftreserven hättest du dann zur Verfügung? Was wäre, wenn du die gewonnene Energie in deine eigene Entwicklung und Entfaltung setzen könntest? Kann es dir gelingen, die volle Verantwortung für dich zu übernehmen und deinen Partner so zu lassen, wie er eben ist?

*Wann immer es zukünftig Konfliktpotenzial gab, leistete ich den wirklich schweren Verzicht, am Mann herumzuzerren und*

*Schuld zu verteilen. Stattdessen setzte ich mich baldmöglichst allein in mein Zimmer. „Was habe ich dazu getan, dass dieser Abend so ungut verlaufen ist? Was habe ich unterlassen?" Die Auflistung seiner Missetaten wäre mir sicher leichter von der Hand gegangen. Ich brauchte einiges an Übung, bis das Selbstverantwortungsschreiben flüssig wurde. Natürlich ging Etliches auch auf sein Konto. Aber darum kümmerte ich mich nicht mehr. Meine Liste enthielt den Stoff, aus dem meine eigene Veränderung erwachsen konnte. Denn alles, was ich selbst in die unglückliche Beziehung investiert hatte, konnte ich in Zukunft ändern.*

*Zusätzlich entdeckte ich aufgrund des Kraftzuwachses neue Hobbys und begann mich diesen zuzuwenden. Ich entfaltete mein vernachlässigtes Potenzial und meine herumstreunende Seele kam wieder zurück in meinen Körper. Immer öfter leuchteten meine Augen, weil ich tat, was mir Freude bereitete, obwohl ich zugeben muss, dass ich da und dort Entzugserscheinungen hatte. Jahrelanges Leiden und Aufopfern wollen sich nicht so leicht aus dem Staub machen. Und siehe da, als Nebenprodukt wurde ich als authentisch gewordene Frau plötzlich wieder attraktiv für meinen Partner.*

*Zu meinem neuen Weg gehörten auch die Meditation sowie die Wertschätzung des Mannes und aller Männer. Das Unterschiedliche lernte ich als ebenbürtig zu würdigen und als Bereicherung, anstatt es ausmerzen zu wollen. Für die Schwächen gab es Lösungen. Mein Partner hatte keine Lust, sich am Putzen zu beteiligen. Also bekamen wir eine Putzfrau. Ich begann, nicht nur meine eigenen Stärken zu entfalten, sondern unterstützte später – einfach so – auch meinen Partner, seine Talente und Vorlieben in die Welt zu bringen. Fortbildungen und Selbsterfahrungskurse begleiteten meine Jahre und ich sah die Aussage von Bert Hellinger ein, dass an einem perfekten Partner keiner wachsen kann.*

Der Verzicht, den Partner ändern zu wollen, bedeutet nicht, dass du alles, was dich aufregt, schönredest. Das würde dich krank machen. Natürlich kann keine Beziehung krampfhaft am Leben erhalten werden, wenn zu viele Verletzungen zwischen zwei Menschen stehen. Dennoch geschehen immer wieder in vermeintlich hoffnungslosen Situationen Wunder – einfach dadurch, dass einer von beiden die Waffen niederlegt und volle Selbstverantwortung übernimmt.

Das beziehungsschädigende Gestrüpp aus Schuld, Vorwürfen, Angriff, Ohnmacht, Streit, eisigem Schweigen, Rückzug, Verweigerung, Lähmung und Resignation verschwindet in der Regel, wenn du aus der Opferrolle erwachst und den „Mach du mich glücklich"-Auftrag und das Männerverbesserungsprojekt aufgibst. Mit meinem jetzigen Mann bin ich schon jahrzehntelang glücklich. Und das verdanke ich hauptsächlich mir selbst und meinem tatkräftigen Einsatz. Manche Frauen finden das ungerecht. Wir sind beide schon so lange glücklich miteinander und die Liebe blüht. Mir ist das gerecht genug.

**Fazit:**

Das Leben wird friedvoller und leichter, wenn wir darauf verzichten, andere und besonders unseren Partner ändern zu wollen.

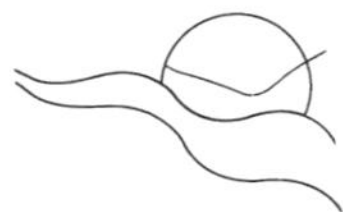

# Teil 3: Kompetenzen der Frau für sexuelles Glück

*„Nichts im Außen ist größer als die Führung durch die eigene innere Weisheit."*
(Online-Orgasmus-Kurs für Frauen)[33]

Du hast jetzt den einen Fehler und seine Auswirkungen genau betrachtet. Vermutlich willst du jetzt wissen, wie er berichtigt werden kann, um mehr Erfüllung in der Liebe und im Leben zu finden. In diesem Kapitel erfährst du es. Wende dich den Ressourcen zu, die in dir schlummern. Sie warten darauf, dass du sie entfaltest. Jedes Mal, wenn du das tust, werden sie stärker und kraftvoller. Schließlich wird die weibliche Lust nicht nur dich beglücken, sondern auch deinen Partner und die ganze Welt.

## 16. Neue Priorität im Leben und Lieben: Das innere Navigationssystem

Nachdem ich erfolglos viele Jahre lang versucht hatte, die Welt um mich herum zu ändern und besonders meinen jeweiligen Partner, wusste ich tatsächlich nicht mehr weiter. Mehr Einsatz als ich würde wohl kaum eine Frau erbringen können. Meine vielen Versuche waren völlig vergeblich gewesen – reine Kraftverschwendung über so viele Jahre hinweg. Mitten in meiner Verzweiflung und Ratlosigkeit begann meine große Wende. Ich fand meine innere Stimme, meinen Lebenskompass oder Gott, egal wie man es nennen will. Das hieß, die Kontrolle über mich und mein Leben an eine mir bis dahin unbekannte innere Instanz abzugeben und dieser fortan all mein Denken und Handeln zu unterstellen. Die permanente Verankerung in meinem Inneren wurde zu meiner Priorität. Alles andere im Leben wurde nun zweitrangig. Je mehr ich diese Innenreise pflegte, desto mehr veränderte sich erstaunlicherweise auch mein Umfeld, jedoch diesmal ohne Kampf fast wie von selbst. Meine Beziehungen wurden achtsamer und respektvoller. Die Sexualität wurde von unerledigten Lebensthemen befreit und auf eine neue Stufe gehoben. Mein Leben schien erst einmal auf dem Kopf zu stehen und wurde jedoch allmählich immer friedvoller. Davon möchte ich nun berichten, um auch dir Mut zu machen, dein Glück und deine Erfüllung dort zu suchen, wo sie wirklich zu finden sind: in dir selbst.

Wie wäre es, wenn du über ein zuverlässiges inneres Navigationssystem verfügen könntest? Du würdest es gleich morgens nach dem Aufstehen einschalten. Es würde dich durch einen sicheren und glücklichen Tag führen. Auftauchende Schwierigkeiten würden wie Baustellen umfahren werden oder sich auf wundersame Weise zum Wohle aller Beteiligten auflösen. Natürlich würdest du dafür sorgen, dass der Akku immer aufgeladen ist. Ist das zu schön, um wahr zu sein?

In diesem Kapitel wirst du erfahren, wie du so ein inneres Navigationssystem aktivieren und nutzen kannst. Das gestaltet sich nur für den hochaktiven Verstand schwierig. Bis jetzt bist du vermutlich immer mal wieder Opfer seiner Gedankenstürme. Sie besetzen deinen Bewusstseinsraum und jagen dich von einem Thema zum

nächsten. Manchmal sind die Verstandesaktivitäten so stark, dass es in deinem Kopf tobt, als wären mehrere Radiosender gleichzeitig eingeschaltet.
Kennst du das? Dann sitzt dein Verstand – wie bei den meisten Menschen – auf dem Thron deines Lebens und bestimmt alles. Er besteht aus den Programmierungen und Konditionierungen deiner Lebensgeschichte und deines Familiensystems. Auch kollektive Glaubenssätze, Vorstellungen und Lebensmuster, die wir zum Teil schon unter die Lupe genommen haben – manchmal jahrtausendealt –, haben sich in den Denkapparat eingraviert. Sie dienten dazu, aus Vergangenem zu lernen und besser für die Gegenwart gewappnet zu sein. Die meisten dieser Gedanken sind jedoch inzwischen veraltet und deshalb eher zu Hindernissen geworden. Sie halten dich in Leid und Unglück fest und blockieren den Weg zu Freiheit und Erfüllung. Dein Verstand wiederholt ständig das gut eingravierte Alte, sodass du dich letztendlich immer wieder im Kreis drehst. So war es mir mit meinen vielen Beziehungsversuchen ergangen. Deshalb ist dein inneres Navigationssystem nicht im Verstand zu finden.

*Ich hatte schon viele verschiedene Meditationsarten kennengelernt, als ich Anfang dreißig in einem spirituellen Zentrum einhundert aus dem Englischen übersetzte Lektionen von „Ein Kurs in Wundern®“ [32] fand. Nur weil mich meine Mitbewohnerin drängte und mir versicherte, dass ich nur zweimal am Tag eine Minute mit ihr üben müsste, ließ ich mich überreden. Später übersetzte ich mit meinem Schulenglisch die fehlenden 265 Lektionen. Bis heute studiere ich seitdem das umfangreiche Werk und pflege täglich die Verbindung zu meiner inneren Führung. Ich kann die Wunder kaum fassen, die seitdem meinen Weg säumen.*

Bekanntlich führen viele Wege nach Rom. „Ein Kurs in Wundern®“ ist nur einer davon. Die schwer verständliche Sprache und die christliche Terminologie schrecken viele Menschen ab. Doch jeder ernsthaft Suchende findet seinen Zugang zur inneren Stimme auf eine Weise, die genau zu ihm passt. Wie findest du das zu dir passende Navigationssystem, wenn nicht durch Nachdenken?

Du findest es jenseits der Gedankenwolken. Dazu musst du nicht stundenlang meditieren. Es genügen da und dort wenige Minuten, in denen du dich an den Gedanken vorbei nach innen versenkst. Viele Menschen lenken ihre Aufmerksamkeit einfach auf ihren Atem. Wenn du diesen etwas verstärkst, geht es leichter. Kannst du für einige Augenblicke deine Konzentration auf dem Ein- und Ausatmen halten, hast du eine Art Lücke im Kopfkino geschaffen. Diese Lücke reicht. Dein Navigationssystem kann durch diesen Durchschlupf wichtige Informationen hochfunken, sodass sie dein Bewusstsein erreichen. Je häufiger am Tag du solche kleinen Unterbrechungen im Gedankenstrom erzeugst, desto größer ist die Chance, dass du beginnst, dich von deinem eigenen Inneren, deiner tiefen weiblichen Weisheit führen zu lassen.

Um eine stabile Verbindung zu deinem Navigationssystem aufzubauen, sind häufige kleine Versuche wichtiger, als wenn du stundenlang meditierst. Alles, was in deinem Alltag geschieht, kannst du nutzen, um die innere Stimme hören zu lernen. Dazu ist nötig, dass du für eine kleine Weile still wirst. Nicht nur äußerlich, indem du deine Aktivitäten kurz unterbrichst, sondern vor allem innerlich, indem du an den Gedankenschleifen vorbeisegelst in einen inneren Raum, der frei ist vom Gedankenlärm. Jede Alltagsaktivität, die du bewusst spürst und ohne ablenkende Gedanken wahrnimmst, erzeugt ebenfalls eine Unterbrechung im Strom der Gedanken und ermöglicht deine Verbindung nach innen.

*Natürlich blieb es beim Üben der Lektionen von „Ein Kurs in Wundern®" nicht bei zwei Minuten am Tag. Es gab Übungen, da sollte ich jede Stunde fünf Minuten in die Stille gehen und mithilfe des Tagessatzes nach innen reisen. Ich bin der leibhaftige Beweis dafür, dass das überall möglich ist. So saß ich zum Stundenschlag mit geschlossenen Augen auf dem Sofa im Möbel-*

*haus oder im Restaurant. „Geht es Ihrer Frau nicht gut?", fragte der Kellner. „Nein, sie meditiert nur!", erwiderte mein Mann. „Ach so", sagte der Kellner und zog sich zurück. Damals arbeitete ich noch als Grundschullehrerin und begann einfach jede Schulstunde mit fünf Minuten Meditation. Die Kinder konnten mitmachen oder leise ihre begonnenen Arbeiten fortführen. Und natürlich zogen die Stilleübungen auch ins Liebesbett ein. Vor jeder Begegnung fanden sie ihren Platz und auch jederzeit dazwischen, wenn ich spürte, dass etwas nicht mehr stimmte und passte. „Können wir einen kleinen Stopp machen? Ich bin gerade nicht mehr dabei und möchte nachspüren." Der Tagessatz half mir, den umherstreunenden Geist zu zügeln, und ich wusste auf einmal, wie ich still werden konnte. Ich lauschte in den Körper hinein und in die Ruhe, wenn sie sich auftat. Zudem bat ich besonders in schwierigen Situationen jeweils um innere Führung zum Wohle aller Beteiligten.*

Wenn du dein Navigationssystem nutzen willst, kommst du an einer regelmäßigen Gedankenhygiene nicht vorbei. Je besser du die Störenfriede deines Geistes kennenlernst, umso mehr kannst du aussortieren, welche Gedanken zu dir passen und welche überholt oder schädlich sind. Schließlich geht es darum, immer wieder aus dem Denken auszusteigen und stattdessen den Körper zu fühlen. Massagen, Körperarbeit und besonders die Sexualität sind überaus hilfreich. Neben dem äußeren Körper kannst du allmählich auch das innere Energiefeld[34] deines Körpers fühlen, besonders wenn du gelernt hast, deine Wahrnehmung immer mehr zu verfeinern.

Wenn du jetzt meinst, das brauche unendlich viel Zeit, dann muss ich dich enttäuschen. Es gibt keine Ausrede, denn dieser eine jetzige Moment genügt. Schau nicht hoffnungsvoll auf eine irgendwann eintretende Zukunft, bei der du gut geführt durch dein Leben navigierst. Sondern schalte jedes Mal dein Navi ein, wenn du daran denkst oder es dir gerade nicht gut geht. Es funktioniert jetzt schon, wenn du kurz innehältst und es fragst: „Wohin soll ich gehen? Was soll ich sagen? Was soll ich tun?" Gerade wenn du in Ärger, Traurigkeit, Kummer und Sorgen gefangen bist, lohnt es sich, diese Fragen zu stellen und die Antwort nicht in den Wolkenschwaden alter Gedanken zu suchen. Wenn du trotz inneren Aufruhrs ein bisschen still und einen Augenblick frei von Gedanken werden kannst, reicht es.

> *„In der Stille finden alle Dinge ihre Antwort und wird jedes Problem still gelöst."* (Ein Kurs in Wundern®)[35]

Die innere Stimme antwortet nicht unbedingt in Worten. Sie zeigt sich auch in Situationen, in der Natur, in einem Buch, das du auf der richtigen Seite aufblätterst, in einer Nachricht im Radio, einem Anruf oder einem Ausspruch der Kassiererin im Supermarkt. Du stellst einfach die Frage und dann achtest du darauf, woher die Antwort kommt. Du wirst sie erkennen, weil es einen fühlbaren Aha-Effekt gibt.

Allmählich lernst du, bei allen anstehenden Entscheidungen dein Navi zu befragen. Du beginnst, regelmäßig nach innen zu hören. Diesem Hören, Lauschen bzw. Fühlen gibst du Vorrang vor allem anderen in deinem Leben. Du wartest, bis es still wird. Aus der formlosen inneren Weite und Tiefe heraus können dann heilsame Impulse aufsteigen, manchmal nicht sofort, sondern während der nächsten Stunden. Du kannst den Tag mit einer etwas längeren Meditation, vielleicht fünfzehn Minuten, beginnen. Nach dieser Einstimmung, die dir Tag für Tag erneut Kraft für die Verwandlung hin zu mehr Liebe schenkt, startest du in den Tag. Damit dich die Turbulenzen und Überraschungen, die er mit sich bringen kann, nicht vom Weg abbringen, kannst du etwa stündlich eine kleine Prise Zeit abzwacken für die Erinnerung ans Hier und Jetzt, an den Raum der Stille in dir, der immer da ist. Beschließe am Abend den Tag in einer längeren Meditation, genau wie du ihn am Morgen begonnen hast. Bedanke dich für die Führung, lass Szenen auftauchen, die dich froh gemacht haben, und gib ansonsten der Stille ein bisschen Gelegenheit, sich in dir auszubreiten. Dieses tägliche

Vorgehen bildet für dich eine Art Schutz und Rahmen, innerhalb dessen sich nun alles, was geschieht, entfalten kann. Die kleinen Stille-Zeiten von ein, zwei oder fünf Minuten Dauer speisen dich tagsüber mit der nötigen Energie und mit guten Ideen, die dazu beitragen, dass Streit, also das Unkraut im Liebesgarten, immer mehr schrumpft und die Liebe umso bunter und in vielfältiger Form erblühen kann. Je mehr du der inneren Stimme und deinem Bauchgefühl Raum gibst, umso mehr erfreuliche Überraschungen werden geschehen.

Wenn dein innerer Schweinehund rebelliert und versucht, dir weiszumachen, dass die eingesetzten Minuten Zeitverschwendung sind, dann erinnere dich daran, wie viel Zeit und Energie dich Unfrieden und Zerwürfnisse kosten. Mit deiner inneren Stimme an Bord setzt du nur wenig Zeit ein und hast einen großen Gewinn. Am Anfang wird es dir vielleicht schwerfallen, die Minuten der Stille und Besinnung wirklich in den Tag einzubauen. Tue es trotzdem und achte auf kleine Anzeichen der Veränderungen. Mit der Zeit wird dir diese Meditationszeit vertraut werden und deinen Tag bereichern. Du wirst es nicht mehr missen wollen. Schenkst du deinem Schweinehund kein Gehör, wird er nach einiger Zeit kleinlaut werden und nur noch ab und zu auftrumpfen, wenn du leichtsinnig geworden und vom inneren Weg abgekommen bist. Sei in diesem Fall gütig mit dir und bringe dich immer wieder zurück zu deiner inneren Verbindung. Die längeren Zeiten morgens und abends dienen dazu, den Akku wieder aufzuladen. Die möglichst zahlreichen kleinen Unterbrechungen während des Tages sind dann der inneren Führung gewidmet, damit sie ihre volle Wirksamkeit entfalten kann. Die Sexualität ist ein besonders schöner Lebensbereich, um zu lernen, bewusst und in Verbindung mit deinem Inneren zu leben. Für mich hat sie sich dadurch erst zu Liebe verwandelt.

**Fazit:**

Deine innere Stimme ist eine Art Spürsinn, den du entdeckst, wenn du aus den Gedanken aussteigst und still wirst.

## 17. Das sexuelle Stillschweigen knacken: Karten auf den Tisch

Im Teil 1 des Buches hast du etliche Bereiche kennengelernt, die nach Redebedarf förmlich schreien. Sexualität ist immer noch ein Tabuthema und es wird dir vermutlich nicht leichtfallen, das eine oder andere heiße Eisen anzupacken. Etliche heikle Themen wurden vielleicht von dir und deinem Partner unter den Teppich gekehrt und fristen dort ein beziehungsschädigendes Dasein: Unlust oder zu üppige Lust, mehr Zeitbedarf für die körperliche Liebe, vermeintliche Körpermängel, Ängste oder Schmerzen beim Sex, Rückzug und Verweigerung, moralische Bedenken, Fantasien und Unterstellungen sind nur etliche der bisher totgeschwiegenen Anliegen.

Hast du deine innere Stimme, dein Navi, gefunden, so hilft es dir, alles aufzudecken, was unter dem Mantel des Schweigens verborgen ist. Wie? Einfach, indem du vor einer Begegnung ein paar Minuten still wirst und es um Führung und Hilfe bittest, sodass du die Zweisamkeit der gegenseitigen Heilung und Achtsamkeit widmest.

Die sexuell erwachende Frau in dir wohnt in der Stille. Sie ist bereit, aufzutauchen, gründlich aufzuräumen und die Karten auf den Tisch zu legen, auch wenn dazu so mancher Hürdensprung über Scham- und Peinlichkeitsgrenzen erforderlich ist. Eine vorwurfsvolle Ankündigung „Wir müssen reden!“ schlägt den Partner mit großer Wahrscheinlichkeit in die Flucht. Auch bei jeglichem Ausdruck des Opferseins wie Jammern und Klagen wird sich kaum die erwünschte Gesprächsbereitschaft einstellen. Angriffe, Ratschläge, Belehrungen und Schuldzuweisungen verhärten die Fronten und zerstören die gute Absicht, einander durch ehrliche Worte näherzukommen. Vielleicht fragst du dich, was dann noch zu sagen bleibt, wenn du all die bisher gewohnten Kommunikationskiller hinter dir lässt?

Sich dem Partner authentisch zu zeigen, bedeutet, sich nicht nur körperlich, sondern auch seelisch und geistig nackt zu machen. Am Anfang ist es noch fremd, nur von deinen Anliegen, deinen Gedanken, deinen Gefühlen und deinen Körperwahrnehmungen zu sprechen, anstatt am Verhalten des Partners herumzukritisieren. Eine hilfreiche Struktur für eine heilsame Gesprächsbegegnung ist das Zwiegespräch nach Prof. Moeller.[36] Jeder bekommt abwechselnd gleiche Rede- und Zuhörzeiten. Beide verpflichten sich, einander ausreden zu lassen und sich nicht zu unterbrechen. Bohrende Fragen, Vorwürfe, Bedrängen, Vorschriften usw. sind verboten. In der ursprünglichen Version dauert das Gespräch neunzig Minuten. Alle fünfzehn Minuten wechseln Sprecher und Zuhörer. Zum Zwiegespräch verabreden sich beide und halten sich die Zeit störungsfrei. Selbstverständlich wird davor und währenddessen kein Alkohol getrunken. Ein guter Zeitpunkt, an dem beide wach und ausgeruht sind, verbessert die Chancen auf einen erfolgreichen Austausch. Die Struktur des Zwiegesprächs hilft wie Stützräder beim Fahrradfahren beim Einüben einer neuen wahrhaftigen und respektvollen Kommunikation. Es hält beide davon ab, in alte Fahrwasser von Vorwurf und Verteidigung zurückzufallen. Fühlt sich dennoch einer von beiden berechtigt oder unberechtigt angegriffen, so gibt er freundlich ein Handzeichen, sodass der andere seine innere Haltung überprüfen und die Regeln wieder einhalten kann. Die ersten Zwiegespräche verlaufen vermutlich noch holprig, da der Weg das Ziel ist und mit jedem Mal die hilfreiche Struktur erlernt und weiter eingeübt wird. In Krisenzeiten sollte mindestens einmal die Woche ein Zwiegespräch stattfinden. In guten Zeiten kann es auch auf die Hälfte der Zeit verkürzt und seltener eingesetzt werden.

Wie kommen die Karten nun auf den Tisch? Das Zwiegespräch kann frei gestaltet sein oder gezielt in drei Themenblöcke eingeteilt werden, zum Beispiel: 1. Wie geht es mir mit unserer Sexualität? 2. Was wünsche ich mir im Sexuellen von dir? 3. Was könnte ich selbst dazu beitragen, dass es uns sexuell miteinander besser geht? Nach Beendigung des Zwiegesprächs wird nicht mehr weiter über die angesprochenen Themen gesprochen. Jeder geht nun bis zum nächsten Treffen damit innerlich schwanger. Die Wahrheit eines anderen Menschen muss nicht mit dem Verstand verurteilt und angegriffen werden. Sie darf genug Zeit erhalten, um ihre Wirkung im Inneren entfalten zu können. Es gehört ein bisschen Selbstdisziplin dazu, aus besonders heftigen Karten kein Drama zu machen. Wird das Zwiegespräch über längere Zeit gepflegt, dann überträgt sich die neue und respektvolle Kommunikation unmerklich auch in kleinere Alltagsgespräche. Nehmen Streit und Destruktivität zu, dann finden deutlich zu wenige Zwiegespräche statt. Erhöhe dann die Dosis, bis es wieder besser miteinander geht.

Die vielleicht wöchentlichen Zwiegespräche helfen, unter dem Teppich aufzuräumen. Darf alles Gesagte einige Tage lang wirken, ohne dass daran weiter herumgenörgelt wird, erwächst zudem das Vertrauen, dass Wahrheit heilt und hilft. Wer miterlebt, wie es dem Partner wirklich geht, beginnt, ihn zu verstehen, und wird da und dort gerne Veränderungen ermöglichen. Das passiert von selbst. Die Wahrheit reguliert stets alles zum Besten für alle Beteiligten, auch wenn sie manchmal am Anfang erschütternd sein kann. Die Regeln zum Zwiegespräch findest du am Ende des Kapitels.

Manche Leute fragen sich, ob man auch beim Sex miteinander reden kann und darf. Solange die nonverbale Kommunikation über Gesten und Stimme prima und echt funktioniert, gibt es keinen Redebedarf. Aber wenn du die bisherigen Zitate von Frauen aufmerksam gelesen hast, muss dir klar geworden sein, dass das selten der Fall ist. Verliert einer von beiden die Verbindung zum anderen, dann muss wohl oder übel ein Stopp erfolgen. Das kann ein Innehalten mit ein paar Minuten Stille sein, bis sich jemand wieder gefangen hat und weiß, wo es langgeht, oder hilfreiche Worte. Allmählich traust du dich, beim Liebesspiel direkt und freundlich anzusprechen, wenn etwas nicht für dich passt:

> *Es tut mir weh, wenn du so schnell in mich eindringst. Lass mir noch ein bisschen Zeit!*

*Ich setze mich gerade unter Druck, weil ich merke, wie meine Lust nachlässt!*

*Mir fällt es schwer, mich zu entspannen, weil es so hell ist im Zimmer und ich nicht möchte, dass du meine Schwangerschaftsstreifen an den Brüsten so deutlich siehst!*

*Ich errege mich gerade mit meiner schärfsten Lieblingsfantasie. Möchtest du sie hören?*

*Ich habe Angst, dass unser Zusammensein zu schnell vorbei ist. Du scheinst schon kurz vor dem Höhepunkt zu sein und ich werde gerade erst mal ein bisschen warm. Bitte warte auf mich.*

Die gegenseitigen Offenbarungen sind vielleicht im ersten Moment nicht angenehm, aber sie helfen, immer bewusster und achtsamer miteinander umzugehen. Eine große Hilfe während des Liebesspiels können wechselseitige Fragen sein: „Was geschieht gerade in dir? Wo bist du gerade?" Sie reichen dem anderen die Hand, seine Befindlichkeit kundzutun, und laden ihn ein, wieder in die Gegenwart zu kommen. Auch wenn es sich manchmal wie ein Sprung ins kalte Wasser anfühlt: Es stirbt nur das alte Muster des Versteckspielens und die Angst, sich zu zeigen. Geboren wird allmählich ein echtes, tieferes Gefühl füreinander und mehr Freiheit, Lebensqualität und wirkliche Nähe und Verbundenheit.

Singlefrauen haben sich schon häufiger gefragt, ob sie auch bei einem Date offen und ehrlich sein können oder ob sie nicht warten sollten, bis eine Beziehung entsteht und sich genug Vertrauen aufgebaut hat. Bei einem Date, bei dem du den anderen vielleicht niemals wiedersiehst, warum sollte da Ehrlichkeit schaden? Du erhöhst damit sofort die Chance, auf eine echte und authentische Begegnung, an die du dich immer wieder gerne erinnern wirst. Und wenn du einen Menschen öfter triffst? Je mehr Unausgesprochenes zwischen zwei Menschen steht, desto schwerer wird es, erst nach etlichen Begegnungen die Karten auf den Tisch zu legen. Sicherlich ist eine unehrliche Anfangsphase keine vertrauensbildende Maßnahme. Über Sexualität im Detail zu sprechen, ist für die meisten Menschen schwer, am Anfang genauso wie nach einiger Zeit. Also kannst du eine Liebesbeziehung auch gleich ehrlich beginnen und genießen. Zumindest kannst du deinem Partner sagen: „Ich kann dir jetzt noch nicht mitteilen, was ich empfinde. Ich brauche noch Zeit." Das befreit dich davon, etwas vorzugaukeln.

**Fazit:**
Ehrlichkeit kennt keine Bedingungen. Sie bildet von Anfang an ein gutes Fundament für Vertrauen und Liebe.

## DIE ZWIEGESPRÄCH-REGELN NACH PROF. LUKAS MOELLER

Zwiegespräche sind ein Weg zu tiefer und erfüllender Partnerschaft. Frau und Mann lernen miteinander, sich ineinander einzufühlen und gleichzeitig sich selbst einfühlsam für den anderen zu machen, jenseits von Schuldzuweisung und Vorwürfen. Sie entwickeln dadurch im Laufe der Zeit eine konstruktive Gesprächskultur.

1. Vereinbare einen festen Zeitpunkt pro Woche plus Ausweichtermin für unvorhersehbare Notfälle.
2. Das entscheidende Kriterium ist die Regelmäßigkeit der Zwiegespräche. Kontinuität ist das Geheimnis des Erfolges. Alles andere, wie zum Beispiel die positive Wandlung der Sexualität oder Partnerschaft, kommt von selbst.
   Deshalb: Nie leichtfertig verschieben oder ausfallen lassen.
3. Dauer: 1 ½ Stunden
4. Schaffe eine besonders dafür geeignete Atmosphäre ohne Störung durch Telefon, Kinder etc. Sitzt so, dass ihr euch gegenseitig in die Augen schauen könnt. Beim Spazieren-

gehen, auf der Parkbank oder in der Sauna findet ihr nicht die nötige Ruhe und Konzentration.

5. Die ersten zehn Gespräche sind die „Bildungsphase". Sie dienen dazu, die Regeln und auch das Zwiegespräch erst einmal kennenzulernen und einzuüben.
6. Reden und Zuhören sollen gleich verteilt sein.
7. Jeder spricht über sich, was ihn bewegt, wie er sich, den anderen, die Beziehung erlebt und auch generell sein Leben.
8. Sich ausreden lassen ist Grundvoraussetzung. Stelle keine Zwischenfragen, um die Aufmerksamkeit zu halten.
9. Ausgeschlossen sind: Bohrende Fragen, Drängen, Vorwürfe, Ratschläge, Übergriffe und Grenzüberschreitungen wie Verhaltensvorschriften „Du solltest mal …".
10. Das Ziel ist, sich wechselseitig einfühlsam zu machen.
11. Idee für den Beginn: Wie fühle ich mich gerade? Wie habe ich mich in der letzten Woche in der Beziehung gefühlt? Was waren markante Punkte für mich?
12. Die Grundordnung (Dauer/Zeit) soll auf keinen Fall geändert werden.

## 18. Selbstbewusst in jeder Pore: Mein Körper ist genau richtig

Wenn du mit dem Aussehen deines Körpers nicht zufrieden bist, kannst du natürlich versuchen, etwas an ihm zu ändern. Aber Vorsicht – daraus könnte sich eine lebenslängliche Beschäftigung entwickeln. Die gute Nachricht ist, dass du nicht warten musst, bis du zwanzig Kilo abgenommen oder deinen Körper im Fitnessstudio in Form gebracht hast. Du kannst jetzt sofort damit beginnen, dich so zu zeigen, wie du wirklich bist.

Nütze alles als Chance zum inneren Wachstum und zur Reifung. Hier erfährst du, wie du dich der Herausforderung des in allen Poren sitzenden Model-Syndroms stellen kannst und wie du dieses dadurch überwindest. Lauf nicht mehr vor dir selbst davon, sondern schau dem Unbehagen und vielleicht auch dem Schmerz geradewegs ins Auge. Denn jede vermeintliche Wunde kann ein Türöffner für eine tiefere und reifere Sexualität sein. Wer nur auf schöne Formen schaut, hat deswegen nicht unbedingt auch eine schöne sexuelle Begegnung. Manchmal ist die perfekte Form nur eine leere Hülle. Sie allein kann keine Erfüllung bringen. Dennoch sind die Formen da, um zu erfreuen. Warum auch nicht? Eine Frau, die sich auf tieferer Ebene mit der Vergänglichkeit, auch des Körpers, konfrontiert, erfährt, dass alle Formen kommen und gehen. Keine ist je so geblieben, wie sie war. Formen gehören in die Zeit. Sie entstehen und fallen wieder in sich zusammen. Sie vermögen es, uns zu verzaubern, zu bannen oder zur Verzweiflung zu treiben. Das Spiel der Formen ist das große Ablenkungsmanöver von einer anderen Wirklichkeit. Verlierst du dich nicht mehr in oberflächlichen Verschönerungsversuchen des Körpers, kannst du die spirituelle Daseinsebene betreten. Dabei wird der Körper nun zur Kommunikation und zur Verbindung genutzt. Anstatt dich vor deinem Partner zu schämen und zu verstecken, beginnst du, deine verborgenen Ängste, Sehnsüchte, Unzulänglichkeiten zu zeigen und zu gestehen. Der Körper ist nicht mehr länger das Mittel, das dich von deinem Partner getrennt hält, sondern wird zu einem bewegenden Weg, wie du die Beziehung und Liebe zu deinem Partner vertiefen kannst. Du begegnest deinem Partner wahrhaftig von Wesen zu Wesen auf eine erfüllende Weise. Zwar nutzt du den Körper dafür, aber auf einmal ist es völlig egal, ob du ihn als schön oder hässlich, alt oder jung beurteilst.

Du lernst, deinen Körper so zu zeigen, wie er wirklich ist. Ungeliebte oder kranke Körperstellen werden endlich aus Ablehnung und Verbannung befreit.

Sie können bildlich gesprochen aufatmen. Durch liebevolle Berührungen schmelzen alter Schmerz und Blockaden weg, sodass dich deine Lebensenergie wieder frei durchströmen kann. Im vorherigen Kapitel hast du erfahren, wie du verborgene Gedanken und Gefühle ans Licht bringen kannst. Hier nun wird der Körper zu einem wichtigen Instrument für eine offene und ehrliche Begegnung.

*Wie wir aus Kapitel 5 wissen, zieht Barbara schon seit ihrer Jugend permanent den Bauch ein und weiß gar nicht mehr, wie sie diese fest gewordene Daueranspannung lösen kann. Im kleinen Frauenkreis zeigt sie ihren Bauch und spricht darüber. Dann legen sich vier liebende Frauenhände auf den fast zum Korsett gewordenen Bauch. Vorsichtig und ängstlich atmet sie zu den liebevollen Händen hin, zuerst verkrampft und flach, dann immer tiefer. Es ist wie ein Tod. Sie beginnt zu zittern und dann weint sie den lang angestauten Schmerz heraus. So gerne wäre sie geliebt worden, genauso wie sie war. Wie viel Angst steckt durch jahrzehntelanges Festhalten in allen Fasern der Bauchmuskeln. Erst nach einer Weile des Atmens und Haltens und Weinens wird es ein bisschen weicher um den Bauch. Der Anfang ist gemacht. Weitere liebende Berührungen, auch von ihrem Partner, werden ihr helfen, wieder natürlich zu werden.*

Das Ausziehritual[37] hilft, den Körper so zu zeigen und anzunehmen, wie er wirklich ist. Manche Frauen wiederholen es von Zeit zu Zeit, je nachdem, wie fest die im Körper gespeicherten Minderwertigkeitsgefühle und Ängste stecken. Genauso wie du üben kannst, über deine sexuellen Erfahrungen und Wünsche zu sprechen, kannst du auch deinen Körper zeigen lernen, wieder und wieder. Für manche Frauen ist es hilfreich, es zunächst im Frauenkreis und erst danach mit dem Partner auszuprobieren.

Lade dazu deinen Partner zu einem besonderen Liebesabend ein. Sage ihm, dass er circa zwei Stunden dauern wird und dass du dich selbst um alles kümmerst. Vor Beginn der gemeinsamen Begegnung schaltest du dein Navi ein und bittest um Führung und Unterstützung, sodass die Erfahrung für alle Beteiligten heilsam wird. Es ist gut, eine Weile zu sitzen, bis innerlich Stille einkehrt, auch wenn die Aufregung an der Oberfläche vielleicht sehr groß sein mag. Möglicherweise ist dein Partner bereit, mit dir gemeinsam in Meditation zu beginnen. Erkläre ihm danach, dass du ihm deinen Körper zeigen willst, besonders auch die Stellen, die du bisher eher versteckt hast. Bitte ihn, nur zuzuschauen und Anteil zu nehmen, ohne wegtrösten oder beschwichtigen zu wollen. Tatsächlich ist es möglich, dass ein anderer Mensch deine Mängel nicht als solche empfindet, für dich aber sind sie gravierend. Und es hilft nichts, wenn jemand dein Anliegen einfach wegwischt.

Stelle dich dann vor deinen Partner und beginne, über deinen Körper zu sprechen. Das Stehen hat den Sinn, auszudrücken: „Ich stehe zu mir und zeige mich heute so, wie ich wirklich bin." Zeige ihm von Kopf bis Fuß, wo die Stellen sind, die für dich problematisch sind. Beginne erst mit allem Sichtbaren: dem Gesicht, den Haaren, der Körperform. Wenn du bereit bist, kannst du nach und nach alle Kleidungsstücke ablegen und dich zeigen. Husche nicht schnell darüber hinweg, um es hinter dich zu bringen, sondern lass dir genug Zeit, damit dein innerer Prozess wirken kann. Alles, was du ablehnst oder was mit Scham behaftet ist, wird jetzt aus seinem Versteck ans Licht geholt. Beim ersten Mal kannst du das Gefühl haben, vor lauter Peinlichkeit zu sterben. Es ist gut, immer mal wieder tief durchzuatmen. Achte auch darauf, dass kein Gespräch beginnt, sondern dass du die ganze Zeit und Aufmerksamkeit für deinen Prozess hast. Bist du schließlich nackt, dann drehe dich langsam um dich selbst herum, damit dein Partner dich von allen Seiten sehen kann. Je mehr du deine Wunden zeigst und dich damit auch verletzlich machst, desto mehr Liebe und Heilung kann zu dir fließen. Nach deiner Befreiungstat darfst du dich auf eine Matte legen, die du vorher schon gerichtet hast, und eine sanfte Musik spielen. Bitte deinen Partner, seine Hände still und sanft auf die Körperstellen zu legen, mit denen du es am schwersten hast. Er atmet mit dir dorthin und tut sonst nichts. Du empfängst durch seine Hände präsente Aufmerksamkeit, sodass das, was bis jetzt abgelehnt war, auf einmal von Liebe umhüllt wird. Tauchen Gefühle auf, lass sie zu. Tränen dürfen fließen, damit alte Wunden sich schließen und heilen können. Das Halten kann eine halbe Stunde gehen. Wenn es für dich passt, kann er nach einer Weile die besagten Körperstellen sanft streicheln und am Ende den Körper von Kopf bis Fuß liebkosen. Als Zeichen, dass die Berührungen zu Ende gehen, lässt er die Hände still auf dem Körper ruhen, bevor er sie zart wie Schmetterlinge löst und noch ein bisschen neben dir sitzt.

Es ist wichtig, dass dein Partner sich jetzt zurückhält und die intime Situation nicht für eigene sexuelle Wünsche ausnutzt. Du bist jetzt vermutlich mehr als je zuvor geöffnet und brauchst vorrangig liebevolle Zuwendung. Für Sex ist dann ein anderes Mal Platz. Das sollte er auch von Anfang an wissen. Du als Mensch, der sich geöffnet hat, bleibst in der Verantwortung und bestimmst, auf welche Weise die Erfahrung ausklingen soll. Am Ende der gemeinsamen Zeit ist ein ehrlicher Austausch angebracht: Wie ging es mir damit, mich so zu zeigen? Wie geht es mir jetzt? Wie erging es meinem Partner? Es ist gut, wenn jeder ein paar Minuten Redezeit bekommt und sich kein weiteres Gespräch entwickelt, damit die inneren Vorgänge in euch beiden noch nachwirken können. Vielleicht bekommt dein Partner Lust, ein anderes Mal sich dir zu zeigen?

Hier folgt nun, wie versprochen, das kleine Heilungswunder, das ich durch das Ausziehritual selbst erlebt habe:

> *Ich beschloss, keine Liebesspiele mehr zu haben, bei denen ich die volle Aufmerksamkeit brauche, um dauernd meine Brüste so zu verstecken, dass sie nicht auffallen. Das ist sowieso eine Kunst, wenn man nackt ist. Man kann sich ja nicht dauernd auf den Bauch legen. In einer experimentierfreudigen Singlezeit hatte ich viele Gelegenheiten, mich zu befreien. Ich habe jedem Liebhaber, noch bevor wir im Bett waren, gesagt: „Ich neige dazu, beim Sex meine Brüste zu verstecken, weil ich sie nicht*

*schön finde. Durch die lange Stillzeit sind sie völlig ausgelutscht. Und ich würde mir wünschen, dass du sie ein bisschen hältst oder streichelst. Es ist schlimm, dass ich dir das sage. Ich sterbe fast." Heute weiß ich, dass die Männer meine Brüste geheilt haben. Fremde Männer, mit denen ich nicht mal besonders vertraut war, haben ihre Hände auf meine Hautsäckchen gelegt. Ich musste hemmungslos weinen. Mich so auszuliefern, war furchtbar. Aber das hat mich und uns beide in eine wunderbare und berührende Tiefe gebracht. Achtsam und unglaublich liebevoll haben die Männer meine Brüste gestreichelt. Es kam von allen, denen ich meine Wunden gezeigt habe, nur Liebe zurück, keine Abwehr, keine Verachtung. Und so mancher Mann hat dadurch Mut gefasst, auch über seine Themen zu sprechen. Ich habe mich sehr oft und immer wieder gezeigt. Eines Tages stand ich vor dem Spiegel und habe mich an meiner Brust erfreut. Ich hatte zugenommen und war plötzlich nicht mehr so dünn, was auch meinen Brüsten guttat. „Ach Gott, sind meine Brüste schön." Ich konnte es gar nicht fassen. Da dachte ich an die vielen heilenden Männerhände. Ihnen habe ich dieses Wunder zu verdanken und natürlich meinem Mut.*

Bewusste Männer spüren das weibliche Versteckspiel im Bett. Und sie wünschen sich, einer Frau hinter dieser Fassade echt und wirklich zu begegnen:

*Ich als Mann merke es, wenn eine Frau fast wie zufällig immer ihre Hände vor ihre Brüste oder ihren Bauch bewegt, weil sie vermeiden möchte, dass die Schwangerschaftsstreifen beim Aufsetzen sichtbar werden. Dabei kann es so schön sein, meinen Kopf auf den mit Schwangerschaftsstreifen übersäten Bauch zu legen, nachdem sie mir von ihrer Scham berichtet hat. Sofort entstehen Nähe und Kontakt. Einen Menschen wirklich zu sehen und ihm so nah zu sein, ist das, was wir uns doch alle wünschen.* (Patrick, 42 Jahre)

Frauen, die auf diese Weise in jeder Pore ihres Körpers selbstbewusst geworden sind, können als nächste Herausforderung auf die gleiche Art und Weise ihrem Intimbereich eine solche Begegnung widmen. Welche Frau hat einem Mann schon einmal ihr Sexzentrum zwischen den Beinen genau vorgestellt?

> *„Heute Abend stelle ich dir die Zauberblume zwischen meinen Beinen vor!", verkündigte ich meinem Freund. Dann setzte ich mich breitbeinig auf das Bett mit einer gut positionierten Lampe und einem Handspiegel. Noch heute schmunzeln wir über seine damals vor Schreck weit aufgerissenen Augen. Schritt für Schritt enthüllte ich mein Wunderwerk der Liebeslust. Wie wenig verbreitet ein offener und natürlicher Umgang mit unseren Genitalien doch ist. Kleine und große Lustlippen, Klitoris, der Eingang – alles durfte endlich das Licht des sexuellen Miteinanders erblicken. Und ich lieh allen Details meine Stimme und meine Hände, die demonstrierten, was wie gerne berührt wird. Ab und zu atmeten wir tief durch. Aber dieser Offenbarungsabend war wesentlich für die erfüllende Liebesreise, die wir seither miteinander genießen.* (Sonja, 38 Jahre)

**Fazit:**
Dein Körper ist ein Mittel zu wirklicher Intimität, wenn du ihn und deine Gefühle zu ihm nicht versteckst, sondern zeigst.

## 19. Der Landkarte der weiblichen Lust folgen

Die Hinwendung zum weiblichen Weg im Bett bedeutet, immer mehr in der Gegenwart, also präsent zu sein. Du schlägst zwei Fliegen mit einer Klappe: Das Einüben des Lebens im Hier und Jetzt ist einerseits eine spirituelle Praxis. Gleichzeitig erhöht es die Liebesfreuden im Bett. Deine Sexualität wird bewusster und erfüllender.

Du bist präsent, wenn du im Körper anwesend bist. Anstatt im Alltag und beim Liebesspiel im unaufhörlichen Strom des Denkens gefangen zu sein, geht es darum, dich immer wieder mit dem zu verbinden, was du gerade spüren kannst. Die körperliche Liebe ist bestens dazu geeignet, miteinander in die Gegenwart einzutauchen. Wichtig ist, dass du wieder und wieder auf Gedankenaktivität und Urteile verzichtest und zum Fühlen deines Körpers zurückkehrst. Die Stille, die du vielleicht schon in der Meditation kennengelernt hast, durchzieht und unterstreicht das intime Miteinander. Durch sie öffnen sich Räume voller Liebe oder sogar von reiner Glückseligkeit.

In der liebenden Begegnung geht es nicht mehr darum, einem Ziel, zum Beispiel dem Orgasmus, nachzujagen. Deswegen entsteht Raum, jede noch so kleine Berührung im Geben oder im Empfangen auszukosten. Für die meisten Menschen bedeutet das, langsamer und aufmerksamer zu sein und sich immer wieder aus den Gedankenfluten in die sinnliche Wahrnehmung zurückzuholen. Der Körper als Instrument der Bewusstwerdung bietet unzählige Möglichkeiten. Er ist wie ein Klavier, dem der Musiker wundervolle Töne entlocken kann. Jede Frau spürt genau, ob sexuelles Drängen und Druck sich in ein Liebesspiel hineinschleichen und die Führung übernehmen oder ob der Partner wirklich innerlich da ist.

Frischverliebte schweben meistens eine Weile zusammen in diesen höheren Sphären der Liebeslust. Alles ist neu und frisch und unbekannt. Deshalb sind beide wacher als sonst und ganz anwesend. Das ist ein Vorgeschmack präsenten Liebens, das dir jederzeit, nicht nur in der Anfangsphase einer Beziehung, zur Verfügung steht. Du musst eine bewusste Entscheidung dafür treffen und dir dann von deinem Navi den Weg zeigen lassen. Es hat sich bewährt, vor, während und nach einem Liebesspiel Phasen der Stille einzubauen. Dadurch kannst du immer wieder lauschen, ob du noch mit deinem Körper verbunden oder dem Denken verfallen bist. Freue dich, wenn du dich ertappst. Denn dann kannst du wieder in den Körper eintreten. Wie? Indem du für wenige Momente still wirst und auf deinen Atem lauschst oder deine innere Quelle um Führung bittest.

Spüre die Berührungen deines Partners auf der eigenen Haut, anstatt etwas erreichen zu wollen. Du kannst in deinen eigenen Körper hineinlauschen und wahrnehmen, wie es sich in *dir* anfühlt, während du deinen Liebsten streichelst. Kehre einfach immer zum Körperfühlen zurück, bei jedem Kuss, bei jeder Massage, bei jedem Liebeswort. Du und dein Partner könnt euch gegenseitig beim Spüren helfen und dadurch immer wieder den Nebelschwaden des Denkens entrinnen. Die einfache Frage „Was fühlst du gerade?" öffnet das Tor zur Gegenwart.

Je mehr du auf diese Art übst, desto mehr verschwindet die Stimme im Kopf samt ihren negativen Kommentaren. Das gedankenleere, zutiefst erfüllende Sein tritt hervor. Die weibliche Lust kommt in sich selbst an.

Es gibt eine kollektive Landkarte der weiblichen Lust, die du ausprobieren kannst, um deine individuelle kennenzulernen. Ein längerer Blickkontakt von Herz zu Herz kann tief berühren. Wenn der Partner dann noch über deine Wange streicht und dir ein paar ernst gemeinte Liebesworte ins Ohr haucht, werden vielleicht längst vergessene Lustporen zu neuem Leben erweckt. Das Gesicht der Frau hat unzählige erotische Pforten. Sie können langsam und verspielt miteinander erkundet werden.

Der zu schnelle Zugriff auf Brüste und Vagina verschreckt – wie schon erwähnt – die wirkliche Lust der Frau. Sie zieht sich meistens sofort zurück und verbarrikadiert sich wie ein zartes Pflänzchen. Dagegen lieben Frauen Berührungen am ganzen Körper, die gezielt die Sexzentren aussparen. Das Drumherum ist viel wirksamer und hilft beiden Liebenden, sich miteinander zu entspannen und sich dem Fühlen zuzuwenden. Präsente körperliche Liebe erstreckt sich immer auf das gesamte Zusammensein, nicht nur auf das Bett. Umarmungen und Worte der Liebe und Zuwendung sind Teil eines zeitlosen unablässigen Liebesspiels. Je mehr das Miteinander im Alltag mit kleinen Gesten der Liebe durchwebt wird, desto leichter gelingt auch die Sexualität, weil dadurch ein gutes Fundament geschaffen ist.

In der herkömmlichen Sexualität wird leider oft versucht, im weiblichen Körper durch heftige Stimulation von Klitoris und Vagina Lust zu erzwingen. Sinnvoller ist es, die Brüste der Frau zu massieren oder sanfte Brustmeditationen miteinander zu genießen, wie sie am Ende des Buches beschrieben werden. Bekommen die Brüste beim Liebesspiel die Aufmerksamkeit, die sie brauchen, dann erwacht die Frau zu tieferen Schichten der weiblichen Lust. Es ist wichtig, zu lernen, die Brüste von innen zu spüren. Deshalb sollten die Berührungen, die von außen kommen, der Wahrnehmungsverfeinerung zu Diensten sein. Sie sollten sehr feinfühlig, achtsam und mit viel Zeit geschehen, sodass die Frau ihre Aufmerksamkeit wirklich nach innen lenken kann. Ein Mann, der solche achtsamen Brustberührungen schenkt, sollte in der Lage sein, die eigenen sexuellen Impulse zurückzustellen, um die Frau nicht unter Druck zu setzen und damit von den inneren Vorgängen abzulenken.

Frauen können und sollten sich selbst möglichst oft mit ihren Brüsten befassen. Das bloße Halten mit verstärkter Atmung kann schon von Anfang an prickelnde Gefühle erwecken. Von den Brustknospen führt direkt ein innerer Strom zur Klitoris, den manche Frauen wahrnehmen können. Das mag daran liegen, dass die Nervenimpulse aus Brust und Klitoris im gleichen Areal des Gehirns ankommen und verarbeitet werden. Auch im Alltag kannst du immer wieder deine Aufmerksamkeit zu den Brüsten lenken. Gehst du durch die Fußgängerzone und hältst die Aufmerksamkeit auf deinen Brüsten, drehen sich tatsächlich Menschen nach dir um. Im Anschluss findest du die kleine Landkarte der Lust mit Berührungen von Kopf bis Fuß, die dir den Weg zum präsenten Lieben weisen können.

**Fazit**

Die Lustgeheimnisse der Frau offenbaren sich durch präsente Berührungen und ohne jeglichen Druck.

## Die Landkarte meiner Lust

Hier findest du eine kleine Auswahl an Berührungen zum Entdecken deiner Lust. Du kannst sie gerne erweitern. Bewerte sie durch die Zahl, die du in die Klammer schreibst.

(1): sehr gut (2): geht so (3): gefällt mir nicht

Bei den Berührungen kommt es auf die Geschwindigkeit, den rechten Druck, die Stärke und das dadurch ausgedrückte Gefühl an. Fast alle Berührungen am Körper lassen sich gut mit den Gesichtsberührungen kombinieren, was für viele Frauen intime Gefühle wecken kann.

**Gesicht:**

( ) Haare: liebevoll kämmen, streicheln (mit zwei Fingern/den Händen)

( ) bei längeren Haaren: mit einer Haarsträhne das Gesicht streicheln, über die Wimpern, Schläfen usw.

( ) Gesichtslinien langsam und achtsam nachfahren

( ) mit den Fingerspitzen zart über die Wimpern streichen

( ) Wangen streicheln (mit Fingerspitzen oder Hand)

( ) Ohren: hauchzart Linien nachfahren, Tupfen mit Fingerspitzen, angedeutete sanfte Fingerpenetration

( ) Schläfen: hauchfein bis fest massierend

**Ganzer Körper:**

( ) hauchzart streicheln

( ) mit einer Feder berühren

( ) mit zarten Fingernägeln kratzen

( ) fest massieren

**Brüste:**

( ) mit flach aufliegenden Händen nur halten

( ) mit Öl massieren (langsam, schnell, zart, fest)

( ) mit dem Zeigefinger von außen nach innen eine Spirale bis zur Brustknospe malen, das Zentrum der Spirale, die Brustknospe, halten und drücken. Dann die Spirale rückwärts. Beide Brüste!

**Beine/Füße:**

( ) knieaufwärts die Oberschenkelinnenseiten zart nach außen dehnen

( ) Füße, einzelne Zehen zart streicheln, leicht kratzen

( ) Fußsohlen in verschiedenen Druckstärken berühren

**Rückseite des Körpers**

( ) Nacken liebkosen, sanft küssen, knabbern

( ) Beininnenseiten hoch, dann Pospalte entlang

( ) Steißbeinbereich, besonders Anfang der Pospalte mit 2–3 Fingern massieren (fest und langsam, hauchzart)

( ) Po intuitiv streicheln (hauchzart/fest/leichtes Kratzen mit den Fingernägeln)

( ) Pobacken sanft auseinanderziehen

**In der und um die Vagina:**

( ) eine Hand auflegen und nur halten, verschiedene Druckstärken

( ) eine Hand um die Vagina, die andere streichelt das Gesicht (Blickkontakt)

( ) Schamhaare verspielt zupfen

( ) Regenbögen verschiedener Größe um Geschlecht malen (von Leiste zu Leiste) mit einem Finger – der ganzen Hand – zart – fest

( ) mit der flach aufgelegten Hand mit Druck auf Schambeinknochen kreisen

( ) Finger am Scheideneingang langsam kreisen lassen

( ) ein Finger ruht still im Inneren der Vagina, einer auf der Klitoris (verschiedene Druckstärken ausprobieren)

## 20. Aus vollem Herzen eine Zumutung sein

Niemand will eine Zumutung sein. Das hat umgangssprachlich etwas mit fehlendem Respekt oder inakzeptablem Verhalten zu tun. In unserem Zusammenhang schauen wir auf den Kern dieses Wortes, den Mut. Als sexuell erwachende Frau brauchst du ihn, um so oft wie möglich authentisch zu sein, anstatt dich für andere zu verbiegen und deine eigenen Bedürfnisse zu verleugnen. Du brauchst ihn auch, um immer wieder schonungslos ehrlich zu dir selbst zu sein und der Wahrheit deines Erlebens in die Augen zu schauen, anstatt ungute Situationen durch Wegschauen zu unterstützen. Deinem eigenen Erleben und deinen Gefühlen zu trauen, ist Voraussetzung dafür, dass du dich von innen heraus durchs Leben führen lassen kannst. Auch wenn das Wort Zumutung bedeuten könnte, Vorteile für dich auf Kosten anderer zu sichern, so ist das hier nicht so gemeint. Eine heilsame Lösung ist immer für alle gleichermaßen hilfreich. Keiner kann dauerhaft gewinnen auf Kosten eines anderen. Deshalb dient die Entfaltung der wirklichen Lust der Frau nicht nur allen Frauen dieser Welt, besonders auch denen, die noch kommen, also deinen Töchtern und Enkelinnen, sondern auch der weiblichen Seite im Mann, die meistens auch unterentwickelt ist. Im Kapitel 14 hast du Ritas One-Night-Stand miterlebt. Er ist bestens dafür geeignet, zu untersuchen, an welchen Stellen Rita nicht auf sich gehört hat, obwohl ihr Navigationssystem deutliche Signale gegeben hat:

„*Eigentlich reichte mir das für den Moment auch schon.*“ Das Tanzen und Küssen genoss sie. Das spürte sie gleich am Anfang, nahm es aber nicht ernst. Sie hätte irgendwann gehen und sich für ein nächstes Treffen verabreden können und den schönen Abend lange und gut in Erinnerung behalten. Das wäre noch nicht einmal eine Zumutung gewesen, oder?

> *Wir landeten nach mehreren ausgebuchten Hotels endlich in einem sehr kleinen Hotelzimmer, eher jugendherbergsähnlich*

*mit zwei extra schmalen Einzelbetten. Ich ließ mich auf einem nieder und es knarzte schon in diesem kurzen Moment. Der Zauber war verflogen, aber ich konnte doch jetzt nicht einfach gehen, oder? Mir war trotzdem danach. Ich blieb.*

Jetzt schreit die innere Stimme förmlich. Ich vermute mal, dass die Tour durch mehrere Hotels schon unromantisch war. Dass auf die Schnelle kein schönes Zimmer zu finden ist, kann schon ein Zeichen sein, dass es momentan einfach nicht passend ist. Die Einzelbetten im Stil einer Jugendherberge waren eigentlich unmöglich für Rita, wenn sie ehrlich hingeschaut hätte. „Oh, anscheinend finden wir kein schönes Zimmer heute. Hier fühle ich mich nicht wohl. Ich schlage vor, dass wir aufgeben und uns vielleicht ein anderes Mal treffen." Hierfür hätte Rita anscheinend noch mehr Mut gebraucht als vorher in der Disco. Je länger du die innere Stimme überhörst, desto schwieriger scheint es zu sein, ihr zu folgen. Rita war zum Gehen zumute und sie blieb trotzdem und konnte es selbst kaum verstehen. Viele Frauen kennen ähnliche Situationen.

*Das Vorspiel war so kurz, dass es in meinen Augen nicht als Vorspiel zu bezeichnen war. Aber ok, vielleicht würde er die Situation noch retten. Falsch gedacht: Er rammelte drauflos. Ich kann es nicht anders bezeichnen. Und mit jedem Mal knarzte das Bett in meinen Ohren noch lauter.*

Typisch weibliche Opferrolle: *Er* soll die Situation retten. Denn Rita kann ja nichts tun. Sie lässt stattdessen ein Vorspiel und heftigen Sex zu, während die innere Stimme im Knarzen des Bettes traurig aufschreit. „Kannst du anhalten? Ich fühle mich gerade nicht gut. Das Tanzen vorhin war so wunderschön. Der Zauber ist für mich verflogen und ich möchte so nicht weitermachen. Können wir einfach beieinanderliegen und uns etwas halten? Ich muss erst wieder zu mir finden, ich fühle mich gerade so verloren." So ähnlich würde die Zumutung vielleicht sprechen. Und wer weiß, was in einem Gespräch dann herauskäme. Etwa, dass auch der junge Mann nur das abspult, was vermeintlich von ihm erwartet wird?

*Da war keine Verbindung zwischen uns, nichts. Ich erkannte den Kerl von der Tanzfläche nicht wieder. Er ekelte mich und ich befriedigte ihn trotzdem oral.*

Unfassbar, wenn du von außen diese Situation betrachtest. Welcher Vorstellung folgt Rita da? Den Penis eines wildfremden Mannes, dem sie zu nichts verpflichtet ist und mit dem sie sich unwohl fühlt, nimmt sie unaufgefordert von selbst in ihren Mund und hofft, dass er bald kommt und die Situation für sie überstanden ist.

Nicht nur bei One-Night-Stands verschlägt es Frauen die ansonsten geübte Sprache. Auch in der Paarbeziehung geschehen immer wieder Szenen im Liebesbett, die mit Ritas Erlebnis durchaus vergleichbar sind. Es sind automatische Verhaltensweisen, die Mann und Frau miteinander abspulen. Genau dort gilt es, anzusetzen. Dann bringst du mehr und mehr Licht ins Dunkel und Bewusstheit ins Bett. Indem du am Anfang oder während eines Liebesspieles für ein paar Minuten Stille sorgst, kannst du genau hinspüren und dich und dein Befinden ernst nehmen. Die Verbindung mit deinem Inneren ermöglicht es dir, die Weichen jederzeit neu zu stellen. Davon profitierst nicht nur du, sondern auch dein Partner.

**Fazit:**
Mute dich genauso zu, wie du wirklich bist.
Dann verwandeln sich dein Leben und dein Lieben positiv.

## 21. Über das Elefantenstadium hinauswachsen: Mutig durch das Tor der Peinlichkeit

Viele der Grenzen und Unfreiheiten, an die du im Leben und besonders beim Lieben stößt, sind nicht nötig und resultieren aus dem einen Fehler im Bett. Trotzdem scheinen sie dich wie ein fragil gewordenes Gebäude zu schützen und in vermeintlicher Sicherheit zu halten. Jenseits dieser Grenzen pulsiert und ruft das Leben.

Während viele Menschen lernen, sich das Gefängnis immer schöner einzurichten – und das manchmal mit Veränderung verwechseln –, bleibt der weite Raum der Lebendigkeit um den Kerker herum unbewohnt und leer.

*Ein junger Elefant trägt eine Leine um den Hals und ist an einen Baum angebunden. Die Leine gibt ihm nur einen Bewegungsspielraum von zwei mal zwei Metern. So wächst er heran. Aus der Ferne hört er die Rufe seiner Freunde in der Freiheit des angrenzenden Urwalds. Am Anfang möchte er ihnen noch folgen, aber seine Versuche, sich zu befreien, scheitern. Die Leine hält ihn fest und zwingt ihn allmählich, seine Impulse zu unterdrücken. So gewöhnt er sich an seine begrenzte Umgebung und an das Gefühl unerfüllter Sehnsucht. Er lernt, sein Leben innerhalb des ihm gesteckten Rahmens zu fristen. Als er schließlich erwachsen ist, gelingt es ihm, sich durch eine gewaltige Kraftanstrengung von der Leine zu befreien. Er atmet tief durch und hat einen Moment lang ein erhebendes Gefühl von Glück und Freiheit. Urplötzlich trompetet er kraftvoll und schwenkt begeistert seinen Rüssel. Jetzt hindert ihn nichts mehr daran, in die grenzenlos erscheinende Weite des Urwalds einzutauchen. Ein Forscher beobachtet jedoch erstaunt, wie er sich weiterhin nur im Zwei-mal-zwei-Quadrat bewegt. Die Gefängnistür steht weit offen. Doch die Macht der Gewohnheit und die Angst vor dem Unbekannten halten ihn an der unsichtbar gewordenen Leine seines Lebens weiterhin gefangen.*

Dieses fühlbare Gefangensein kommt dir sicher bekannt vor. Es besteht aus verinnerlichten Vorschriften, Regeln, Gedanken- und Verhaltensmustern. Sie wurden dir im Laufe langer Erziehungsjahre eingetrichtert und wie der Elefant hältst du dich vermutlich auch im Erwachsenenalter weiterhin daran. In dieser sogenannten Komfortzone fühlst du dich sicher, weil du dich dort auskennst. Du gehst kein Risiko ein und dein Leben scheint vorhersehbar und berechenbar zu sein. Davon ist auch die körperliche Liebe beeinflusst.

Routine kann sich zunehmend ausbreiten, während sich Lebendigkeit und Spannung zurückziehen.

Wenn du noch so viel Vorsorge betreibst, um dein Leben sicher und störungsfrei zu gestalten, das Leben selbst wird dich sowieso immer wieder herausfordern und aus dem Umfeld der Bequemlichkeit herauskatapultieren. Zumindest was dein Liebesleben betrifft, musst du nicht darauf warten, dass etwas Unvorhergesehenes geschieht. Du kannst selbst das Tor zur Freiheit durchschreiten, auch wenn es dir am Anfang vermutlich mulmig zumute ist.

Drei Schritte vor, zwei Schritte zurück: So verläuft auch eine Geburt. Im Wechsel zwischen Gewohntem und Neuem kann sich der verfügbare Lebensbereich Schritt für Schritt erweitern. Dabei entstehen oftmals Angst, Schuldgefühle und Unsicherheit. Diese haben dich früher in die Komfortzone zurückgezwungen, als du noch mit einer Strafe rechnen musstest, wenn du ausbrechen wolltest. Heute können sie zum Indiz dafür werden, dass du gerade einen befreienden Schritt machst.

*Marliese, eine gut aussehende Seminarteilnehmerin, kommt in der Mittagspause zu einem Einzelgespräch. „Ich bin umringt von Männern und ich kann noch nicht einmal eine Umarmung zulassen, weil ich nicht weiß, wie ich die Männer dann wieder loskriege, wenn ich eben nur eine Umarmung will und nicht mehr", klagt sie. Schon zwei Tage des Seminars sind deshalb in absoluter Berührungsverweigerung für sie vergangen. Dabei sehnt sie sich so sehr nach Berührung. „Aber wenn ich A sage, muss ich auch B sagen." Tränen rollen über ihr Gesicht. Genau dieser Satz ist ihr Gefängnis. Sie hat Lust, ein Experiment zu wagen. „Enttäusche mindestens zehn Männer bei diesem Seminar", empfehle ich ihr. Sie setzt es das Seminar über um. Von Tag zu Tag strahlt sie mehr und fährt glücklich und befreit nach Hause.*

Sie hat sich gewagt, Umarmungen nur zuzulassen, solange *sie* es mochte. Dann hat sie sich sanft gelöst und gesagt: „Es war eine himmlische Begegnung. Ich danke dir dafür. Mehr stimmt für mich im Moment nicht." Das Muster „Wer A sagt, muss auch B sagen" ist dadurch in sich zusammengesackt. Ihr Selbstvertrauen ist gewachsen. *Sie* kann bestimmen und muss nicht mehr die gehorsame Frau spielen. Aus dieser neuen Lage heraus ist sie frei für weitere Schritte in zukünftigen Begegnungen mit einem Mann, in ihrem eigenen Tempo und immer weiter heraus aus ihren angstbehafteten Begrenzungen. Erst wenn du klare Grenzen setzen und einhalten kannst, ist es dir möglich, den Reigen der Lust so zu tanzen, dass du dir nicht schadest und du dich nicht wie in Ritas Beispiel verbiegst. Tatsächlich steht dir ein viel größerer Handlungsspielraum zur Verfügung, als du dir vielleicht bisher vorstellen kannst.

Dazu habe ich schon einige Impulse und Beispiele genannt. Allein das freie Sprechen über Sexualität ist eine wahre, aber effektive Herausforderung. Nicht selten musst du dafür wieder und wieder das Tor der Peinlichkeit durchwandern. Dabei helfen dir die sogenannten ungehörigen Fragen. Sie sind echte Tabuknacker, denn sie durchbrechen mit Lichtgeschwindigkeit die Schallmauer aus falsch verstandener Höflichkeit, Anstand und Moral. Deshalb sollten sie mit einer guten Mischung aus Mut und Fingerspitzengefühl gestellt werden. Ungehörige Fragen hast du dir schon oft selbst gestellt, dich aber bisher vermutlich nicht getraut, sie auszusprechen. Manche jahrhundertealte Verkrustungen und gesellschaftliche Normen müssen tatsächlich gesprengt werden, um Sexualität und die eigene Wahrheit zu befreien. Den Partner zu bitten, seinen Penis vor dem Liebesspiel zu waschen, damit du nicht wieder eine Blasenentzündung bekommst, kann für dich vielleicht ein großer Schritt sein. Auch heikle Themen beim Zwiegespräch anzusprechen oder sexuelle Fantasien zu offenbaren, bringt womöglich dein Blut in Wallung. Ungehörige Fragen haben aber nicht nur beim Partner eine aufrüttelnde und letztlich befreiende Wirkung. Du kannst sie langsam und allmählich auch bei den Freunden und Freundinnen einschleusen, um den schweren Nebel des Tabus zu lichten. Bei Seminaren sind ungehörige Fragen wie zum Beispiel „Wie oft hast du Sex? Befriedigst du dich in einer Partnerschaft selbst? Magst du Analsex? Täuschst du erfolgreich Orgasmen vor?“ Türöffner zu mehr Nähe und Intimität. Sie bringen die Mauern aus Scham und den Damm des Schweigens zum Einstürzen. Oft wird herzhaft gelacht. Ungehörige Fragen müssen nicht beantwortet werden. Lass das dein Gegenüber wissen. Für dich ist es nur wichtig, dass du lernst, sie überhaupt auszusprechen. Wenn jemand darauf eingeht und gerne antwortet, umso besser. Lade deine Gesprächspartner unbedingt auch zu Gegenfragen ein.

**Fazit:**
Vermeide Peinlichkeit nicht. Sie ist ein wichtiger Durchgang zu erfüllender Sexualität.

## 22. Im Bett führt vorerst nur die Frau

Es ändert sich in deinem Leben vermutlich nichts, wenn du immer das Gleiche denkst, sagst und tust. Das gilt auch für das Liebesbett. Deshalb bleibt dir nichts anderes übrig, als das Neue und Unbekannte zu wagen, wenn du frei und erfüllt leben und lieben willst. Es tut Frauen richtig gut, die volle Verantwortung für ihr Liebesglück zu übernehmen. Männer fühlen sich zudem nicht mehr im Stich gelassen.

Nach altem tantrischen Wissen bist du als Frau die Meisterin der körperlichen Liebe. Es ist deine Funktion, sexuelle Begegnungen zu gestalten. Du allein bist die Hüterin deines Lusttempels und niemand sonst. Es spricht jedoch nichts dagegen, dass der Mann die Führung übernimmt, sofern er die Tanzschritte der weiblichen Lust beherrscht. Es gibt dabei ein klares Erkennungsmerkmal: Wer kräftiger, schneller oder lauter ist, hat die Führung. Das Zarte, Stille oder Feine kann dann nicht mehr wahrgenommen werden. Es wird übertönt und überrollt. Das ist beim Tanzen so, beim Streicheln, beim Küssen und bei der sexuellen Vereinigung.

Bist du bereit, im Bett achtsam die Führung zu übernehmen? Letzten Endes führst nämlich gar nicht du, sondern du folgst den Impulsen deines Körpers. Deine innere Weisheit übernimmt die Regie. Und sie tut es auf eine Weise, sodass Mann und Frau miteinander bewusst dieses verletzliche Neuland betreten können. Du achtest auf deinen inneren Kompass, also auf deine Körpersignale, nimmst sie ernst und bringst sie ins Spiel. Das ist schon fast alles. Paradoxerweise musst du dabei tatsächlich deine eigene aktive männliche Energie in dir nutzen oder manchmal erst zur Entfaltung bringen, um deiner weiblichen Seite Gehör zu verschaffen. Du hast ein klares Ziel vor Augen und die Entschlossenheit, es zu erreichen. Du lässt dich davon nicht ablenken oder abbringen. Du zeigst dich und deine Bedürfnisse, gibst klar und respektvoll Feedback, trotz aller noch vorhandenen Scham. Der Opferrolle sagst du ade und begegnest dem Mann mit Wertschätzung, denn dieser schlüpft ebenfalls in eine ihm eher unbekannte Rolle. Er gibt immer wieder die Führung aus der Hand und wird passiv. Viele Männer halten es kaum aus, nicht in ständige sexuelle Aktivität zu gehen, da sie es gewohnt sind, fortlaufend etwas machen zu müssen. Zuzuhören, still zu werden, Verantwortung abgeben zu dürfen, kennen sie im Bereich der körperlichen Liebe oftmals nicht. Manche werden bei den ersten Versuchen zappelig und unruhig. Du solltest in diesem Fall verständnisvoll reagieren. Auf keinen Fall jedoch darf männliches Unbehagen dazu führen, dass du die Führung loslässt und deine eigenen sexuellen Bedürfnisse aus den Augen verlierst oder sogar aufgibst. Wie beim Lernen des Fahrradfahrens brauchst du Geduld. Es funktioniert nicht gleich beim ersten Mal. Du musst immer wieder üben, das Gleichgewicht zu halten, bis du mit Freude fahren und den Fahrtwind genießen kannst.

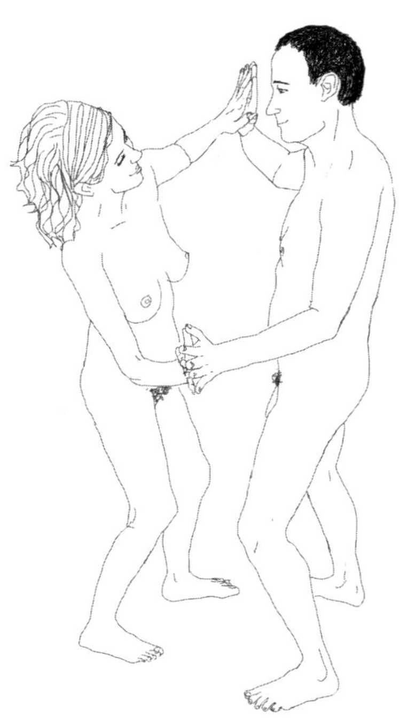

Abb. 1: Führen lernen

Probiere das Führen mit deinem Partner bei sanfter Musik einmal aus. Eure Handflächen liegen aufeinander. Dann darf jeder zu einem Musikstück ein paar Minuten lang führen, der andere folgt und achtet darauf, dass die Verbindung der Handflächen nicht verloren geht. Danach werden die Rollen gewechselt. In einer dritten Phase gibt es keine Vorgabe mehr. Spannend ist dann, wer von beiden das Führen übernimmt oder ob es abwechselnd geschieht. Erfahrungsgemäß fällt es den meisten Frauen leichter, zu folgen, und den Männern, zu führen. Das ist unsere Konditionierung, die auch bei der Sexualität leider sichtbar wird.

Ich erinnere mich daran, dass ich bei einem Fahrradausflug mit meinem Mann zu Beginn unserer Beziehung auf einmal hinter ihm hergefahren bin, obwohl ich den Weg kannte und er nicht. Wir haben uns verirrt, und ich schüttle noch heute den Kopf darüber, wie schnell ich unbewusst die Führung abgegeben hatte, weil er einfach vorausgefahren war. Bei der Übung hier ist es deshalb wichtig, dass du als Frau die Augen schließt, während du führst. Das hilft dir zum einen, ganz deinen inneren Impulsen zu folgen. Zum anderen verhinderst du, dass du plötzlich dem Mann folgst, ohne es zu merken. In vielen Seminaren haben Frauen bestätigt, dass sie sofort ihre Bewegungen ändern, wenn der Mann vermeintlich unzufrieden schaut.

Um die wirkliche weibliche Lust in deine Welt zu bringen, musst *du* führen, nicht der Mann. Dabei gibt es drei Hürden zu überwinden. Eine hast du bereits hinter dir gelassen, nämlich das Erkunden deiner wirklichen sexuellen Lustspender und Vorlieben. Jetzt geht es in einem zweiten Schritt darum, deine Entdeckungen und dein sexuelles Wissen deinem Partner so zu vermitteln, dass sie auch aufgenommen und erfüllt werden können. Beim kleinsten vorwurfsvollen Unterton aktivierst du Abwehr und Verweigerung in deinem Partner. Vielleicht hast du das schon selbst erfahren. Jetzt gilt es, deine Bedürfnisse so zu transportieren, dass sie auf fruchtbaren Boden fallen. Die dritte Hürde ist dein Umgang mit eventuell auftauchenden Widerständen deines Partners.

Du kannst subtil oder offen führen lernen. Im zweiten Fall lädst du deinen Partner zu einem von dir gestalteten Liebesabend ein (mehr dazu erfährst du in Kapitel 28). Vorher suchst du dir zwei oder drei deiner Lieblingsberührungen aus der Landkarte deiner Lust aus: eine am Gesicht, eine am Körper, eine an deiner Vagina. Das fällt dem Mann sicherlich leichter, als wenn er dreimal in verschiedener Art um dein Ohr kreisen soll.

Überprüfe vor der Begegnung deine drei Berührungshits noch einmal an dir selbst, um dir den Druck der Hände, die Geschwindigkeit und die Art der Berührung im Detail bewusst zu machen. Es ist auch denkbar, zunächst mit einer Freundin zu proben, um erste Erfahrungen im Anleiten zu sammeln. Beginne mit einfachen und leicht verständlichen Berührungen, sodass sich rasch Erfolgserlebnisse einstellen. Sage nicht: „Ich will es so haben!", sondern berichte ihm genau, was die Berührung bei dir auslöst. Das motiviert ihn mehr als alles andere: „Wenn du mich auf diese Weise berührst, rieseln mir Schauer über den Rücken und ich bekomme Lust auf mehr!"

Zeige deinem Partner die erste Berührung so genau wie möglich, indem du sie zuerst an deinem eigenen Körper selbst ausführst, während er zuschaut. Sprich darüber, wie zart, fest, langsam oder schnell sie sein soll. Danach wiederholst du sie an seinem Körper. So erfährt und fühlt er sie selbst hautnah. Drücke deine Freude darüber aus, dass er bereit ist, von dir eingeweiht zu werden. Nun darf er ausprobieren und du achtest darauf, was er schon gut umsetzt. Vielleicht merkst du, dass du die Berührung noch nicht genau genug beschrieben und gezeigt hast, und wiederholst. Bleibe dabei zugewandt, freundlich und liebevoll. Schau immer auf das, was schon gelingt, anstatt Kritik zu üben: „Die Geschwindigkeit war genau richtig. Jetzt zeige ich dir noch, welcher Druck bei mir am meisten auslöst!"

Die Erfahrung hat gezeigt, dass es nicht sinnvoll ist, mehr als zwei oder drei Korrekturen zu machen, falls die Berührung für dich noch nicht stimmt.

*In meinen jungen, von sexuellem Forschergeist inspirierten Jahren habe ich meinen damaligen Partner zu einem Einweihungsabend eingeladen. Von Kopf bis Fuß zeigte ich ihm unzählige Lieblingsberührungen. Daraufhin erwartete ich, dass sich das erotische Schlaraffenland für mich öffnen würde. Als nach zwei Wochen immer noch nichts von den gezeigten lustvollen Kostbarkeiten auftauchte, fragte ich nach: „Ach, das war so viel, da konnte ich mir nichts merken", war die Antwort.*

Besser ist es, in kleinen Schritten ein anderes Mal miteinander weiterzuforschen. „Wir sind schon sehr weit miteinander gekommen. Danke, dass du diesen Weg zu meiner Lust mit mir gehst. Ich freue mich, wenn wir demnächst noch ein bisschen weiter miteinander experimentieren. Mir fällt es nicht so leicht, genau zu wissen und zu zeigen, was ich mag." Bitte bestätige nicht, dass sich alles stimmig anfühlt, wenn es nicht so ist. Das führt zu beiderseitiger Unzufriedenheit. Denn jedes Mal, wenn die halb fertige Berührung in Zukunft erfolgt, wirst du innerlich kritisieren, und dein Partner spürt, dass du nicht glücklich bist. Er wird sich fragen, weshalb er wohl bei dir gelernt hat, wenn es sowieso nichts genützt hat. Wahrhaftigkeit ist dein heilsamstes Potenzial und sollte dich in allem leiten, sodass du keine faulen Kompromisse eingehen musst.

Nach der kleinen Liebeslehrstunde, die vielleicht eine halbe Stunde dauert, kannst du dich bei deinem Partner bedanken, indem du ihm eine ebenso lange Massage schenkst. Dann hat er nicht das Gefühl von Einseitigkeit. Vielleicht entsteht aber auch bei ihm das Verlangen, dich in seine noch unerfüllten Berührungswünsche einzuweihen. Nach jeder neuen Liebesbegegnung ist es gut, sich anschließend miteinander ehrlich auszutauschen. Alles darf ausgedrückt werden und wirken. Es ist hilfreich, sich immer wieder in den anderen einzufühlen und auch Unbehagen zuzulassen.

Führung ist jedoch auch ohne Lehrstunde möglich, wenn du dich traust, deinen Körper und deine Stimme einzusetzen, und das Toter-Hase-Syndrom endgültig aus dem Bett verbannst. Echte Lusttöne, die weder übertrieben noch zurückhaltend sind, zeigen dem Partner direkt, was dir guttut. Auch der Körper kann sprechen und dem Mann helfen, den Weg auf der Landkarte der weiblichen Lust zu finden: Räkeln, Gänsehaut, sich den Händen entgegenstrecken sind Körperreaktionen und Signale, die der Mann versteht, vorausgesetzt, sie sind authentisch und keine Inszenierungen.

Lass den Mann wissen und fühlen, was in dir vorgeht. Zeige ihm, was dir gefällt. Das spornt ihn an, neue Berührungen zu erfinden. Er fühlt sich nicht länger durch eine reglose Frau allein und im Stich gelassen. Seine Freude beim Geben kann sich erst einstellen, wenn er durch Töne, Körpersprache oder verbal in seinem Tun bestätigt wird. Am glücklichsten ist der Mann, wenn er das Gefühl hat, selbst den Weg zur Lust der Frau entdeckt zu haben. „Oh, das war ja eine superschöne Berührung, die du gerade erfunden hast. Die tut mir unglaublich gut und berührt mich tief." Achte auf alles und bestätige sofort, was richtig gut ist, anstatt dich in Schweigen zu hüllen. Rückmeldung, ob durch den Körper oder verbal, wird bewirken, dass das, was du genießt, öfter zu dir kommt. Stöhne an der richtigen Stelle und täusche einfach nichts mehr vor.

Auch wenn eine Frau genau und freundlich kommunizieren kann, ist es möglich, dass Schwierigkeiten auftauchen, die mit dem Mann zu tun haben können. Bei Seminaren erleben wir es wieder und wieder, dass bei vorgegebenen Ritualen so mancher Mann einfach sein Ding macht, ohne sich an den Ablauf zu halten. Die Frau kann sich dann nicht hingeben und entspannen. Sie ist in einer Art Alarmzustand und kann sich nicht fallen lassen und genießen.

> *Ich wusste jetzt besser, was mir guttat und wie ich berührt werden mochte. Ich habe versucht, es sehr liebevoll zu sagen. Von meinem Mann kam dann oft die Ansage: ‚Lass es doch einfach laufen.' Rückblickend erkenne ich, dass es für ihn wichtig war, die Führung zu behalten.* (Sophie, 63 Jahre)

Möglicherweise möchte sich der Mann nicht von einer Frau führen lassen. Wenn er übergriffig ist und du in eine innere Verkrampfung gerätst, ist es gut, die körperliche Begegnung zu beenden und miteinander darüber zu sprechen. Am Beispiel von Rita haben wir deutlich genug miterlebt, welchen Schaden es bei der Frau anrichtet, wenn sie etwas über sich ergehen lässt, was sie nicht möchte.

**Fazit:**
Die Verantwortung für dich und deinen Körper trägst du.
Traue dich, den Mann zu führen.

## 23. Den Mann und die Männer wertschätzen

Eine wichtige Eintrittskarte für dein sexuelles Glück ist deine Wertschätzung den Männern gegenüber. Zwischen Macho und Frauenversteher, Schlappschwanz, Weichei, Looser, Draufgänger und Muttersöhnchen rollt leider eine Lawine der Abwertung, Verunsicherung und Ohnmacht über den heutigen Mann. Kriege, Dominanz, Machtmissbrauch, Unterdrückung, Vergewaltigung und tausend weitere Missetaten werden ihm angelastet. Ist es nicht seltsam, dass ich, wenn ich allein im Wald spazieren gehe, automatisch innerlich zusammenzucke, wenn ich in der Ferne einen Mann, möglichst noch mit großem Hund an der Seite, auf mich zukommen sehe? Kurz danach geht freundlich grüßend ein netter Mensch an mir vorbei. Beschämt tut es mir in der Seele weh, dass ich einen potenziellen Vergewaltiger oder Mörder in ihm vermutet hatte. Dennoch passiert es wieder und wieder. Das Leid von Jahrtausenden steckt tief in unserer kollektiven Programmierung.

Meine Ahninnen waren durch eine von Männern regierte Welt geprägt. Kam mein Vater nach Hause, hat ihm meine Mutter seine Hausschuhe geholt und hingestellt. Bis die Welle der Emanzipation irgendwann durch mein Elternhaus geschwappt ist und so manche ungültig gewordenen Männerprivilegien einfach weggeschwemmt hat. Schon in den streng patriarchalen Zeiten meiner Kindheit haben sich die unterdrückten Frauen gemeinsam über ihre Männer lustig gemacht. Das Pendel der Angst muss anscheinend erst einmal in die Gegenrichtung ausschlagen, um einer weiblichen Überheblichkeit und tiefen Abwertung der Männer Platz zu machen. Auch ich selbst habe Gewalt und sexuellen Missbrauch durch Männer erfahren. Dennoch ist es möglich und nötig, die versöhnende Hand auszustrecken.

Jedenfalls verhindert weiblicher Spott das Aufblühen der ersehnten wahren Liebe. Das gilt sowohl kollektiv als auch unter dem eigenen Dach. Nach über dreißig Jahren Seminartätigkeit muss ich aus Erfahrung sagen, dass Männer bei dortigen Begegnungen ihr Herz leichter öffnen können als die meisten Frauen. Das widerspricht völlig der landläufigen Meinung. Häufig habe ich bei Heilritualen miterlebt, wie Frauen sich verschließen, aus Angst vor der Verletzlichkeit, die sich einstellt, wenn sie sich ganz hingeben. Ihre Abwehrmechanismen führen stattdessen da und dort zu boshaften Bemerkungen den Männern gegenüber.

Wie bei der Frau sind auch im Körper des Mannes viele ungute Erfahrungen wie Abwertung, Zurückweisung oder Leistungsdruck gespeichert und fristen dort ein unerlöstes Dasein. Insbesondere in seinem verletzlichsten Teil, dem Penis und den Hoden, ruft vieles nach Heilung. In der Pubertät webte sich die Angst, erwischt zu werden, in die heimliche Selbstbefriedigung unter der Bettdecke hinein. Bei den ersten sexuellen Erfahrungen haben viele Männer Angst und Unsicherheit erlebt, zumindest jedoch ein diffuses Gefühl von Nichtwissen über die Lust der Frau. In der Sauna durfte *er* nicht stehen, aber wehe, *er* versagte im Bett. Viele Männer wurden jahrelang sexuell von ihrer Partnerin abgewiesen. Erektionsprobleme, vorzeitiger Samenerguss oder Impotenz können Indizien dafür sein, wie stark ein Mann unter Druck steht, anstatt sich geliebt und willkommen zu fühlen. Manche Frauen fürchten sich vor der geballten sexuellen Männerkraft, die sich in der Erektion ausdrückt. Solange sie das Wildpferd der männlichen Lust nicht zu lenken wissen, ziehen sie sich vorsichtshalber zurück, um nicht davon überrollt zu werden. Dabei würde so viel Heilung geschehen, wenn das Symbol der Manneskraft verehrt und berührt werden könnte. Die meisten Männer spüren sich am Penis am intensivsten und wünschen sich dort zurecht Aufmerksamkeit. Frauen mögen das nicht verstehen, da ihre Lust anders zum Blühen gebracht wird. Der Mann hat in der Regel nichts gegen den direkten Zugriff. Er wundert sich eher, wenn die Frau ihm stundenlang die Gesichtslinien nachmalt und über die spärlichen Haare streicht. Das Liebesorgan des Mannes braucht viel heilsame Berührung. Meist ist es sowohl vom Mann als auch der Frau unbewusst benutzt und nicht wirklich geliebt worden.

Frauen können sich für einen größeren und weiteren Blick auf den Mann, alle Männer und auch die eigene männliche Seite öffnen. Wenigen Frauen ist bewusst, wie viel ein Mann einsetzt für die Erhaltung des Lebens und seiner Familie. Droht ein Schiff unterzugehen, werden als Erstes die Frauen und Kinder in die Rettungsboote verfrachtet. Der Mann tritt zurück. Ist das nicht unfassbar? Von den Kriegen und dem, was Männer dort erleben müssen, ganz zu schweigen. Männerschicksal ist groß und verlangt jedem Mann viel ab.

Folgende Visualisierungsübung kann die Wertschätzung für den Partner und alle Männer reifen lassen. Stelle dir deinen Partner vor, hinter ihm stehend seinen Vater, dahinter seine beiden Großväter, dahinter die vier Urgroßväter und so weiter, bis sich die Menge der Männer am Horizont verliert, wie eine Schere, die sich weit in die Vergangenheit hinein öffnet. Jeder dieser Männer hatte ein Schicksal zu seiner Zeit. Durch jeden Einzelnen ist davon unbeirrt das Leben geflossen bis hin zu deinem Partner. Hätte ein einziger dieser Männer gefehlt, gäbe es deinen Liebsten nicht. Spüre die Kraft all dieser Männer, deren einzelnes Männerleben Teil einer großen Kraftwoge ist, die alle erfasst und weiterträgt. Nun verneige dich innerlich vor dieser männlichen Kraft, als würdest du sagen:

*Ich achte und würdige euch. Viele von euch mussten Schlimmes ertragen und erleben. Doch es ist gut weitergegangen. In meinem Partner achte und ehre ich auch euch. Ich brauche das mir unverständliche Männliche gar nicht verstehen. Nötig ist nur, dass ich euch mit Liebe anschaue und im Herzen habe. Vielen Dank, dass es euch Männer gibt. Ich nehme gerne, was ihr geben könnt, und verzichte auf das, was ihr nicht geben könnt.*

Diese innere Vorstellung kann ab und zu wiederholt werden. Sie tut der Frauenseele und dem Männerherzen gleichermaßen gut. Dem eigenen Partner kannst du diese Sätze innerlich sagen:

*Ich verneige mich vor dir und vor allen Männern. Damit will ich ausdrücken, dass ich mich immer bemühen werde, das Männliche zu achten und zu ehren. Ich werde als Frau den Mann nie ganz verstehen können. Das ist für unser Glück auch nicht nötig. Aber es ist nötig, dass ich es respektiere und als andere Kraft und Sichtweise annehme. Du musst nicht perfekt sein, so wie auch ich nicht vollkommen bin. Es ist schön, dass wir so verschieden sind und uns so gut ergänzen können. Ich möchte unsere Unterschiedlichkeit nicht zum Anlass für Unzufriedenheit nehmen oder dich dafür verantwortlich machen, sondern als Bereicherung und Wachstumschance hin zu noch mehr Liebe verstehen.*

Tatsächlich haben diese inneren Übungen im eigenen Geist eine spürbare Wirkung. Und zwar dann, wenn du sie so lange wiederholst, bis sie sich mit deinem Gefühl verbinden. Sie nur dahinzusagen oder zu denken, verändert nichts. Doch sie zu meinen und zu fühlen, macht den großen Unterschied. Je nachdem, wie sehr es dir an Wertschätzung für die Männer fehlt, kann diese innere Heilungsübung bis zu einem Jahr oder noch länger dauern. Du merkst es am veränderten Umgang mit deinem Partner oder den Männern generell, wenn die Wertschätzung echt geworden ist. Es ist unfassbar, was ein Mann bereit ist, für eine Frau zu tun, wenn er sich wahrhaftig geliebt fühlt.

**Fazit:**
Wenn du deinen Partner und die Männer wertschätzen kannst, bist du der Liebe nah.

## 24. Frau unter Frauen: Keine Angst davor, zu werden wie die Mutter

*„Oh nein, bitte nicht nur Frauen!" Wenn in einer Gruppe von Menschen nicht mindestens ein Mann dabei war, fand ich die Zusammenkunft langweilig und uninteressant. Ich war auf Männer fixiert und auf das schöne erotische Spiel mit ihnen. Erst später wurde mir bewusst, dass ich als damalige Vatertochter mit dem reinen Frausein nichts anfangen konnte. Meine Mutter und die Frauen aus der Familie hatten das Bild der schwachen Frauen geprägt. Kein Wunder, dass ich diesem möglichst entkommen wollte. Der Ausweg schien zu sein, mich mit männlichen Bekannten und Freunden zu umgeben. So war es kein Wunder, dass ich mich inmitten von Frauen bei meinem ersten Frauenseminar gar nicht wie eine Frau fühlte. Ganz im Gegenteil. Ich kam mir plötzlich innerlich sehr männlich vor und der vorgeschlagene Satz „Ich bin gerne eine Frau" wollte mir nicht über die Lippen kommen.*

Als Frau kannst du eine Muttertochter oder eine Vatertochter sein. Eine Vatertochter steht ihrem Vater näher als ihrer Mutter und fühlt sich ihm mehr verbunden. Verurteilend schaut sie von oben auf ihre Mutter herab. Auf keinen Fall möchte sie einmal so werden wie sie. In der Regel wird eine Vatertochter auch eher männliche Werte verkörpern: Sie ist eine Abenteuerfrau, macht gerne Karriere und taugt gut zur Geliebten. Eine feste Beziehung oder die Ehe wollen ihr nicht so recht gelingen. Bindungsfähigkeit resultiert nämlich aus der gelungenen Beziehung zur Mutter. Für die Reifung und Frauwerdung ist es wichtig, dass eine Vatertochter früher oder später zur Mutter und zu den Frauen und der Weiblichkeit zurückfindet, also eine Muttertochter wird. Eine Muttertochter ist gerne Frau und steht ihrer Mutter und den Frauen näher als dem Vater und den Männern. Sie ist bindungsfähig und kann in einer Beziehung bleiben. Der Weg von der Vatertochter zur Muttertochter ist für viele Frauen nicht leicht, aber für das Gelingen der Paarbeziehung von großer Wichtigkeit. Zwar kommen auch eine Vatertochter und ein Muttersohn einigermaßen miteinander zurecht, aber die Liebe blüht und gedeiht selten dauerhaft.

Lehnst du die Mutter ab, hat das Auswirkungen auf deine Beziehungsfähigkeit, denn dir fehlt das, was von der Mutter kommt. Diesem Mangel möchtest du unbewusst abhelfen. Du erhoffst, dass dein Partner ihn auflöst und dir all das an Geborgenheit, Liebe und Nähe gibt, was dir als Kind gefehlt hat. Besonders ein übergroßer Wunsch nach Zärtlichkeit ohne sexuelles Verlangen kann auf ungestillte Sehnsüchte des Kleinkindes hinweisen. Ein Partner kann die Mutter nicht ersetzen, auch wenn es in der Phase der Verliebtheit manchmal so erscheint. Eine schwierige oder nicht vorhandene Beziehung zu deiner Mutter bohrt sich deshalb immer wieder unbewusst in deine Partnerschaft hinein und stiftet dort Unfrieden und erzeugt ein Gefühl von Mangel. „Du gibst mir nicht, was ich brauche!“, wirfst du dann deinem Partner vor.

Frauen stärken sich und ihr Frausein unter Frauen. Entsprechend lädt ein Mann seine männlichen Lebensbatterien unter Männern auf, egal ob sie miteinander Sport treiben oder ein Bier trinken. Natürlich vervielfältigt ein Seminar, bei dem es gezielt um das Thema Frausein geht, noch die Wirkung. Es ist ein besonderes Geschenk, einander nicht als Konkurrentinnen, sondern als Weggefährtinnen zu sehen. Im Schonraum des Weiblichen können kollektive und individuelle Muster und Verhaltensweisen entlarvt und aufgelöst werden. Es ist verblüffend, welche Kräfte sich Bahn brechen, wenn Frauen unter- und miteinander zum Beispiel den Weg zu Lust und Liebe freischaufeln. Tiefes Aufatmen und Entspannung stellen sich ein, denn sie erkennen, dass sie alle zusammen mit den gleichen Themen zu kämpfen haben. Es darf getanzt, gelacht, experimentiert und neugierig geforscht werden. Da und dort lösen sich auch Tränen und machen die aus altem Kummer versteinerten Herzen wieder weich und frei. Der Segen einer Frauenzeit kommt in der Regel auch dem Partner zugute:

> *Mein Frauenherz singt heute noch das liebliche Lied von weichen, zarten Körpern, achtsamer Nähe, Geschnatter wie in Kindertagen mit leisem und lautem Lachen. Ich bin meinem verletzlichen Kind, meiner Mutter – als auch ihr als Kind – in meinem Inneren begegnet. Es erfüllte mich mit Geborgenheit, Licht, Liebe und Verständnis – letztendlich geschah Heilung. Mein Partner war begeistert: „Wenn du so von einem Seminar kommst, dann mach noch ganz viele davon.*
> (Seminarteilnehmerin einer Frauengruppe)

Der Weg als Frau zu den Frauen gelingt am besten, wenn die Beziehung zur eigenen Mutter bereinigt worden ist. In Seminaren sieht man immer wieder, dass es sowohl für Frauen als auch für Männer schwer ist, den Weg zur Mutter Schritt für Schritt und vor allem fühlend zu beschreiten. Manche sind der Mutter böse und haben sich abgewendet. So bleiben sie unerlöst und in der Vergangenheit gefangen. Die Wunde zu heilen, und damit wieder voll liebesfähig zu werden, ist eine Leistung, die jeder erbringen kann, egal ob die

Mutter noch lebt oder schon verstorben ist. Wenn du dagegen in Vorwurf und Schuldzuweisung stecken bleibst, haderst du womöglich insgesamt mit deinem eigenen Leben und verschließt dich vor deinem vollen Glück und vor der größten und heilsamsten Kraft, der Liebe. Natürlich sind viele Dinge schiefgelaufen und manches hättest du dir als Kind oder Jugendliche anders gewünscht. Doch die Begrenzungen von etwas, was man Schicksal nennen könnte, haben dir und deinen Vorfahren wenig Spielraum gelassen. Vielleicht kannst du es für möglich halten, dass jeder sein Bestmögliches getan hat. Schaust du hinter deine Eltern zu den Großeltern und Urgroßeltern, so wird das sichtbar. Manche Menschen wollen noch bis ins hohe Alter von ihrer Außenwelt all das bekommen, was die Mutter ihnen als Kind nicht geben konnte. Ihr Leben ist geprägt von Anstrengung und Hoffnung auf Anerkennung. Die Hinwendung zur Mutter kann helfen, dieser Falle von Dauererschöpfung zu entkommen. Wenn die Anbindung an die Mutter wieder oder erstmals gelingt, fließt all die Liebe, die seit Kindheitstagen oder seit Generationen eingefroren war, in dein eigenes Herz. Die Paarliebe und eine vom kindlichen Habenwollen bereinigte Sexualität können dann erblühen. Lösen Respekt und Dankbarkeit deine Überheblichkeit und dein Urteil deiner Mutter gegenüber auf, ist deine Mutterbeziehung geheilt. Dann hast du – wie Bert Hellinger sagt – eine Ahnung davon, dass kein Job dieser Welt, mag er noch so herausfordernd sein, dem gleicht, was eine Mutter leistet.

Um deine Mutter in dein Herz zu schließen und sie vollständig anzunehmen, musst du nicht gutheißen, was sie denkt, sagt oder tut. Es handelt sich um einen inneren Vollzug auf einer tiefen seelischen Ebene. Auch hier kannst du wieder mit der bewährten Trockenübung vorgehen. Um dir den Zugang zu erleichtern, kannst du dir ein Foto deiner Mutter aufstellen und eine Kerze anzünden. Dann schließe deine Augen und lass Erinnerungen auftauchen, angenehme wie auch schwere. Wenn du möchtest, gehe in deiner Zeitreise so weit zurück, dass du deine Mutter als kleines Mädchen sehen kannst mit ihren Ängsten, Nöten und Erfahrungen.

Die folgenden heilenden Sätze kannst du innerlich ausprobieren. Am Anfang sagst du sie vielleicht nur oberflächlich dahin. Je mehr du ihnen jedoch erlaubst, deine Gefühle zu erobern, desto mehr können sie dir helfen, alte Wunden zu schließen und die Kraft zu befreien, die du brauchst, um dein Frausein zu füllen und abzurunden. Sage die Sätze mit Liebe und sie werden dich an die Liebe anschließen.

> *Liebe Mama, ich komme heute zu dir, um dich ein bisschen echter und wahrhaftiger anzuschauen, als ich es bisher konnte. Du bist und warst immer die einzig richtige Mutter für mich. Es hätte keine bessere gegeben, auch wenn mir vieles gefehlt hat. Jetzt weiß ich, dass auch du vieles nicht bekommen und dennoch dein Bestes gegeben hast. Das Wichtigste, das du mir gegeben hast, ist mein Leben. Dankbar nehme ich es von dir an. Es ist mir sehr kostbar. Ich nehme auch alles, was du sonst noch geben konntest, an und verzichte darauf, bis heute etwas von dir bekommen zu wollen. Was du mir gegeben hast, reicht. Den Rest mache ich selbst, dir zu Ehren. Jetzt stimme ich dir und allem zu, so wie es war. Bitte, Mama, gib mir deinen Segen für ein leichteres und erfülltes Leben, für mich und für meine Kinder.*

Dann stelle dir vor, wie du dich tief vor deiner Mutter verneigst. Lege deinen Kopf in deinem inneren Bild in ihren Schoß und spüre, wie sie ihre Hände darauflegt, um dir ihren Segen zu geben. Das kann ein wärmendes Gefühl im ganzen Körper auslösen. Der Segen bleibt dir ein Leben lang erhalten und fließt weiter zu deinen Kindern und Enkeln und bereichert die Beziehung zu deinem Partner.

Ein besonderer Satz fällt vielen Frauen richtig schwer, aber er kann ein heilsamer Schlüsselsatz für dich werden. Kannst du innerlich sagen und fühlen: „Liebe Mama, ich stimme zu, so zu werden wie du“? Dieser Satz löst oftmals Empören aus. Das zeigt, wie weit weg du noch von einer wirklichen Annäherung an den Kern deines Frauseins bist. Tatsache ist, dass du bereits so bist wie deine Mutter, wenn du ehrlich hinschaust. Je mehr du dich weigerst, ihr ähnlich zu werden, desto ähnlicher wirst du ihr. Kämpfe nicht, sondern öffne dich für die Wahrheit und wachse dadurch über sie hinaus. So löst sich das Ungelöste in deinem Herzen und wird zu einer Quelle der Kraft für dein Frauenleben in allen Lebensbereichen.

Inzwischen sind seit der Teilnahme an meinem ersten Frauenseminar Jahrzehnte vergangen. Den damals für mich schweren und unvorstellbaren Weg zur Mutter und zu den Frauen bin ich gegangen. Die Anbindung an die Mutter und die Ahninnen forderten mir jedoch einiges ab. Ich musste viele seelische Hürden überwinden. Jetzt liebe ich es, eine Frau zu sein. Unter Frauen fühle ich mich pudelwohl. Sie haben mich mit einem neuen Blick auf die Ahninnen beschenkt und mich als Frau bindungs- und liebesfähig gemacht. Habe ich vorher als Vatertochter bestenfalls zur Geliebten getaugt, bin ich jetzt schon seit Jahrzehnten eine glückliche Ehefrau. Ich verehre das Weibliche in mir und um mich herum und genieße das Männliche außen und innen.

**Fazit:**
**Eine gute Beziehung zur eigenen Mutter und zu den Frauen ist ein tragendes Fundament für deine Liebesfähigkeit.**

## 25. Bis ins Mark: Empfangen will gelernt sein

Wie das Ein- und Ausatmen gehören auch Tun und Ausruhen sowie Geben und Nehmen zusammen. Sie bilden eine gesunde Einheit. Wird eine Seite dieser Wohlfühl-Medaille dauerhaft vernachlässigt, geraten du und dein ganzes Leben aus den Fugen. Manchmal kann ein Mensch nur eines von beiden. Das beeinflusst die Liebesbeziehung oder kann zu deren Scheitern führen. Die Fähigkeit, zu empfangen, ist bei vielen Menschen unterentwickelt. Manche halten es kaum aus, still zu liegen und nichts zu tun. Besonders innerliche Stille zu erlangen, ist am Anfang nicht so leicht. Empfänglichkeit bedeutet, auch das Herz und alle Seinsebenen zu öffnen. Sex ist zwar auch ohne Beteiligung des Herzens möglich, bleibt dann aber schal und leer. Empfangen ist urweiblich und hat damit zu tun, dich der Gegenwart hinzugeben, anstatt Zielen nachzujagen. Letztendlich wird immer Liebe empfangen, sei es durch Worte, Blicke oder Berührungen. Eines ist klar: Der Segen der tiefen Empfänglichkeit kann sich weder unter Zeit- noch unter Orgasmus-Druck entfalten.

Das seelische und das sexuelle Empfangen der Frau brauchen Ruhe und Entspannung. Das weibliche Geschlecht und die gesamte Frau sind ein einziges Empfangsorgan. Wenn es bereit ist, öffnet es sich in seiner Zeit und nimmt den Mann in sich auf. Dies ist vonseiten der Frau ein eher passives Geschehen. Ein Empfangsorgan ist wie eine Blume, die sich von selbst öffnet, wenn sie richtig gehegt, gepflegt, gedüngt und gegossen wird. Die Blüte zeigt sich bei Tag und schließt sich, wenn die Dämmerung kommt. Sie hat einen eigenen Rhythmus. So ist es auch mit der Lust der Frau. In ausgeruhtem Zustand und zu einer wachen und entspannten Tageszeit kann sie viel leichter erblühen als unter Druck oder bei Müdigkeit. Die Vulva der Frau weist den Weg zu tiefster Erfüllung, wenn du ihre Signale ernst nimmst und ihnen folgst. Es hat einen Grund, wenn sie sich nicht öffnen will oder verschließt. Zwinge dich in diesem Fall nicht, denn eine Karotte wächst nicht schneller, wenn du daran ziehst. Du kannst zusammen mit deinem Liebsten lernen, dich mehr und mehr zu öffnen, wenn du Stille und Ehrlichkeit in das gemeinsame Bett einziehen lässt. Dann ist es selbst in hoher Erregung möglich, einander in die Augen zu schauen und miteinander präsent zu bleiben. Sanfte Liebesworte in solchen Momenten können tief verbinden.

Leider sind bei den meisten Menschen die Offenheit und Verletzlichkeit, die erst ein tiefes Empfangen ermöglichen, schon in frühen Kindheitstagen verschüttet worden. Kinder haben ein weites und zartes Herz. Durch eine Folge von unschönen Situationen und traumatischen Erlebnissen verschanzten sie sich hinter einem immer dickeren Schutzpanzer, welcher in manchen Fällen ein Leben lang bleibt.

*Ich begann zu beobachten, was in mir geschah, wenn nach einem erneuten Fordern-Verweigern-Wettkampf mein wütender Partner die Tür zuknallte und im nächstbesten Kino untertauchte. Ich warf mich weinend auf mein Bett, zitterte, fror und schluchzte erbärmlich. Keine Wärmeflasche der Welt konnte mein inneres Ausgekühltsein lindern. Mich wunderte, dass ich aus meinem tiefsten Inneren jedes Mal den Schrei: „Mutti, Mutti, wo bist du?“ vernahm. Ich weiß nicht, wie oft ich diese Szene, frierend und alleingelassen im Bett zu verzweifeln, als erwachsene Frau reinszenierte. In der Fachsprache sagt man, dass ich als Kind eine unterbrochene Hinbewegung zur Mutter erlebt habe. Als zwei Monate altes Baby lag ich nächtelang halb erfroren, aufgestrampelt und nass verpinkelt in meinem Bettchen. Mein Vater wollte das Kind richtig erziehen und ließ meine Mutter nicht zu mir. Nach mehreren Tagen bekam ich eine Lungenentzündung. Sechs Wochen lang schwebte ich zwischen Leben und Tod. Meine Eltern durften mich keine Minute allein lassen, denn jeder Hustenanfall hätte mein Ende sein können. Als erwachsene Frau führte ich unbewusst diese Nächte des Alleingelassenwerdens in schrecklicher Kälte immer wieder herbei, indem ich durch einen Machtkampf um Sex und Liebe dazu beitrug, dass mein Partner mich im Stich ließ. Die alte Wunde schrie förmlich nach Heilung.*

Bei einer unterbrochenen Hinbewegung werden das Urvertrauen und die Bindungsfähigkeit erschüttert, wenn nicht komplett zerstört. Sie kann auf die oben beschriebene Weise geschehen, aber auch durch eine Trennung von Mutter und Kind im frühen Kindesalter, zum Beispiel durch einen Krankenhausaufenthalt. Ist eine Mutter insgesamt völlig überfordert, zieht sich das Kind manchmal aus Liebe von selbst zurück und verzichtet freiwillig auf die ohnehin nicht vorhandene Mutterliebe. Die meisten Kinder verschließen in solchen Situationen vor Schreck ihr Herz, um dem unsäglichen

Schmerz der Trennung und des Verlorenseins zu entkommen. „Ich schaffe alles allein! Ich brauche nichts und niemanden!“ kann sich dann zu einem fest eingravierten Lebensmuster verfestigen. Sie können später kaum etwas annehmen, wirken nach außen souverän, fühlen sich groß und stark und helfen als die Überlegenen gerne anderen. Sie wehren Liebe und Zuwendung ab, aus Angst, erneut einen so großen Schmerz wie in der Kindheit erleben zu müssen. Stattdessen opfern sie sich manchmal bis zur Erschöpfung für andere oder im Beruf auf. Unbewusst verhindern sie dadurch genau das, was sie sich am meisten ersehnen. Sie zerstören vielleicht sogar unwissentlich eine Liebesbeziehung nach der anderen. Oder sie überfordern den Partner, indem sie die unerfüllt gebliebenen Bedürfnisse von ihm einklagen. Dazu scheinen körperliche Nähe und Sexualität sich als Kampfarena bestens zu eignen. Wenn du lernst, trotz allem Schritt für Schritt deine Stacheln einzuziehen und den Panzer abzulegen, musst du bereit sein, deinem Schmerz, alten Ängsten und Wunden sowie gespeicherten Sehnsüchten noch einmal zu begegnen. Nähe und tiefe Liebe haben dann eine Chance. Viele Menschen lassen sich bei diesem Prozess des Wiedererlangens ihrer Empfänglichkeit therapeutisch begleiten.

Selbst wenn ein Mann eine Frau perfekt körperlich lieben könnte, sind viele Frauen nicht in der Lage, diese Liebe zuzulassen und zu empfangen, solange alte Wunden ihr Herz verschlossen halten, wie du im folgenden Beispiel sehen kannst:

> *Alle haben ihren kleinen Tempel geschmückt. Schon beim Betreten dieses heiligen Raumes werde ich erfasst vom Zauber der tantrischen Atmosphäre. Heute Abend beschenken Männer die Frauen nach einer gemeinsamen Einstimmung mit einer erotischen Massage. Liebesworte öffnen die Herzen. Wahre Augen-Blicke lassen die Seele sprechen. Und dann sehe ich nur noch zahlreiche Wunder in Männergestalt: zarte, behutsame und bewusste Berührungen, Achtsamkeit und volles Dasein für die Frauen, liebevolles Nachfragen, ganz in Verbindung bleiben*

*miteinander. Einfühlsamere Männer als diese hier gibt es nicht. Jeden Einzelnen könnte man filmen, um Frauenherzen zum Schmelzen zu bringen. Diese Männer tief innen zu empfangen mit einem tiefen Ja – was kann sich eine Frau sonst wünschen, um sich in ihrer ureigensten Weiblichkeit zu erfahren? Doch was sich nun zeigt, ist noch unfassbarer für mich als die beeindruckende männliche Liebesfähigkeit. Wunderbare fein gestimmte Männer halten ihr Geschenk in der Hand. Und so viele Frauen sind nicht in der Lage, es anzunehmen. Mit allen möglichen Strategien halten sie sich das fern, was sie sich am meisten ersehnen. Eine Frau wälzt sich unruhig hin und her. Eine andere keift, wieder und wieder. Sie liegt nicht richtig und alle Hilfsangebote, sie mit Kissen zu stützen, lehnt sie ab. Geduldig beginnt ihr Partner immer wieder von Neuem, den Kontakt mit ihr herzustellen. Xenia möchte so gerne mehr genießen, was ihr Mann ihr schenkt. Doch leider stören sie die Nebengeräusche. Eine Frau weint über sich selbst, weil sie nur Abwehr spürt. Ich schaue im Raum herum und sehe die fast kollektive Weigerung, zu empfangen. Nur Pia scheint zu genießen. Sie räkelt sich den liebenden Händen entgegen und lässt ihren gesamten Körper mitschwingen und antworten.*

Frauen können das Nehmen wieder lernen. Eine geheilte Mutterbeziehung ist die Grundlage dazu. Jeden Tag kannst du das Nehmen üben, bis es anfängt, dir Freude zu bereiten: Nimm ein entspannendes Bad. Nimm dir Zeit für dich allein, für die Sauna, einen Spaziergang, eine Massage. Alles, was dich entspannt, bringt dich wieder ins Lot. Tu dir Gutes. Vielleicht fährst du für ein paar Tage allein weg, um in einer Frauengruppe aufzutanken. Du weißt: Außerhalb der Komfortzone wartet das volle und aufregende Leben. Nimm Hilfe an, wenn sie dir angeboten wird, anstatt abzulehnen und dich dauernd zu verausgaben. Lass Pflichten und Überaktivität schrumpfen. Atme auf und durch.

**Fazit:**
Die körperliche Liebe gedeiht, wenn du sowohl geben als auch nehmen kannst.

## Zusammenfassung Teil 3: Alle Kompetenzen für sexuelles Glück

1. In allem kommt zuerst deine innere Weisheit. Dazu sind Stille und Hinspüren unabdingbar.
2. Durch regelmäßige, respektvolle und ehrliche Kommunikation bleibt deine Beziehung rein.
3. Dein Körper dient der Kommunikation und der Verbindung, sowohl durch seine Stärken als auch durch seine Schwächen.
4. Du kennst deine Bedürfnisse und kannst sie vermitteln.
5. Trotz eventueller Angst zeigst du dich, so wie du wirklich bist. Wenn nötig, wirst du dabei auch eine Zumutung.
6. Du verlässt immer wieder die Komfortzone und durchschreitest das Tor der Peinlichkeit, um zu wachsen und zu lernen.
7. Du führst den Mann liebevoll und fest im Liebesbett, indem du deinem inneren Gespür folgst.
8. Dem Mann und allen Männern bringst du Wertschätzung entgegen und nimmst Unterschiede zwischen Mann und Frau als Bereicherung an.
9. Du bist angebunden an die Kraft der Weiblichkeit durch die Mutter und bewegst dich gerne unter Frauen.
10. Du kannst nicht nur Liebe geben, sondern auch tief empfangen und annehmen.

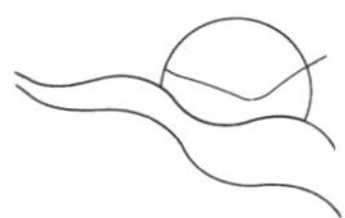

# Teil 4:
# Mehr Lust und Liebe in der Paarbeziehung

*„Die Paarbeziehung ist die Vollendung des Lebens. Manche entwickeln sich mit einer großen Erwartung auf die Paarbeziehung hin. Diese hohe Erwartung ist berechtigt. Denn die Paarbeziehung ist, wenn sie gelingt, die Hoch-Zeit des Lebens."*
(Bert Hellinger)[38]

Jede Frau verfügt über die im vorhergehenden Kapitel aufgelisteten Kompetenzen und kann sie weiterentwickeln und entfalten. In einer Paarbeziehung gelten zum Teil andere Einsichten als bei einer allein lebenden Frau. Deshalb brauchst du auch eine entsprechende Vorgehensweise, damit die Liebe gelingt. In den folgenden Kapiteln zeige ich dir, wie du deine Beziehung auf eine neue Stufe heben oder sogar retten kannst. Du bekommst zudem konkrete Tipps für die Gestaltung sexuell beglückender Liebesbegegnungen.

## 26. Beziehungspflege ist Chefinnensache in der Paarbeziehung

Wenn du in deiner Beziehung Verantwortung für das, was du willst und brauchst, übernimmst, musst du nicht mehr darauf warten, dass der Mann etwas ändert. Du weißt ja, dass nicht alles so weiterlaufen kann wie bisher, in der Hoffnung, dass es sich schon irgendwann von selbst fügt. Stattdessen handelst *du* und engagierst dich für Lust und Liebe. Stelle dir vor, du würdest von heute auf morgen zur Beziehungsministerin ernannt werden. Dauerhaftes Liebesglück und Sexualität wären deine Ressorts. Das dir innewohnende Potenzial und die Macht, deine kleine Liebeswelt zu verändern, wären gefragt und würden mit Freuden in jeden Tag hineinfließen. Würdest du dem Auftrag zu dieser partnerschaftlichen Friedensarbeit zustimmen? Chefinnensache bedeutet, dass Liebe, Sex und Beziehung eine so große Bedeutung für dich haben, dass du dich auf alle Fälle selbst darum kümmern willst.

Vielleicht hast du schon die Erfahrung gemacht, dass alles, was du anderen gibst, zu dir zurückkommt. Du lächelst freundlich die Kassiererin im Supermarkt an und sie lächelt zurück. Es lohnt sich, dir mehr und mehr dessen bewusst zu werden, was du in Gedanken, Worten und Taten aussendest, besonders natürlich in deiner Partnerschaft und beim Sex. Wenn dir etwas in der Liebesbeziehung fehlt, könntest du überprüfen, ob du selbst vielleicht versäumt hast, es hineinzugeben. Mangelt es dir zum Beispiel an Wertschätzung durch deinen Mann, dann probiere einmal aus, dich deswegen nicht sofort zu beklagen. Stattdessen könntest *du* beginnen, ihm gegenüber immer wieder Wertschätzung statt Vorwurf auszudrücken. Wenn sie echt ist, wird sie eine gute Wirkung haben und sicher bald zu dir zurückkommen.

Frage dich einmal, ob du damit leben könntest, dass dein Partner ein Leben lang so bleibt, wie er jetzt ist? Ginge das leicht oder hättest du dann die eine oder andere Lektion im Lieben zu lernen?

Oder kannst du dich damit auf gar keinen Fall anfreunden? Manche Frauen reagieren bei diesen Gedanken mit Abwehr: „Immer soll ich die Verantwortung für alles übernehmen!" So mag es zunächst vielleicht wirken. Tatsache ist jedoch, dass das Leben und das Lieben einfacher und entspannender werden, als sie es jemals waren, gerade weil *du* die Sache in die weibliche Hand nimmst. Befreit von jedem Leistungsdruck können sich Liebeszeiten auf einmal zu Kraftspendern verwandeln. Der neue Job der Beziehungsministerin ist zudem kein Rundumjob. Es reicht eine einzige frauenfreundliche Liebeszeit pro Woche, um das Beziehungsschiff auf dem glücklichen neuen Kurs zu halten. Der Partner lernt dabei automatisch mit und das Neue darf sich wie von selbst im Alltag ausbreiten. Die vielen kleinen Schritte führen im Laufe der Zeit zu sichtbaren Veränderungen.

Damit die Liebe blühen, gedeihen und dauerhaft gelingen kann, kommt der Sexualität eine vorrangige Bedeutung zu. Wenn sie sich verbessert, werden auch andere Beziehungsbereiche positiv davon beeinflusst. Die körperliche Liebe als gemeinsamen Lebensbereich zu meistern, bedeutet, sie so zu gestalten, dass sie für beide Seiten erfüllend und beglückend wird. Dazu hat in der Regel die Frau das nötige Einfühlungsvermögen und meist den leichteren Zugang zu ihrer inneren Quelle, ihrer Intuition.

Nebenbei ist die Partnerschaft eine der besten Möglichkeiten zum spirituellen Erwachen, also zur Bewusstwerdung in allen Lebensbereichen. Der Partner ist sozusagen der Guru[39] im eigenen Haus. Niemand sonst vermag es so gekonnt, deine Knöpfchen zu drücken und dich in die Unbewusstheit, wie zum Beispiel Streit, Rechthaberei und vieles mehr, hineinzuziehen. Jedes aufkeimende Ärgernis, jeder schief hängende Haussegen birgt die Chance, bewusst und präsent zu werden und dich von eingefleischten automatischen Reaktionsmustern loszulösen. Dauerhaftes Liebesglück zu zweit bedeutet nicht unbedingt Harmonie bis an das Lebensende. Es gedeiht eher auf dem Boden stetiger Herausforderungen, die zu

gemeinsamem Wachstum und hin zu mehr Liebe und einem offeneren Herzen füreinander führen. Ich selbst bin nicht als Beziehungsspezialistin geboren worden und hatte innerhalb meines Familiensystems keine nachahmungswerten Vorbilder. Für mich war der Weg nach innen nötig, um mich auch äußerlich zu wahrer Liebe hinbewegen zu können.
Den Anker für das gemeinsame Liebesglück bildet *eine* feste, längere Liebeszeit in jeder Woche. Sie kann abwechselnd von Frau oder Mann gestaltet sein, sollte jedoch den Prinzipien des Weiblichen dienen. Das heißt, es gibt genug Zeit, um sich zu spüren, und keinerlei Zwang oder Druck.

**Fazit:**
Als Beziehungsministerin sorgst du dafür, dass die körperliche Liebe regelmäßig stattfindet und frauenfreundlich ist.

## 27. Lust nicht nötig: Entspannte sexuelle Vereinigung

„*Es ist wohl klar, dass es einfacher ist, einen glücklichen Tag zu verleben, wenn du von vorneherein das Unglücklichsein daran hinderst, einzutreten.*“ (Ein Kurs in Wundern®)[40]

Und wie verhinderst du das Unglücklichsein in deiner Beziehung? Indem du vorrangig die körperliche Liebe mit deinem Partner pflegst. Regelmäßiges Lieben, wenn der Appetit dazu fehlt, ist jedoch für so manches lang liierte Paar eine Herausforderung. Woher soll man die Lust nehmen, wenn nicht stehlen? Hier helfen sanfte Formen der körperlichen Liebe, die eher der weiblichen Seite in Mann und Frau gerecht werden wie die sanfte sexuelle Vereinigung. Bereits im 19. und 20. Jahrhundert wurde sie als Karezza-Praxis[41] bekannt. Dabei wurde die sexuelle Begegnung von Mann und Frau als Austausch magnetischer Kräfte gesehen, wobei die seelische

Verbindung wichtiger war als die sexuelle Befriedigung durch den Orgasmus. Als heutige Slow-Sex-Pionierin ist Diana Richardson[42] bekannt, die dieses alte Wissen wieder verfügbar machte und weiter erforschte. Die sanfte Vereinigung ermöglicht ein Liebemachen sogar ohne Erektion beim Mann und ohne jegliche Lust bei der Frau. Beide verbinden sich in tiefer Entspannung ohne den Zwang, etwas machen oder leisten zu müssen. Die Wirkung ist heilsam für die an Überspannung leidenden Sexzentren und für die Beziehung insgesamt. Auch wenn eine Erektion beim sanften Lieben entsteht, bleiben beide achtsam und lauschen nach innen, um die feinstofflichen Vorgänge im Körper zu registrieren, und gehen nicht ins übliche Liebesspiel über. Das ist wichtig, denn der Frauenkörper ist darauf nicht vorbereitet. Zu Beginn des Praktizierens kommt es dir vielleicht vor, als würde gar nichts passieren. Ein Paar, welches das stille Lieben über mehrere Monate praktiziert, kann rückblickend feststellen, dass sich der Alltag und der Umgang miteinander enorm verändert haben. Mann und Frau sind liebender und feinfühliger geworden. Das gilt auch für die Genitalien. Eine Frau, die sich schon von der Sexualität zurückgezogen hat, kann sich wieder vertrauensvoll öffnen, solange der Penis des Mannes einfach nur still in ihr ruht. Nach und nach löst sich aller Stress aus unguten sexuellen Erfahrungen in jeder Zelle des Körpers. Eine neue, viel tiefere Empfänglichkeit erwacht. Das bleibt nicht ohne Einfluss auf das sonstige Liebesspiel, denn auch dieses wird allmählich achtsamer und liebevoller. Die meisten Menschen werden aufgrund ihres überaktiven Lebens bei einsetzender Entspannung zu Beginn dieser Praxis sehr müde. Sollte das dauerhaft so bleiben, ist es anzuraten, die Lebensgestaltung grundsätzlich zu überdenken, um auch der Entspannung im gesamten Leben mehr Raum zu geben.

Manchmal geschieht bei der sanften Vereinigung tiefes Entspannen, sonst nichts. Doch die inneren Energiefelder von Mann und Frau werden auch dann aufgeladen, wenn sie noch nicht gefühlt werden können. Sollte jemand währenddessen einschlafen, so kann der andere dennoch hinspüren, atmen und seine Körperwahrnehmung schulen. Manchmal sind auch beide so erschöpft, dass ein kurzer vereinigter Schlaf angemessen ist. Dann ist es gut, den Wecker zu stellen und einfach Schläfchen in stiller Vereinigung miteinander zu machen.

> *Ich hatte schon lange von der sanften Vereinigung gehört und davon, welches Wundermittel sie für die Liebe sein soll. Das alles kam mir jedoch einfach zu langweilig vor. Ich war auf die herkömmliche Sexualität und den Orgasmus fixiert. Meine Frau wandte sich leider vom üblichen Sex mehr und mehr ab. Ich darbte und war sehr unglücklich. Wir waren so im Teufelskreis von Fordern und Verweigern gefangen, dass wir keine liebenden Worte mehr füreinander übrighatten. Weil ich nicht weiterwusste, willigte ich schließlich ein, diese sanfte Sache auszuprobieren. Da wir beide früh aufstehen, selbstständig sind und abends zu unterschiedlichen Zeiten schlafen gehen, beschlossen wir, uns morgens um 5.30 Uhr den Wecker für ein halbstündiges sanftes Stöpseln – wie wir die sanfte Vereinigung nannten – zu stellen. Wir konnten es leicht umsetzen und sahen diese Zeit als sexuellen Halbschlaf an, bei dem wir sorglos entspannen konnten. Es war in der Tat nicht spektakulär. Heute nach Jahren dieser Praxis kann ich gar nicht mehr verstehen, wieso ich so viele Jahre habe verstreichen lassen, ohne diese Möglichkeit zu nutzen. Unser Machtspiel um die Sexualität verschwand aus unserem Leben. In mir breitete sich eine tiefe Zufriedenheit aus, wusste ich doch, dass ich jeden Morgen meinem gelobten Land einen Besuch abstatten durfte. Wenn da und dort noch die normale Sexualität dazukam, war ich überglücklich. Ich fühle mich schon lange nicht mehr sexuell ausgehungert. Endlich bin ich zum ersten Mal in meinem Leben richtig satt geworden und erfüllt. Unser Leben hat sich so verschönert und ist im Vergleich zu früher durchzogen von Leichtigkeit und Freude aneinander.*
> (Manfred, 56 Jahre)

Diese Art der sexuellen Vereinigung kannst du nahezu täglich in den Liebes-Speiseplan aufnehmen. Sogar spät abends, wenn ihr müde seid, oder frühmorgens lässt es sich für die meisten Paare einrichten. Die spürbare Wirkung stellt sich erst nach etlichen Wochen des fleißigen Praktizierens ein. Einmal pro Woche reicht erfahrungsgemäß nicht aus, um eine positiv verändernde Wirkung festzustellen. Da keinerlei Anstrengung damit verbunden ist, kann an jedem Tag dieses bedingungslose Lieben praktiziert werden.

**Fazit:**

**Die sexuelle Vereinigung kann sich zu einer entspannten Liebesbegegnung mit einer erstaunlich guten Wirkung verwandeln.**

## Anleitung zur Position der sanften Vereinigung

Der Mann liegt auf der Seite. Ein kleines Kissen unter dem Kopf macht die Position bequemer.

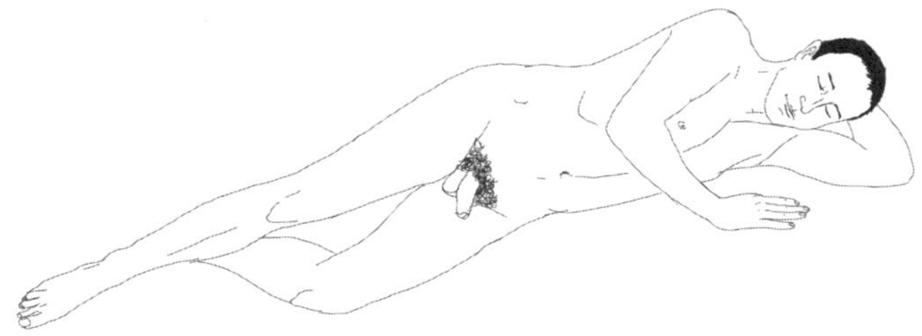

Abb. 2: Seitenlage des Mannes

Die Frau legt sich auf den Rücken im rechten Winkel zum Mann (siehe nächste Seite, Abb. 3).

Der Mann hebt sein oberes Bein an, sodass die Frau ihr linkes Bein zwischen seine Beine schieben kann. Das rechte Bein legt die Frau über den Körper des Mannes. Beide rücken so nah zueinander, dass sich die Genitalien berühren. Die meisten Frauen brauchen ein Kissen, um das obere Bein des Mannes abzustützen (siehe Abb. 5).

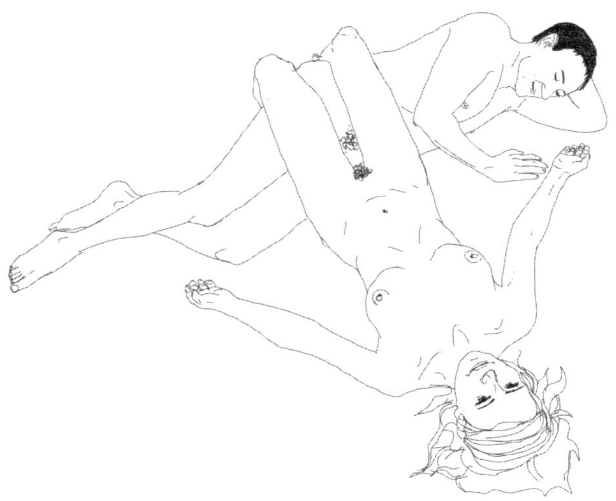

Abb. 3: Frau im rechten Winkel zum Mann

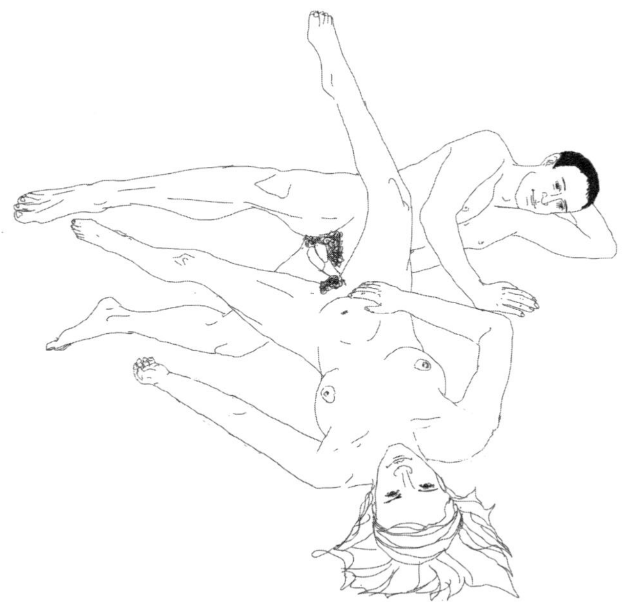

Abb. 4: Die Scherenposition

In der Scherenposition ist leicht Blickkontakt und verbaler Austausch möglich. Der Mann kann eine Hand auf das Herzzentrum der Frau legen. Die Frau könnte stattdessen auch selbst ihre Brüste halten und dann kleine Berührungen wie in Teil 6 beschrieben ausprobieren. Das linke Bein der Frau sollte angestellt sein, damit der Penis nicht herausrutscht.

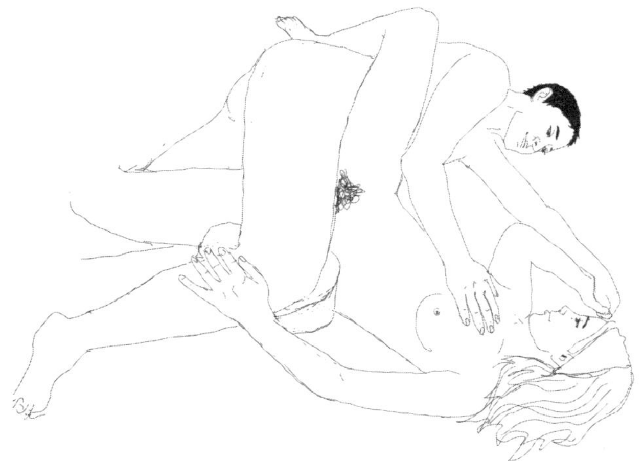

Abb. 5: Sanfte Vereinigung

**Und so wird der weiche Penis eingeführt:** Die Frau geht mit dem Oberkörper nach oben und sucht mit ihren Händen den Penis. Sie zieht dann die Vorhaut zurück und klemmt mit Zeige- und Mittelfinger der anderen Hand den Penis unterhalb der Eichel zwischen ihren Fingern ein. Die Eichel wirkt so wie ein Widerhaken. Mit diesem Zwei-Finger-Griff führt die Frau den Penis in die mit Gleitgel vorbereitete Vagina ein. Oft klappt es nicht gleich beim ersten Mal, aber mit Geduld gelingt es bald. Wenn du dir nicht sicher bist, ob der Penis eingeführt wurde oder es sich außerhalb der Vagina gerade bequem macht, hilft die Zwickprobe: Die Frau spannt ihren Beckenbodenmuskel an. Dann spürt der Mann am Penis, ob das Einfädeln erfolgreich war.

## 28. Planen statt Klagen: Die kleine Revolution der Liebeslust

Es gab in der Weltgeschichte schon viele Revolutionen. Sie haben meist neue Freiheiten gebracht und für tiefgreifende Reformen gesorgt. Stets war die Unzufriedenheit die treibende Kraft für einen anstehenden Wandel. Deshalb ist die sexuelle Unzufriedenheit der Frau so hilfreich. Sie liefert die Energie für die notwendige Veränderung. Das, was im Liebesbett fehlt, braucht der Mensch von heute am dringendsten: Zeit, Entspannung und Muße. Genau deshalb kann eine Korrektur und Umwälzung im Liebesleben auch positive Auswirkungen auf alle Beteiligten haben. Als Frau musst du dafür vom Alltag Zeit für Liebe zurückgewinnen. In Kapitel 9 haben wir besprochen, wo du fündig werden kannst. In diesem Kapitel erfährst du nun, wie du die bereits erwähnten längeren frauenfreundlichen Liebeszeiten gestalten kannst.

Bisher verhielten sich viele Frauen eher passiv. Lust sollte spontan entstehen und war deshalb ein Zufallsprodukt. Doch Lust auf Knopfdruck? Geplante Liebeszeiten? Etliche Männer finden diese Idee unerotisch. Oder steckt dahinter vielleicht die Angst, alte Privilegien zu verlieren? Tatsache ist, dass gerade in langen Beziehungen das Spontane mit der Zeit versickert und Sex nicht mehr von selbst entsteht. Wenn niemand dem entgegenwirkt, verabschiedet sich die Sexualität samt ihrer seelischen Nahrung für die Liebenden vielleicht ganz. Paare, die dagegen bewusst die körperliche Liebe einplanen und feste Termine dafür reservieren, scheinen dauerhaft glücklicher zu sein.

Vielleicht wäre es eine Überforderung für alle Beteiligten, wenn auf einmal nur noch die Frau den Ton angeben würde. Was spricht jedoch dagegen, dass sie eine frauenfreundliche Liebeszeit pro Woche plant und sich für deren Umsetzung einsetzt? Planen macht Sinn, damit der durchstrukturierte Alltag sich nicht jede Sekunde einverleibt. Nach langen Ehejahren können Klugheit und Entschlossenheit die Honeymoon-Hormone von früher ersetzen. Zudem hast du als Frau die Chance auf eine dir entsprechende Sexualität, wenn du selbst Zeitpunkt und Ablauf in die Hand nimmst. Das zeigt sich immer wieder bei Paarseminaren. Dort entlastet der Plan für die tägliche gemeinsame Liebeszeit die Frauen immens und hilft ihnen, bei sich zu bleiben. Sie bedanken sich wieder und wieder dafür. Im Alltag kannst du zusammen mit deinem Partner einen Abend in der Woche festlegen, zum Beispiel Dienstag um 19 Uhr oder sonntags nach dem Frühstück um 10 Uhr. Wird der Termin in den Kalender geschrieben, wird er erfahrungsgemäß ernster genommen. Eine spontane Einladung zum Grillen beim Nachbarn darf nie wichtiger sein als das gegenseitige Versprechen, die Liebe zu hegen und zu pflegen. Für die frauenfreundliche Liebeszeit sollten mindestens zwei Stunden reserviert werden. Rechtzeitig vorher plant die Frau den genauen Ablauf. Am Ende gibt es immer auch Zeit für Ungeplantes, vielleicht eine halbe Stunde lang. Für die Liebeszeit ist Lust nicht nötig, demnach kann dieser Stress entfallen. Nötig ist aber körperliche Berührung. Du kannst auf einer Liste alle Ideen sammeln, die du einmal gerne mit deinem Partner umsetzen möchtest: Massagen, Körpermalen, romantisches Tanzen, erotische Fotografie, Genitalien töpfern, sanftes Lieben und vieles mehr.

Dann wählst du davon etwas aus und erstellst eine Art Speisekarte mit Vor-, Haupt- und Nachspeise. So einen Liebes-Rezeptvorschlag findest du am Ende des Kapitels. Ein gut leserlicher Stichwortzettel für deine Vorhaben mit Zeitangaben und eine Uhr begleiten dich neben deinem Navi (siehe Kapitel 16) durch den Abend. Viele Frauen bevorzugen eine gedämpfte Beleuchtung, damit sie nicht unnötige Energie für das in Kapitel 5 beschriebene Model-Syndrom verlieren. Schließlich findet der Termin statt. Zu Beginn empfiehlt sich eine gemeinsame Meditation, um den Alltag abzuschütteln und den aktiven Verstand herunterzufahren. Ist der Partner dafür nicht offen, meditierst du als Liebesministerin kurz vor der Begegnung allein. Verbinde dich mit deiner inneren Führung und besinne dich, dass du gerade Pionierarbeit machst, die nicht nur dir selbst zugutekommen wird, sondern auch deinem Partner und eurer Liebesverbindung. Zudem kannst du in deiner Meditation innerlich Eigenschaften wie Mut, Ehrlichkeit, Respekt, Achtsamkeit einladen und die Liebeszeit der Heilung eurer Sexualität und der aller Männer und Frauen dieser Welt widmen. Wann immer es zu einer Störung während der Liebeszeit kommt, hältst du inne und gehst in die Stille, bis du den roten Faden wiederfindest. Beachte, dass Diskussionen schnell und explosiv das Liebesvorhaben sprengen können. Schweigezeiten sind deshalb am Anfang gar nicht schlecht. Ein Austausch über das Erlebte sollte in jedem Fall am Ende erfolgen.

**Fazit:**
Damit du gut im Liebesbett führen kannst,
plane Liebesabende schriftlich und halte dich an deinen Plan.

## Vorschlag für die Gestaltung einer frauenfreundlichen Liebeszeit

So wie du ein leckeres Gericht nicht nur einmal im Leben zu dir nimmst, kannst du dieses Liebesrezept immer wieder genießen und gerne abwandeln oder verfeinern.

### 1. STILLE (5 Minuten)

Sitze in Stille und widme innerlich die gemeinsame Zeit der gegenseitigen Heilung.

### 2. „ES TUT MIR LEID, dass …“ (je 15 Minuten, insgesamt 30 Minuten)

Der Mann legt sich auf den Rücken, die Frau sitzt daneben. Eine Hand legt sie langsam und bewusst auf sein Herz, die andere um seinen Penis und seine Hoden. Mehrmals atmen beide tief zu Herz und Sex hin. Dann spricht die Frau: „Es tut mir leid, dass …“ Sie beendet diesen Satz mehrmals auf unterschiedliche Weise. Wichtig ist nicht die Anzahl von Sätzen. Wenige ernst gemeinte Worte sind viel wirkungsvoller als schnell dahingesagte. Nach jedem Satz soll ausreichend Zeit zum Nachspüren bleiben (5 Minuten). Danach

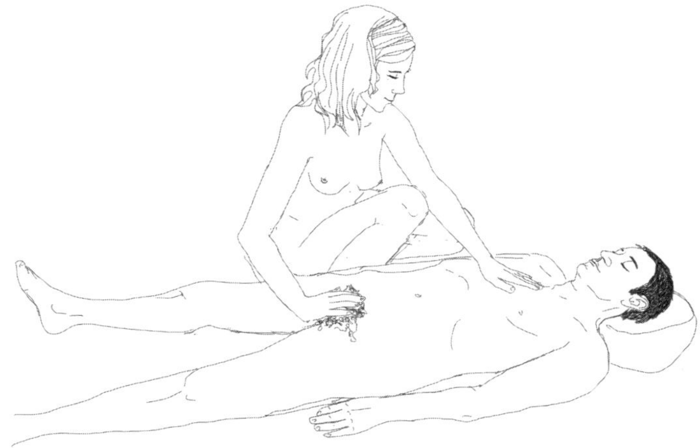

Abb. 6: Verbindung Sex – Herz

begrüßt die Frau den ganzen Körper ihres Partners von oben bis unten mit langsamen und achtsamen Berührungen (10 Minuten). Anschließend wird gewechselt. Der Mann legt seine Hand auf das Herz und um den Venushügel der Frau.

### 3. EINANDER STÄRKEN: Brüste und Penis

(je 15, insgesamt 30 Minuten)

Der Mann lässt mit viel Zeit die Hände auf die Brüste der Frau sinken und hält diese nur. Beide atmen zu den Brüsten hin. Nach 5 Minuten beginnt der Mann, seine aufliegenden Hände langsam kreisen zu lassen. Nach abermals 5 Minuten berührt er die Brüste sanft und intuitiv. Zum Ende bleiben die Hände still liegen und entfernen sich schließlich langsam. Entsprechend nähert sich die Frau dem Penis und den Hoden an. Sie hält in der Schale der einen Hand die Hoden und legt die andere Hand auf oder um den Penis. 5 Minuten lang bleibt es so. Die aufliegenden Hände kreisen dann langsam (ohne sich zu lösen), ebenfalls 5 Minuten. Jetzt folgen sanfte

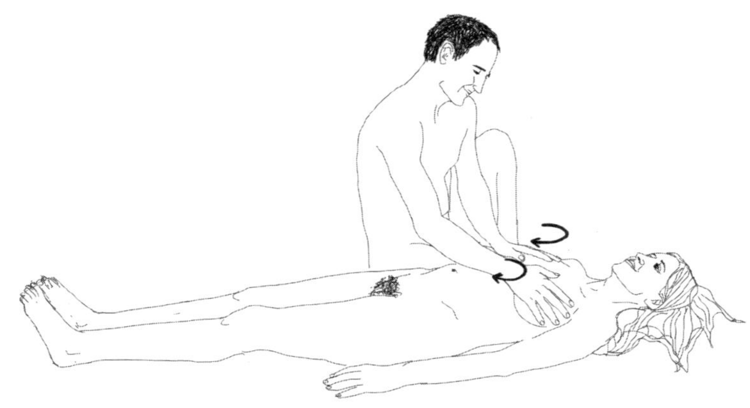

Abb. 7: Brüste stärken

und liebevolle intuitive Berührungen. Nach insgesamt 15 Minuten bleiben die Hände still liegen und entfernen sich danach langsam.

**3. SANFTE VEREINIGUNG** (30 Minuten)
Die Frau hält während der sanften Vereinigung selbst ihre Brüste still oder lässt sie unter ihren Händen langsam kreisen. Wenn es von der Entfernung geht, kann auch der Mann die Brüste halten und berühren. Beide atmen sanft und tief und lauschen in die Berührung von Penis und Vagina hinein (ca. 10–15 Minuten). Die restliche Zeit miteinander ausruhen und entspannen.

**4. OFFENE ZEIT** (ca. 25 Minuten)
Verbringt den Rest der Zeit achtsam und schaut, was jetzt angemessen ist. Keiner soll den anderen bedrängen. Bleibt aber in Körperkontakt.

(Mehr Informationen zu den hier vorgeschlagenen Berührungen und weitere Ideen zur Gestaltung einer gemeinsamen Liebeszeit findest du in den Kapiteln 43–46.)

## 29. Altlasten entsorgen: Das Rabattmarkenheft alter Verletzungen entwerten

Seelische Verletzungen geschehen immer wieder, absichtlich oder unbewusst. Das kannst du nicht verhindern. Selbst eine harmlose Bemerkung kann in deinem Gegenüber heftige Reaktionen auslösen. Solche Vorkommnisse können es erschweren oder verhindern, sich wieder für die gemeinsame Liebe und für Sex zu öffnen. Bei jeder kleinen Trübung des Beziehungshimmels werfen Liebende einander den Katalog aller bisherigen Missetaten vor und aktivieren dadurch die alten unverarbeiteten Wunden. Jeder Mensch hat eine Art inneres Rabattmarkenheft, in dem er alle unguten Taten des anderen sammelt. Nach jedem Konflikt, der nicht miteinander aufgelöst wird, wächst es an und bedroht wie ein permanenter Schwelbrand, der jederzeit auflodern kann, das Liebesglück. Das sinnlose Wiederholen alter Verletzungen im eigenen Geist, im Vorwurf an den Partner oder in einer Klagerunde bei Freunden verhärtet die Beziehungsfronten. Aus einer Mücke kann im Laufe von vielen Jahren ein beziehungsgewichtiger Elefant werden, der noch so gut gemeinte Liebesmühen leicht zertrampeln und Dauerunzufriedenheit schüren kann. Ist das Rabattmarkenheft voll, wird es eingelöst. Das kann direkt zu einer Trennung führen, besonders wenn etliche große Marken dabei sind. Deshalb ist es klug, dein Rabattmarkenheft und das deines Partners beizeiten in Augenschein zu nehmen. Denn bereits eingeklebte Marken können entwertet und gänzlich unschädlich gemacht werden. Im Laufe der Zeit lernst du, eine Schieflage sofort zu berichtigen, sodass erst keine Rabattmarke gezückt werden muss.

Altlasten häufen sich nicht nur durch Unachtsamkeiten und Verletzungen während der bestehenden Partnerschaft an. Oft mischen sich unerledigte Kindheitswunden oder ungute Erfahrungen aus vorherigen Beziehungen unter das Sortiment der inneren Wunden.

Das ist besonders dann zu vermuten, wenn jemand unangemessen heftig und emotional reagiert.

> *Als ich drei Jahre alt war, verlor ich meine Mutter durch einen plötzlichen Darmverschluss. Das war das schlimmste Trauma meines Lebens. Jedes Mal, wenn in einer Beziehung meine Partnerin nach einem Streit weglief, stürzte ich in tiefe seelische Abgründe, die ich niemandem wirklich beschreiben kann.*
> (Michael, 67 Jahre)

Manchmal kommst du genervt und überfordert vom Job nach Hause und fauchst deinen Partner an, der damit gar nichts zu tun hat. Sobald dir das bewusst wird, kannst du dich entschuldigen. In der Praxis erweist es sich als noch hilfreicher, wenn du sagst: „Tut mir leid. Ich war eben unfair zu dir. Ich hatte Stress und du hast ihn abgekriegt. Jetzt hast du sofort einen Fünf-Minuten-Berührungswunsch frei." Das kann Rückenkraulen, eine Umarmung, Handauflegen oder ein Halten des anderen sein. Schon ist die kleine störende Beziehungsstechmücke verscheucht und kann nicht mehr zum Elefanten anwachsen und weiteren Schaden verursachen.

Nicht so einfach geht es bei größeren Wunden zwischen Mann und Frau. Da braucht es bisweilen äußere Hilfe oder therapeutische Begleitung, um die Liebesfähigkeit wiederherzustellen und die Paarbeziehung aufrechtzuerhalten.

> *Petra und Marco besuchen als letzten Rettungsversuch für ihre Beziehung ein Paarseminar. Marco ist Arzt und hat seine Praxis in der Stadt, während Petra mit den Kindern im gemeinsamen Haus auf dem Land lebt. Er ist nur am Wochenende zu Hause. Petra keift ständig und ist zu keinem normalen Gespräch mit ihrem Mann mehr fähig. Jeder Satz ist wie eine emotionsgeladene Waffe, die sie ihm um die Ohren haut. Sie hat herausgefunden, dass er ein Jahr lang eine Geliebte in der Stadt hatte. Für sie gibt es keine positive gemeinsame Perspektive mehr. Marco*

*erkennt an, dass er seine Frau sehr verletzt hat. Das allein aber scheint nicht zu reichen. Der Therapeut schlägt vor, dass sich Petra etwas von Marco wünschen darf, was ihm ähnlich viel abverlangt wie das, was er ihr zugemutet hat. Wenn Marco auch in eine Art sauren Apfel beißen muss, der seiner Frau einen Vorteil bringt und dadurch einen Ausgleich schafft, so könnte die aus der Balance geratene Beziehung wieder gleichwertig werden. Ihr fällt spontan nichts ein und sie schläft eine Nacht darüber. „Ich wünsche mir, dass du die Praxis in der Stadt aufgibst und zu uns aufs Land ziehst." Dabei erwähnt sie, dass dort eine Arztpraxis eröffnet werden darf und dass sie sich das schon lange erhofft. Man sieht Marco sofort an, dass ihm diese Idee zusetzt. Nach einer Nacht Bedenkzeit schaut er seine Frau an: „Ich liebe dich und unsere Kinder und ich möchte alles tun, damit unsere Familie nicht zerrissen wird. Ja, ich habe dir großen Schmerz zugefügt. Das sehe ich jetzt und es tut mir sehr leid. Es fällt mir nicht leicht, aber ich werde das mit der Praxis in Angriff nehmen." Beide sind tränenüberströmt und umarmen sich.*

Der Ausgleichswunsch eines Partners muss dem Vergehen angemessen sein. Ist der Wunsch zu klein oder zu groß, löscht er den begangenen Fehler nicht aus und kurbelt den Kreislauf des Unguten weiter an. Meistens ist ein Paar überfordert, einen Wunsch mit passendem Ausgleichswert zu finden, weil sich bei diesem Findungsprozess schnell wieder die alten Emotionen entzünden. Eine neutrale dritte Person kann helfen.

*Irene und Wolfgang sitzen in der Patsche, was ihre Beziehung angeht. Nach einigen Therapiejahren hat er ihr gestanden, dass er jahrelang regelmäßig ins Bordell gegangen ist. Irene bricht zusammen und ist fassungslos, zumal sie die Beziehung und Sexualität mit ihrem Mann als wunderbar beschreibt. Monatelang ringen beide um ihre Beziehung und finden keine Lösung. In einer Paargruppe sucht Irene zwei Tage lang nach einem Ausgleichswunsch. Mit leuchtenden Augen schlägt sie schließlich vor, dass das Geld, das Wolfgang über viele Jahre für einen großen Segeltörn mit seinen Freunden gespart hat, für eine neue Küche verwendet werden soll, die sie aussuchen darf. Ihm verschlägt es erst einmal die Sprache – ein Zeichen, dass ihm der Wunsch wirklich etwas abverlangt. Am nächsten Tag stimmt er nach reiflicher Überlegung schließlich zu. Beide versprechen einander, nie mehr über die Sache zu reden und nach vorne zu schauen, sobald der Ausgleich stattgefunden hat. Gleich nach dem Seminar beginnen sie, ihr Haus zu renovieren, und schicken mir schließlich Fotos von der neuen Küche. Jahre später sind sie immer noch glücklich und unendlich dankbar, dass dieser Ausgleich ihrer so spürbar großen Liebe füreinander wieder Tür und Tor geöffnet hat.*

Kleine Wunden brauchen einen kleinen Ausgleich, große einen großen. Allein das Anerkennen, dass du deinem Partner wehgetan hast, reicht dem anderen schon die Hand. Zudem entkommen Paare dadurch der schlechten Angewohnheit, einander alte Fehler bei jeder Gelegenheit unter die Nase zu reiben.

**Fazit:**
Löse kleine Verletzungen sofort auf, damit sie sich nicht ansammeln. Bereinige auch Ungelöstes aus der Vergangenheit und hole dir dazu gegebenenfalls Hilfe.

## 30. Stärken fördern, für Schwächen Lösungen suchen

Viele von uns haben durch das Elternhaus, die Schule oder die Umgebung Entmutigung erlebt. Meist standen nicht unser Potenzial, unsere Talente, unsere Stärken im Mittelpunkt unseres Wachsens und Werdens. Ganz im Gegenteil: Besondere Aufmerksamkeit bekamen eher unsere Unzulänglichkeiten, Schwächen und Fehler, weil man versucht hat, uns diese abzutrainieren. Unter den Diktaten in der Schule stand stets die Anzahl der Fehler und nicht die der richtig geschriebenen Worte.

Der Blick auf die Mängel und Schwächen anderer Menschen steckt tief in uns. Deshalb entmutigen wir uns selbst, unseren Partner, unsere Kinder und Freunde, ohne es zu bemerken. Besonders in der Liebesbeziehung hat diese Angewohnheit, den anderen dauernd auf seine Unzulänglichkeiten hinzuweisen, verheerende Auswirkungen. Sie erschafft schlechte Stimmung, Unzufriedenheit, Zerwürfnis und Streit und verhindert dadurch auch das Lebenselixier Sex. Dabei verschwindet das Bekämpfte leider nicht, sondern wird in der Regel noch stärker. In der Zeit der rosaroten Brille schauen die Liebenden auf die Stärken des anderen und sind beeindruckt. Doch kaum fällt die Brille nach ein paar Erschütterungen herunter, beginnt das böse Erwachen. Dadurch wird der andere auf einmal zum mangelhaften Geschöpf, das unbedingt verbessert werden muss. Dass das nicht funktioniert, haben wir schon beschrieben. Die gute Nachricht: Entmutigung kann verlernt und durch Ermutigung ersetzt werden. Ermutigung hält Ausschau nach den Stärken und Talenten eines anderen Menschen, schenkt ihnen Aufmerksamkeit und fördert sie. Dadurch bringst du verborgene Seiten im Partner zum Blühen und damit den Partner insgesamt. Ermutigung ist die Gegenbewegung zum Männerverbesserungsprojekt. Du kannst das Beste in deinem Liebsten hervorbringen, anstatt ihn zu schwächen und zu entmutigen.

Am besten beginnst du diesen Umlernprozess zunächst bei dir selbst. Frage dich, ob du das, was du tust, gerne tust. Was macht dich glücklich? Wofür schlägt dein Herz? Was macht dir Freude und was nährt dich? Welche deiner Talente hast du im Laufe deines Lebens zu den Akten gelegt und könntest du entstauben? Welchen könntest du neues Leben einhauchen? Singst du gerne? Wie wäre es mit Theaterspielen? Kribbelt es vor Vorfreude, wenn du an Fallschirmspringen denkst? Hast du früher gerne getanzt? Könntest du dir ein kleines Atelier einrichten und wieder malen? Welche Kurse würdest du gerne besuchen? Was bringt deine besten Seiten zum Vorschein? Was gibt dir Energie, anstatt dich auszulaugen? Knipse dir nicht das freudvolle Strahlen, das bei der einen oder anderen Frage entsteht, selbst wieder aus, indem du dir sagst: „Das geht ja eh nicht!“ Lass dir stattdessen Flügel wachsen und sammle auf einer Liste alles, was dir Spaß machen würde, wenn du nicht die Grenzen hättest, die du vorerst noch für fest zementiert hältst. Nach langen Ehejahren vergessen manchmal Frauen, dass es noch mehr im Leben gibt als endlose Pflichten. Deshalb dauert es eine Weile, bis innere Freude und Lebendigkeit wieder aufkeimen.

„Wenn ich könnte, wie ich wollte, dann würde ich …“ Beende diesen Satz immer wieder auf ein Neues. Erlaube deiner Fantasie, zu fliegen und achte darauf, bei welchen Sätzen dir vor Freude der Atem stockt. Nimm deine Umgebung und die vielen Angebote in der heutigen Zeit wahr. Was erweckt dein Interesse? Vergiss immer wieder die Beziehungskiste, die Kinder, die Arbeit, die zu pflegenden Eltern, wenn du deinem inneren Licht auf die Spur kommen willst. Anstatt deine Energie sinnlos im Wälzen von Beziehungsproblemen zu vergeuden, probiere Neues aus.

Handle so, als wärst du allein auf der Welt und dir würden zahllose Möglichkeiten offenstehen. Traue dich, deine Komfortzone zu verlassen und deine Talente zu entfalten. Wenn du dann fröhlich nach Hause kommst, bist du wie ein Magnet für deinen Partner und ein Geschenk für die Kinder und deine Umgebung.

> *Durch viele Jahre als Mutter, Hausfrau und Berufstätige bin ich fast in reiner Pflichterfüllung ertrunken. Dauernd war ich überfordert, hetzte von einem Termin zum nächsten. Abends war ich nur noch geschlaucht und wollte auch von meinem Partner nichts mehr wissen. Ich dachte, eine gute Mutter müsse sich aufopfern. Zuerst kamen immer die anderen. Und wenn die alle versorgt waren, hatte ich keine Energie mehr für meine Hobbys übrig. Ich wurde immer unzufriedener und war häufig*

*krank. Erst als meine Freundin mir zum Geburtstag einen fortlaufenden Abendkurs Kreistänze geschenkt hatte, kam die Wende. Der Absprung von zu Hause war gar nicht so leicht. Irgendwie meinte mein Mann, warum ich mir diese Termine auch noch aufladen wollte. Aber ich habe es geschafft. Nach dem Tanzabend gingen wir meistens noch Pizza essen und hatten viel Spaß. Ich begann, durchzuatmen. Inzwischen gehe ich auch noch regelmäßig ins Fitnessstudio, habe abgenommen und mache bei einer Walkinggruppe mit. Es tut mir so gut, auf mich selbst zu achten und allein wegzugehen.* (Sybille, 49 Jahre)

Hast du es geschafft, Oasen der Erfüllung in dein Leben zu integrieren, kannst du auch die Stärken deines Partners fördern. Beobachte ihn beim Erzählen. Achte darauf, wann seine Augen funkeln oder wann Anflüge von Begeisterung auftauchen. Dann unterstütze ihn, dieser Spur zu folgen. Mache ihm Mut und hilf ihm bei der Umsetzung.

*„Golf würde mir Spaß machen!", sagte mein Mann fast nebenbei. Und gleichzeitig entmutigte er sich gleich selbst, indem er ergänzte: „Aber das ist ja ein Sport für reiche Leute!" Dabei verlosch das Funkeln in seinen Augen. Zum Geburtstag schenkte ich ihm einen Gutschein für einen Schnupperkurs. Der Golflehrer war begeistert von ihm und konnte nicht glauben, dass er vorher noch nie einen Golfschläger in der Hand gehalten hatte. Heute ist mein Mann ein toller Golfer geworden und spielt sogar in der Mannschaft mit.*

Wenn Paare einander so unterstützen, dass jeder die ihm innewohnenden Potenziale entfalten kann, dann tut das auch der Liebe zueinander gut und fördert das sexuelle Glück. Das Strahlen des Partners wirkt sich jedes Mal wie ein Segen auf die Beziehung aus. Die halbe Beziehungsmiete ist schon bezahlt, wenn du Entmutigung unterlässt, und zwar sowohl deine eigene Entmutigung als auch die deines Partners. Natürlich weißt du schon seit dem Verlust der rosaroten Brille, dass dein Partner auch Schwächen hat, genauso wie du und jeder Mensch. Erstaunlicherweise verschwinden einige davon allein dadurch, dass du auf die Stärken setzt und diesen deine Aufmerksamkeit schenkst. Aber leider verschwinden nicht alle Schwächen sofort. Für diejenigen, die noch bleiben, können gemeinsam Lösungen gesucht werden.

> *Wir haben einen Garten und die ganze Arbeit hängt an mir. Mein Partner liebt es zwar, draußen zu sitzen und zu grillen. Unkrautjäten und die Pflege des Gartens jedoch sind ihm lästig. Nach einigen Diskussionen haben wir gemeinsam nach Lösungen gesucht. Jetzt kommt zweimal im Jahr eine Gärtnerin und macht das Gröbste. Die andere Arbeit erledige ich selbst gerne, weil ich es liebe. Und die Kosten für die Hilfe von außen trägt mein Mann. Das sieht er als seinen Beitrag. Seitdem ist Frieden bei uns in Bezug auf das Gartenthema eingekehrt.*
> (Magda, 52 Jahre)

Genauso wie jeder Mensch aufblüht, wenn er seine Stärken entfalten und die Dinge tun kann, die ihm Freude bereiten, verlierst du Kraft und Lebensfreude, wenn du Dinge tust, die du nicht magst. Deshalb schaue dein Leben an und versuche, für die Tätigkeiten, die du nicht magst, Lösungen zu suchen. Natürlich gibt es Schwächen, die die Beziehung stark belasten. Das kann zum Beispiel ein Alkohol- oder ein anderes Suchtproblem sein. In diesem Fall ist möglicherweise Trennung angesagt. Bis dahin ist es ratsam, zunächst mit dem Beziehungsdünger Ermutigung für eine begrenzte weitere Zeit zu schauen, ob der Garten der Liebe noch einmal zum Erblühen gebracht werden kann.

Das stärkste Gespann auf der Welt ist eine Mann-Frau-Beziehung. Diese wird zu einem hocheffektiven Team, wenn beide ihre Lebensenergie nicht in fruchtlosen Kämpfen gegeneinander verlieren. Schaffen sie es dagegen, die Stärken des anderen zu fördern und für die Schwächen Lösungen zu suchen, wird immens viel Kraft eingespart. Und diese kann dazu eingesetzt werden, die Partnerschaft zu verwandeln. Das gilt besonders auch für das Liebesbett.

**Fazit:**
Ermutigung verwandelt deine Beziehung und dein ganzes Leben und Lieben positiv.

## 31. Den positiven Kreislauf der Liebe in Gang halten

Die Verbindung zwischen Eltern und Kind ist die erste Liebeserfahrung eines Menschen und bildet später die Grundlage der Liebe zwischen Mann und Frau. Ist diese erste Liebe deines Lebens gelungen, so hast du ein gutes Fundament für dein Leben und besonders für die Paarbeziehung. Es liegt in der Natur der Dinge, dass Eltern geben und Kinder nehmen. Eltern geben zunächst den Kindern das Kostbarste, nämlich das Leben. Sie geben es, wie sie selbst es einmal bekommen haben. Zudem geben sie in der Regel noch viel mehr. Sie versorgen sie mit Nahrung, Kleidung, einem Zuhause, einer Schul- und Ausbildung und oft auch mit Liebe und Geborgenheit. Der Fluss der Liebe zwischen Eltern und Kind verläuft wie eine Einbahnstraße in eine Richtung. Er fließt von den Eltern zu den Kindern, ein Leben lang. Geben und Nehmen in der Paarbeziehung hingegen verlaufen in wechselseitigem Fluss: Jeder gibt und jeder nimmt. Beide bewegen sich im Idealfall wie Pendel, wie eine Waage, um einen Mittelpunkt herum. Geben und Nehmen sollten einander immer wieder ausgleichen. Dadurch bleiben beide Partner gleichwertig. Im Geben bist du groß und überlegen, so wie damals die Eltern dem Kind gegenüber. Im Nehmen wirst du klein, bedürftig und abhängig. Ist jeder groß und auch wieder klein, schwingt das beglückende Band der Liebe und erfüllt beide gleichermaßen.

Jedoch wollen manche Menschen unbewusst lieber geben als nehmen. Sie wollen die Kontrolle behalten, den Überblick, ihre

Freiheit. So verweigern sie das Kleinsein, die Bedürftigkeit, die Abhängigkeit als Folge unangenehmer Erlebnisse in der Kindheit. Meistens finden sie einen passenden Partner, der hauptsächlich nehmen will. Dadurch entsteht eine Polarisierung: Einer gibt nur, der andere nimmt nur. Das kann sich im Finanziellen ausdrücken, in der Sexualität oder in anderen Lebensbereichen. Das Fatale an dieser Konstellation ist, dass sich dadurch die Paarbeziehung in eine neue Art von Eltern-Kind-Beziehung verwandelt: Der Strom der Liebe fließt nun wie in der Kindheit nur in eine Richtung. Als naheliegende Folge stirbt die Erotik, denn wer geht schon gerne mit Mutter oder Vater ins Bett? Grundlage für das Gelingen der Partnerschaft ist ein ausgewogenes Verhältnis im Geben und Nehmen. Wenn jeder dem anderen gibt und jeder im gleichen Maß vom anderen nimmt, ist der Kreislauf der Liebe geschlossen und es fließt und stimmt. Im Bereich der Sexualität bedeutet das, dass jeder begehren darf und jedem gewährt wird.

Es gibt jedoch zwei Kreisläufe des Gebens und Nehmens. Der eine bringt Glück, der andere Unglück mit sich. Den einen nennt man den Kreislauf der Liebe, den anderen den Kreislauf des Hasses. Beide Kreisläufe funktionieren nach den gleichen Gesetzmäßigkeiten. Einer gibt dem anderen etwas, und der andere reagiert darauf und gibt etwas zurück.

Ein Beispiel für den Kreislauf der Liebe: Ein Mann bringt seiner Frau überraschend einen Blumenstrauß mit. Sie ist glücklich und revanchiert sich am nächsten Tag und kocht sein Lieblingsessen. Jeder kennt wohl diesen Ausgleich im Guten aus seinem Alltag. Dein Nachbar spendiert eine Flasche Wein. Tage danach bringst du ihm frisch geerntete Tomaten aus deinem Garten. Wenn man etwas genommen hat, wird man auf gewisse Weise abhängig. Es fühlt sich an wie eine Art Schuld, aus der dann ein Bedürfnis nach Ausgleich erwächst. Wenn in der Partnerschaft einer dem anderen etwas Schönes gibt und dieser es annimmt, entsteht im Nehmenden das Bedürfnis, auch etwas Gutes für den anderen zu tun. Anerkennung, Gesten der Liebe, positive Zuwendung, Gedichte, Liebesworte, Komplimente, eine Einladung, Lob, Geschenke, jede Form von Körperlichkeit oder Unterstützung für den anderen – das alles sind Gaben, die den Kreislauf der Liebe aktivieren und erhalten können. Je größer der Austausch eines Paares im Geben und Nehmen ist, desto intensiver sind die erlebte Liebe und das gemeinsame Glück. Aber auch die Abhängigkeit nimmt zu. Tiefe Liebe braucht den Mut, sich wirklich aufeinander einzulassen. Glückliche Paare halten bewusst oder unbewusst diesen positiven Kreislauf des Gebens und Nehmens in Gang.

Es gibt jedoch Störungen, die ein Paar manchmal urplötzlich und ohne Vorwarnung aus dem wohltuenden Kreislauf der Liebe herauskatapultieren können. Tut einer dem anderen unbewusst oder leichtfertig etwas an, so entsteht durch diese ungute Gabe das Bedürfnis nach Ausgleich. Verletzende Worte oder eine nicht eingehaltene Verabredung können umgehend den negativen Kreislauf aktivieren. Der Kreislauf des Hasses ernährt sich von Beschimpfungen, Angriffen, Schuldzuweisungen, eisigem Schweigen, Rückzug, Dramainszenierungen, Drohungen oder der sexuellen Verweigerung. Durch das in Gang gesetzte Unglücklichsein entstehen im Partner Reaktionen wie Rachegedanken, Beleidigtsein, Liebesentzug oder Gemeinheiten verschiedensten Ausmaßes. Leider wird dieser Kreislauf auch aktiviert, ohne dass der Verursacher etwas Böses im Schilde geführt hat. Bloße Missverständnisse können das Karussell in Fahrt bringen. Ein Aussteigen bei voller Geschwindigkeit wird dann umso schwerer. Hat einer dem anderen etwas Ungutes zugemutet, so muss auch das ausgeglichen werden, um wieder gleichwertig zu sein. Die Beispiele aus Kapitel 29 verdeutlichen das. Sonst bleibt eine Kluft zwischen beiden: Der eine ist dann der vermeintlich Gute, der andere bleibt bis zum Ausgleich der Böse.

Sicher kennst du all das aus eigener Erfahrung. Jetzt erfährst du, wann und wie du die Notbremse ziehen kannst. Halte inne und verbinde dich mit deiner inneren Weisheit und mit der Stille. Würdige mitten im Kreislauf des Hasses das Bedürfnis nach Ausgleich.

Gleichzeitig achte sorgsam auf das Gesetz der Liebe. Das, was du im Kreislauf des Hasses zurückgibst, muss ein bisschen weniger sein als das, was dir zugefügt worden ist. Dadurch hat es Ausgleichswert und befriedet das Böse. Bringe deinen Partner nicht durch eine zu hohe Dosis weiter in Zugzwang. Dann ist der negative Strudel gestoppt. Atme tief durch und beginne schnellstmöglich wieder, mit einer Geste der Liebe den positiven Kreislauf der Liebe anzukurbeln. Leider spielt es sich in der tagtäglichen Wirklichkeit vieler Paare anders ab: Wer vom anderen etwas angetan bekommen hat, gibt Böses zurück und setzt meistens noch eins drauf – so extrascharf wie die Carolina Reaper Chili Schote (sie ist die schärfste, die es gibt). Dadurch entsteht beim Partner erneut ein Bedürfnis nach Ausgleich und so wird der Kreislauf des Hasses manchmal über Jahre oder ein Leben lang in Gang gehalten. Es gibt noch eine andere Möglichkeit, den Kreislauf des Hasses zu durchbrechen und den Teufelskreis wieder in eine Glücksspirale zu verwandeln. Wir haben sie schon kennengelernt. Hat einer dem anderen etwas angetan, dann darf sich der Betroffene etwas wünschen, was Ausgleichswert hat.

Umgekehrt ist es beim Kreislauf der Liebe. Wer die Liebe erhalten und steigern will, tut gut daran, immer ein bisschen mehr zurückzugeben, als er bekommen hat. Dadurch entsteht im anderen erneut das Bedürfnis nach Ausgleich – und so beschenkt ihr euch ununterbrochen mit den Blüten aus dem Garten eurer Liebe. Paare, die regelmäßig die Sexualität pflegen und darauf achten, den Kreislauf der Liebe in Gang zu halten und Störungen auf der Stelle durch gegenseitige Wünsche aufzulösen, blühen miteinander auf. Eine schöne Angewohnheit ist das kleine Wunschritual vor dem Einschlafen. Jeder erfüllt dem andern einen körperlichen Fünf-Minuten-Wunsch. Der Kreislauf der Liebe freut sich und zudem schlafen beide vermutlich wohlig ein.

**Fazit:**
Aktiviere so oft wie möglich den Kreislauf der Liebe.

## 32. Zustimmen statt bekämpfen: Das Drama mitheiraten

Wenn sich der Kreislauf des Hasses ungebremst hochschaukelt, kommt es schließlich zur Explosion. Schreien, Wutausbrüche, zerbrochenes Geschirr – bis hin zur körperlichen Gewalt. Es knallen Türen und einer von beiden verlässt auf unbestimmte Zeit die Gemeinsamkeit. Aber das Schlachtfeld kann sich auch leise und subtil entfalten: Eisiges Schweigen und finstere Blicke, verachtende Gesten oder die Verweigerung von körperlicher Nähe beschweren die Beziehung und die Herzen der eigentlich Liebenden. Jedenfalls befindet man sich auf einmal mitten in einem Scherbenhaufen. Das Herz blutet, die Seele weint und im Kopf toben Trennungsgedanken und Rachegelüste.

Kleine Zerwürfnisse können, wie schon beschrieben, schnell aufgelöst werden, bevor sie Ausmaße annehmen. Vernichtende und zerstörende Gespräche, die sich immer nach gleichem Muster wiederholen und bei denen man keine Lösung oder keinen Fortschritt sieht, unterliegen jedoch oft einer Art Wiederholungszwang. Darunter schwelen vermutlich ungelöste Konflikte. Es geht bei solchen ewig gleichen Streitereien nicht um die wirklichen Ursachen. Neben einer unerfüllten Sexualität oder aktuellen, aber unter den Tisch gekehrten Themen gibt es Altlasten aus der Kindheit, der Lebensgeschichte oder sogar aus dem Familiensystem, die das Drama und die mit ihm einhergehenden Trennungsgedanken befeuern. Wie schon erwähnt, liefert eine fehlende oder unerfüllte Sexualität permanent Futter für Missstimmung und Streit.

Ein handfestes Drama dauert oft zwei bis drei Tage oder noch länger. Jetzt verzieht sich jeder wie ein geschlagener Hund in seine Hütte. Doch der Krieg ist nicht aufgelöst, nur weil man sich aus der Gefahrenzone zurückgezogen hat. Er tobt innerlich weiter. Es kann heftig sein, die Verantwortung für die eigenen Emotionen zu übernehmen. Manchen hilft es, joggen zu gehen oder im Garten zu arbeiten. Wenn Aggression im Spiel ist, ist es in jedem Fall hilfreich, in körperliche Aktion zu gehen. Mit Wut als Kraftquelle wird eine Putzattacke besonders erfolgreich sein. Alles wird blitzen und funkeln vor Sauberkeit. Der Adrenalinspiegel sinkt während körperlicher Arbeit, und je mehr er das tut, desto eher baut sich leise wieder Friedfertigkeit auf.

Der spirituelle Lehrer Eckhart Tolle[43] spricht in seinem Buch „Jetzt!" vom Schmerzkörper[44]. Als eine Art inneres Wesen taucht dieser regelmäßig auf, um sich an negativen Emotionen zu laben und sich daran satt zu fressen. Dann sinkt er wieder in den Ruhemodus zurück. Schlichten wollen, während die Emotionen toben, ist oft kontraproduktiv. Es stachelt das Drama leider noch mehr an.

> *Ich erinnere mich noch, wie mein Mann ins Drama abgedüst ist. Ich saß daneben und wusste, dass es gleich passieren wird. Natürlich wollte ich es verhindern und habe mit Engelszungen auf ihn eingeredet. Das hat ihn erst recht wütend gemacht. Was ich aus solchen hochgefährlichen energetischen Situationen gelernt habe: Ich muss die Situation verlassen. Aber es ist gut, nicht einfach wegzulaufen, sondern zu sagen: „Ich gehe, aber ich komme wieder. Und ich spreche mit dir darüber bei unserem nächsten Zwiegespräch."*

Für viele Menschen ist es schwer, in solchen emotional aufgewühlten Situationen einen freundlichen Ton zu bewahren. Aber das kann gelernt und geübt werden. Bleibt der aggressive Unterton, wenn einer mitten im Streit das Schlachtfeld verlassen will, kann es denjenigen, der weiterstreiten will, zur Weißglut treiben.

Ein Sprichwort sagt, dass ein Gewitter die Luft bereinigt. Es ist möglich, dass es einem Paar durch einen Wutanfall gelingt, alles Angestaute endlich auszusprechen. Passiert so ein Gewitter selten, so kann es klärende Wirkung haben. Je häufiger dagegen der Donner grollt und Blitze einschlagen, desto schwerer wird es, die Liebe aufgrund der vielen Verwundungen zu retten. Manchmal wird das Streiten unbewusst benutzt, um nach einer langen Phase von Innigkeit und Nähe wieder in Distanz zu kommen. Das Drama kommt dann als Regulativ, damit beide einer unguten Symbiose entrinnen und etwas Abstand gewinnen können. Wann immer Streit sich häuft, ist es wichtig, zu überprüfen, ob der Nähe-Distanz-Haushalt ausgeglichen ist oder ob andere Defizite bei einem oder beiden Partnern vorhanden sind.

> *Mein Mann mag es nicht, wenn ich mich meinen kreativen Hobbys widme. Er bezeichnet sie als brotlose Kunst. Es war mir zu Anfang gar nicht bewusst, dass ich Streit inszeniert habe, um an meinen Kinderbüchern weiterarbeiten zu können. Tatsächlich habe ich viel geweint und mich ungerecht behandelt gefühlt. Erst eine Freundin hat mir ein Aha-Erlebnis beschert. ‚Du weißt doch genau, was du sagen und tun müsstest, damit wieder Friede ist!', sagte sie mir. Und ich musste das lächelnd bestätigen. ‚Wie lange brauchst du noch für dein Kinderbuch?', ‚Na, etwa zwei Wochen!' Genauso lange hielt ich tatsächlich den Krieg und die schlechte Stimmung aus. Sobald mein Werk fertiggestellt war, konnte ich mühelos und leicht die Missstimmung und die Distanz beenden. Eigentlich müsste ich lernen, meine Interessen auch ohne Streit zu vertreten. Aber ich habe Angst vor den Aggressionen meines Mannes und so mache ich es eben auf diese Art.* (Marika, 66 Jahre)

Beim Streiten beginnt meistens einer von beiden, aber niemand kann den anderen zwingen, mitzumachen. Deshalb hat jeder die Macht, die Wogen gar nicht erst hochkochen zu lassen. Fast jeder weiß, wie schwer es ist, nichts darauf zu entgegnen, wenn einem der andere etwas an den Kopf geworfen hat. Wenn du dir nicht über diesen verstärkenden Mechanismus im Klaren bist, dann willst du einfach das letzte Wort haben. Viele Menschen verderben sich so immer wieder das Glück, weil sie unbewusst das Drama lieben und die Versöhnung danach. Es kann dann einen Suchtcharakter bekommen.

Wenn das Dramakind schon in den Brunnen gefallen ist, du es nicht verhindern konntest, kannst du wenigstens im Anschluss daran deine Lektionen lernen. Was hast du dazu beigetragen, dass das Drama ausgebrochen ist? Was waren deine Anteile? Dann nutzt du das Drama, um Verantwortung zu übernehmen, anstatt das Schuldspiel zu spielen. So kannst du aus dem Schlimmen, was geschehen ist, etwas Gutes gewinnen, also wie im Märchen Stroh zu Gold spinnen. Es ist empfehlenswert, die Anteile deines Partners am Streit zu vergessen. Für deine eigenen Anteile kannst du dich immer entschuldigen. Damit reichst du mitten im Kreislauf des Hasses dem Partner die Hand, um dem Kreislauf der Liebe eine neue Chance zu geben. Helfen weder ein anschließendes Zwiegespräch in ruhiger Atmosphäre noch der angebotene Ausgleich, kannst du über therapeutische Hilfe nachdenken.

*Nach meiner ersten Ehe hatte ich mir geschworen, nie mehr zu heiraten, um nicht wieder im Beziehungsgefängnis zu schmoren. Trotzdem entwickelte sich gerade die schönste Liebesbeziehung meines Lebens. Über Jahre schwebte ich im siebten Himmel, ohne mich verbindlich zu erklären. Schließlich willigte ich doch ein und bestand auf einem traditionellen Verlobungsjahr, um zu testen, ob ich überhaupt noch beziehungsfähig und vor allem sexuell treu sein könnte. Es war unser schrecklichstes Jahr. Aus heutiger Sicht habe ich unbewusst ein Drama nach dem anderen inszeniert, um dem gefürchteten Ehering zu entkommen. Nach dieser misslungenen Probezeit befragten wir unsere Herzen. Wir saßen still nebeneinander und legten unsere jeweilige Hand auf die Mitte der Brust. Ich konnte es nicht fassen. Aus meinem Inneren kam ein hundertprozentiges Ja zu dieser Beziehung ohne jeden Zweifel. Ich verriet es meinem Mann nicht und horchte nach, welche Botschaft er bekommen hatte: „Komisch", erwiderte er. „Ein klares Ja!" Unsere Tränen liefen ineinander und so beschlossen wir, das Drama mitzuheiraten, da wir ja anscheinend ohne es nicht zu haben waren.*

Wenn du dem Drama zustimmen kannst, verliert es an Kraft und an Bedeutung. Im Laufe der ersten Jahre unserer Ehe ist das Drama immer seltener aufgetaucht und schließlich ganz verschwunden.

Jedes Mal, wenn es uns in seinen Fängen hielt, erinnerten wir uns an unser Eheversprechen. „Wir haben es mitgeheiratet. Also ist es doch ok, dass es da ist, oder?“ Und schon huschte ein Lächeln über unsere Gesichter. Inzwischen sind wir schon fast dreißig Jahre zusammen.

*Komplett aufgegeben hat das Beziehungsdrama noch nicht. Manchmal, wenn wir erschöpft oder todmüde sind, und das Ego sich deswegen aufblähen kann, weht einladend Dramaluft durch unser Haus und streckt seine unsichtbaren Fangarme aus. „Spürst du es auch?“, frage ich dann meinen Mann. Wir halten uns sofort in einer liebenden Umarmung oder jeder geht für eine Weile seines Weges und wir lassen Raum zwischen uns. Das reicht, damit wir wieder in besserer Verfassung sind. Die Dramaluft hat sich verzogen. Manchmal sagen wir uns auch liebevoll, dass wir gerade durch den Alltag sehr gefordert sind und dass es keiner von uns beiden verdient hat, jetzt durch einen donnerschweren Streit den Rest zu bekommen. Ich stamme nicht aus einer friedliebenden Familie. Bei uns ging es immer heftig her. Dass ich nun mit meinem Mann schon jahrzehntelang in Frieden und Liebe lebe, ist das größte Wunder und die größte Errungenschaft meines Lebens. Ohne mein inneres Navi und die fleißige Anwendung der Lektionen von „Ein Kurs in Wundern®“ wäre mir das vermutlich nie gelungen.*

Drama entsteht, wenn nicht genug Wachheit da ist, um seine Anfänge zu erkennen und im Keim zu ersticken. Durch Bewusstheit erkennst du immer schneller Glückskiller wie Jammern, Klagen, Angreifen, Widerstand leisten, Stress und chronische Unzufriedenheit und kannst stattdessen innehalten und aus der Stille heraus Heilsames tun und denken. Bringe schnellstmöglich wieder den Kreislauf der Liebe in Gang. Es ist dafür so wenig nötig. Eine kleine Nettigkeit sagen, sich an die guten Eigenschaften des Partners erinnern oder an die schönsten gemeinsamen Erfahrungen. Flüstere diese Erinnerungen der Liebe deinem Partner ins Ohr. Einander vor dem Einschlafen zu danken, für alles, was schön war an diesem

Tag, ist eine von unendlich vielen Möglichkeiten, die das Glück einladen, bei uns zu bleiben und uns zu umhüllen.

**Fazit:**
Gib dem Drama nicht mehr Energie als unbedingt nötig.
Lerne dabei deine Anteile kennen, die nur du verändern kannst.

## 33. Wenn Trennung unausweichlich ist

Manchmal ist der Kreislauf des Hasses nicht zu stoppen. Es sammeln sich zu viele Wunden und Verletzungen an. Guter Wille allein reicht dann nicht mehr aus, um die hilfreichen Werkzeuge des Glücks, wie du sie in diesem Buch findest, umzusetzen. Die Liebe ist verspielt. Beide sitzen ohnmächtig und verzweifelt vor den Trümmern des einstigen Glücks. Trennung steht an.

Die Paarbeziehung zwischen Mann und Frau war für beide mit großen Hoffnungen verbunden. Dennoch sind nicht alle Beziehungen dafür bestimmt, dauerhaft zu sein. Manchmal reicht eine Begegnung für eine kurze Affäre, manchmal für ein paar Jahre und für etliche Paare dauert die Beziehung ein Leben lang. Bert Hellinger hat dazu viele Erkenntnisse gesammelt und ans Licht gebracht. Liebende sind beide in ihr eigenes Familiensystem hineinverwoben und durch unbewusste Dynamiken gelenkt, die von vorangegangenen Generationen kommen. So hat zum Beispiel die Großmutter im Krieg als junge Frau ihren Mann verloren und stand mit drei Kindern allein da. Ihre Enkelin, die tief innen – und ohne sich dessen bewusst zu sein – mit ihrer Oma verbunden ist, wiederholt deren Schicksal. Sie trennt sich in ähnlichem Alter von ihrem Mann. Dadurch steht sie – wie damals die Oma – allein mit ihren Kindern da, so als könnte sie dieser im Nachhinein helfen, das schwere Los zu tragen. Solche Verstrickungen im Familiensystem gibt es auf unterschiedlichste Weise. Wenn diese nicht erkannt und aufgelöst werden, können sie stärker als die Liebe sein und die beiden Partner auseinandertreiben. Auch ungelöste schwierige Beziehungen zu den eigenen Eltern oder zu früheren Partnern können wie eine ungute Woge zerstörend in die Paarbeziehung hineinwirken. Der Partner und die eigenen Kinder werden dann zu Schicksalsgehilfen und vom Wiederholungszwang in die Pflicht genommen. Sie bekommen all das Ungelöste aus der Vergangenheit ab. Weiß ein Paar um diese Vorgänge, können sie beiderseits die eigenen Begrenzungen und unwandelbaren Eigenheiten sehen. Sie blicken über das Gegenwärtige hinaus und erkennen, was jeweils hinter dem und durch den Partner wirkt. Diese Kräfte sind so groß, dass Vorwürfe und Schuldzuweisungen ihnen nicht gerecht werden. Sind zwei in dieser weiterblickenden Liebe verbunden und begegnen einander mit Achtung und Wertschätzung, so geben sie sich auch mit Trauer und Liebe dem Ende der Beziehung hin, wenn es denn unausweichlich ist.

Wie weißt du, wann es Zeit ist, zu gehen? Vielleicht hast du alles getan, was dir möglich war, und trotzdem hat sich nichts zum Guten gewendet. Auf einmal wird der Preis zu bleiben zu hoch. Das ist der Fall, wenn dir dauerhaft das Lachen vergeht, das Zusammensein nur noch mühsam ist oder du schon krank geworden bist oder es wirst, falls du bleibst. Dann zwingt dich das Leben, weiterzuziehen und dich in Dankbarkeit und Respekt zu verabschieden. Es kann ratsam sein, für einen im Vorhinein begrenzten Zeitraum – vielleicht ein Jahr lang – noch einmal alles daranzusetzen, um die Beziehung zu verwandeln und zu retten. Möglicherweise holst du dir Hilfe und gehst entschlossener als je zuvor deinen inneren Weg. Wenn die Monate für diesen letzten Beziehungsversuch verstrichen sind und sich durch deinen Einsatz nichts geändert hat, dann kannst du die Trennung möglichst respektvoll in die Wege leiten. Das bedeutet, eine gute Lösung für alle Beteiligten anzustreben.

**Fazit:**
Wenn dich die Beziehung ernsthaft krank macht,
ist es höchste Zeit, zu gehen.

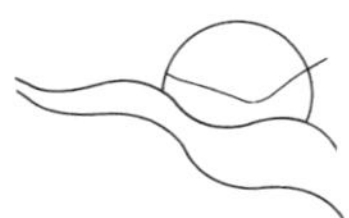

# Teil 5:
# Sexuelles Schlaraffenland für Singlefrauen?

*„Das Tor des Gefängnisses steht offen. Nur mein Wunsch, zu bleiben, hält mich gefangen."* (Ein Kurs in Wundern®)[45]

Die allein lebende Frau hat andere gute Chancen und ungeahnte Möglichkeiten, ihre Lustkompetenzen zu entfalten, als die Frau in einer festen Beziehung. Sie weiß es leider oft nicht und lässt diese besondere Zeit wie Brachland ungenutzt verstreichen. Sie lebt eher sexarm, was ihr Glück drosselt. Der Bereich der sexuellen Gesundheit von Singlefrauen hat viel Luft nach oben und kann insofern deren Lebensqualität erheblich steigern. Dieses Kapitel spricht alle Singlefrauen mit und ohne Kinder an. Es zeigt einen Weg auf, wie regelmäßige Sexualität auch ohne festen Partner erfüllend und beglückend sein kann. Zudem macht es Mut, die Singlezeit in eine einmalige sexuelle Forschungsreise zu verwandeln.

## 34. Warum Singlezeiten besondere Chancen für mehr Lust und Liebe bieten

Nach einigen gescheiterten Beziehungsversuchen entscheiden sich viele Frauen für ein männer- und sexfreies Leben. Auf das mehrfach erlebte Beziehungsgezerre haben sie keine Lust mehr. Ihre Freiheit ist ihnen wichtig. Allein können sie jederzeit tun und lassen, was sie wollen, und müssen keine Rücksicht auf einen Partner nehmen. Auf die Idee, dass ihnen gerade jetzt ein besonders üppiger Lusthimmel zur Verfügung steht, nach dem sie nur greifen müssen, sind sie vermutlich noch nicht gekommen. Studien zufolge haben Singles noch weniger Sex als lang verheiratete Paare. Warum eigentlich? Gerade Singles haben doch genug Gelegenheiten, um ihre Liebeslust unbeschwert auszuleben. Bei sexuellen Begegnungen haben sie zudem enorm viele Vorteile. Ihre verschiedenen Liebespartner sind erfahrungsgemäß offener und bereiter zu Neuem als Männer in mehrjähriger Beziehung. Würde ein Ehemann nachts um halb vier eine halbe Stunde mit dir warten, wenn du nicht genau weißt, was du jetzt willst? Und danach noch zwanzig Minuten mit dir meditieren? Wohl kaum. Wie du in einem späteren Beispiel siehst, sind diesbezüglich fremde Männer enorm einsatzbereit. Das eröffnet deinem Liebesleben als Singlefrau neue Perspektiven.

Leider trauen sich die meisten Singlefrauen nicht, ihren sexuellen Appetit mit wechselnden Männern zu stillen. Zu tief sitzt die Angst vor Abwertung, Schuldgefühlen und moralischer Verurteilung. Doch heutzutage wird zumindest in unserer Kultur keine Frau mehr gesteinigt oder an den Rand der Gesellschaft verbannt. Frauen können Singlezeiten sogar dazu nutzen, als Pionierinnen der weiblichen Lust die alten Moralregeln umzupflügen, sodass sexuelle Selbstbestimmung und Freiheit wachsen und gedeihen können. Am Anfang fühlt es sich vielleicht wie ein unverfrorenes Wagnis oder wie ein Herumturnen an einem gesellschaftlichen Abgrund an.

Im Ausloten der vermeintlichen Grenzen des Menschenmöglichen habe ich meine Sexualität durch mein Rosenkranz-Projekt[46] – das ich noch beschreiben werde – von Schuldgefühlen und moralischen Zwängen befreit. Es ist zu wünschen, dass die Expedition in das Reich der sexuellen Mündigkeit für jede Singlefrau zur Selbstverständlichkeit wird. Ehrlichkeit ist dabei das Fundament. Mache deshalb keinem Mann Hoffnungen auf eine Beziehung. Spiele von Anfang an mit offenen Karten: „Ich suche keine feste Partnerschaft." Dann kannst du dich trauen, so viele Liebhaber in dein Leben zu lassen, wie es dein Terminkalender erlaubt. Sammle einfach Erfahrungen über Erfahrungen. Übe jedes Mal, dir selbst treu zu sein, und tue nichts, was du nicht wirklich tun möchtest. Du kannst alles riskieren, denn du brauchst keine Angst davor zu haben, dass ein Mann dich verlässt. Um dich herum gibt es genügend weitere Männer. So kannst du unbeirrt dein sexuelles Selbstbewusstsein aufbauen, den eigenen Impulsen folgen und dich und deine sexuellen Vorlieben kennenlernen und weiterentwickeln. Jeder Mann gibt dir dazu neue Gelegenheiten. Du musst nichts vortäuschen oder dich verbiegen, denn es geht ja nicht um den Mann des Lebens, dem du vielleicht gefallen willst. Im Fokus steht nur dein eigenes Wachstum. Deshalb kannst du Ansprüche stellen und im Bett die Führung ergreifen. Du kannst so oft innehalten und nach innen spüren, wie du es brauchst. Staune, was deine jeweiligen Partner neugierig mitmachen und wie viele Komplimente du bekommst, wenn du dir treu bleibst.

*Ich hatte eine Phase, in der ich bei Liebesbegegnungen nur nehmen wollte und nichts geben. Das ist gar nicht typisch für mich. Aber so war es eben und das sagte ich dem jeweiligen Liebhaber, bevor wir ins Bett gingen. Keinen hat es abgeschreckt, dass ich mich nicht sexuell vereinigen und nur verwöhnt werden wollte. Letzten Endes ging der Mann dann tatsächlich leer aus, während ich selbst in der Fülle baden durfte. Es war eine paradiesische Zeit. Noch nie in meinem Leben habe ich so viele Blumen und Geschenke bekommen. Ich war nur mir selbst treu und ehrlich damit, und keiner beschwerte sich darüber. Nebenbei stellte ich fest, dass es nicht stimmt, dass Männer nur das eine wollen.* (Paula, 37 Jahre)

Sammle viele Erfahrungen mit unterschiedlichen Männern. Schau dich um. Bald realisierst du, welche Eigenarten eines Partners dir guttun und was du gar nicht magst. Und weil du nicht am erstbesten kleben bleibst, haben besser zu dir passende Männer überhaupt erst die Chance, mit dir in Kontakt zu kommen. Jedenfalls sorgst du für sexuelle Nahrung, indem du dir Zärtlichkeit und Lust gönnst. Weil du es mit unterschiedlichsten Partnern zu tun hast, kannst du immer wieder Neues erforschen. Du kannst endlos üben, Ja oder Nein zu sagen, dich einzulassen und wieder loszulassen. Ein breites Erfahrungsspektrum wartet auf dich. Keine Sorge: Gelegenheiten gibt es viele, sind erst einmal deine Lustfühler ausgestreckt. Zudem sind es nach wie vor eher die Männer, die sexuell dürsten und sich deshalb schon auf dich freuen. Wichtig ist, dass du vor jeder Begegnung die Maßstäbe und Regeln festlegst, die eingehalten werden müssen, und diese dem Mann klar kommunizierst. So lebst und wirkst du verbunden mit deiner innigsten und innersten Wahrheit, der du kompromisslos folgst, weil sie dir den Weg zur Erfüllung weist.

**Fazit:**
Singlezeiten sind einmalige Chancen, dich selbst und deine wirkliche Lust kennenzulernen und zu entfalten.

## 35. Wer schwimmen will, muss ins Wasser: Unmoralisch leben und lieben

Was eine erfüllende Sexualität für dich ist, kannst du nur herausfinden, wenn du sexuelle Erfahrungen machst und dich dabei Schritt für Schritt weiterentwickelst. Wenn du schwimmen lernen willst, kannst du zwar ein paar Vorübungen an Land machen, früher oder später musst du jedoch ins Wasser gehen. An Land hat es noch keiner gelernt. Hier folgen nun die Schwimmkurs-Instruktionen für alle Singlefrauen, die sich unbeschwerte Lust und Liebe erobern wollen inklusive der Trockenübungen an Land.

Wenn du bei körperlicher Nähe und Sexualität dazu tendierst, es dem Mann recht zu machen, empfehle ich dringend, erst einmal eine eher harmlose, aber dennoch herausfordernde Vorstufe zu durchwandern. Dabei sollte Sex noch nicht stattfinden, aber die Kompetenzen der befreiten Frau können gefahrlos eingeübt werden. Erstelle eine Liste mit möglichst vielen Männern um dich herum. Kontakte zu alten Bekannten, Freunden und neue Freundschaften gehören dazu. Vereinbare einen gemeinsamen Spaziergang, eine Wanderung, einen Kinobesuch, ein gemeinsames Abendessen im Restaurant, einen Wellnesstag, gemeinsames Joggen oder einen Opernbesuch, je nachdem, was deine Vorlieben sind. Klar, du musst da und dort über deinen Schatten springen und aktiv werden. Ziel ist in dieser Anfangszeit deines Umlernprozesses, dass du die Männer in deinem Umfeld wahrnimmst und dich auch in Dating-Plattformen umschaust. Halte nicht Ausschau nach den wenigen passenden Männern, denn du suchst nicht den Mann fürs Leben. Bei unpassenden Männern ist zudem die Auswahl viel größer. Ganz im Trend der Zeit kommen auch jüngere Männer infrage. Erinnere dich daran: Du willst dich erproben und üben, dir selbst treu zu sein und die Begegnungen nach deinen Vorstellungen zu gestalten. Jeder Mann ist der richtige, um zu lernen, authentisch zu sein. Denn bei jedem musst du dafür andere Grenzen einhalten. Es gibt keine Eile. Flirten ist erlaubt, Sex noch nicht.

Baue spielerisch Kontakte auf und übe möglichst täglich, mit dem anderen Geschlecht ins Gespräch zu kommen. Sprich fremde Männer an. Frage nach dem Weg, halte einen Small Talk und flirte ein bisschen. Du hast verlernt, wie Flirten geht? Inzwischen gibt es jede Menge Ratgeber, die dich dafür fit machen. Spüre bei jeder Begegnung deine inneren Impulse und folge ihnen unbedingt. Gehe nach

Hause, wenn dir danach ist, sodass es dir nicht wie Rita in Kapitel 14 ergeht. Der Mann wird seinerseits Vorschläge machen. Prüfe jedes Mal, ob sie stimmig für dich sind, und erbitte dir gegebenenfalls Bedenkzeit. Sage nichts, was du nicht wirklich denkst und fühlst. Verstelle dich von Anfang an nicht. Mute dich jedem so zu, wie du bist, denn es gibt nichts zu beweisen. Die echte Frau in dir atmet dann auf und hilft dir dabei, dich weiter zu entfalten.

Damit du ins Handeln kommst, nimm dir jede Woche etwas vor, um deine Komfortzone zu verlassen. Denkst du noch an das Beispiel mit dem Elefanten? Die Gefängnistür steht offen. Wenn du aufgeregt bist oder etwas ängstlich, sieh das als gutes Zeichen: Du bist gerade dabei, dich zu verändern und Neues zu wagen. Auf deinem Wochenplan könnte stehen: Drei Männer aus deiner Liste anrufen und plaudern. Einen davon fragen, ob er Lust hat, am Samstag mit dir ins Kino zu gehen. Den Film kannst du vorher schon ausgewählt haben. Vielleicht bittest du einen Nachbarn, dir am Wochenende im Garten behilflich zu sein, und lädst ihn danach zum Essen ein. Trotz guter Chancen für Frauen auf der Suche nach Kontakten kann es passieren, dass du das Gefühl bekommst, dass niemand für dich da ist.

*„Jetzt hast du die Freiheit und kannst sie nicht nutzen!“ Diese Worte meines Therapeuten trafen den Nagel auf den Kopf. Bereits seit einem Jahr lebte ich nach missglückter erster Ehe mit meinem kleinen Sohn allein. Wie sehr hatte ich mir in den Mühen der letzten Zeit meiner Ehe genau das Leben ersehnt, das jetzt seit Monaten so spurlos an mir vorbeiging. Der erhoffte lustvolle Zeitvertreib wollte sich von selbst nicht einstellen. Gerade mal 28 Jahre jung, erschöpfte ich mich in Arbeit, Mutterpflichten und Haushalt, während tief innen das Leben vertrocknete. Ich begann regelmäßig zu meditieren, was mir meine hoffnungslose Situation noch deutlicher vor Augen führte. Ich war so allein und mir fehlten Zärtlichkeit und Sex. Wie schwer behindert kam ich mir vor, ich, die eigentlich so lustvolle Frau, die nie genug kriegen konnte.*

Solange es in deinem Kopf zu viele Ja-Aber gibt, baust du einen unsichtbaren Schutzwall um dich herum auf. Männer wittern diesen und bleiben dir fern.

Keine einzige Frau muss aufgrund ihres Aussehens, ihrer Frisur, ihrer Zellulitis, ihres Alters oder sonstiger Vorwände sexuell darben. Was fehlt, ist lediglich eine kleine innere Bereitschaft zu einem erfüllenden Sexleben als Singlefrau, und die kann geweckt werden. Nähre täglich deine Fantasien. So erwachen deine Lustporen und erzeugen ein lustmagnetisches Feld. Männer werden auf dich aufmerksam. Entlarve deine Ja-Aber als deine unbewussten Abwehrmechanismen, sodass diese nicht länger die Macht haben, dich zurückzuhalten.

Ja, aber ich bin zu alt:

Es ist kein leichtes Thema für Frauen, wenn sie vermeintlich aus dem Kreis des Begehrens herausfallen, weil alle Blicke der Männer und die Medien anscheinend nur auf die wohlgeformte, gebärfähige junge Frau schielen. Es gibt etliche ältere Frauen, die beachten das kaum. Sie tun, was sie tun möchten. Nimm diese als Vorbild. Sie genießen das Buffet der Liebeslust, während da und dort junge sexuell verstopfte Schneewittchen in ihren besten Jahren im gläsernen Sarg festsitzen.

*Annemarie ist 65 Jahre alt. Sie geht einfach auf Männer zu und schert sich nicht um ihr Alter. Souverän genießt sie den Sex mit wechselnden Partnern. Sie wundert sich, dass so viele junge Frauen mit vermeintlich besseren Chancen auf die lebensspendenden Kräfte der Sexualität verzichten.*

Ja, aber ich bin nicht schön genug:

*Anfang vierzig war ich in einer großen Selbsterfahrungsgruppe. Es ging darum, sich jeden Moment selbst treu zu sein und einander so schonungslos wie möglich die Wahrheit zuzumuten. Natürlich bot besonders die sexuelle Anziehung eine gute Gelegenheit dazu. So übten wir ununterbrochen, einander zu sagen, dass wir gerne einmal Sex miteinander hätten, zu fragen, ob jemand eine Nacht mit einem verbringt, und ebenso ungeniert auch alles wieder abzusagen, wenn es im nächsten Moment nicht mehr passte. Ich war vom Aussehen her eher mittelmäßig, doch stets von Männern umringt. Viele außergewöhnlich schöne Frauen kamen immer wieder ratlos auf mich zu: „Du hast immer nette Männer um dich herum und ich finde keinen. Wie machst du das?" – „Keine Ahnung", antwortete ich stets. „Ich tue nichts Besonderes. Es passiert einfach so. Ich liebe Männer und ich mag auch gerne Sex."*

Ja, aber ich bin viel zu dick:

*Es gibt genug Männer, die auf körperliche Fülle stehen, und schließlich musst du nicht den Mann fürs Leben finden. Es gibt dicke Frauen, die ihren Körperumfang ewig als Ausrede gebrauchen, um sich vom Sexkuchen nichts abzuschneiden. Dagegen stehen mindestens genauso viele, die das ungeniert tun und genießen. Die Macht der Entscheidung liegt bei dir. Gehe trotz Angst vor Ablehnung ans Werk (lies im Zweifel erneut Kapitel 18 oder das Buch „Embrace – Du bist schön"[47]).*

Ja, aber in meinem Umfeld gibt es keine Männer:

*Nein, das gilt nicht im Zeitalter von Internet, Foren und Dating-Plattformen. Da lässt es sich viel leichter flirten, als es noch zu Omas Zeiten möglich war. Ein wichtiger Hinweis zu Internetkontakten: Bleibe bei der Wahrheit, denn du hast nichts zu verlieren außer deine alten lebensfeindlichen Einstellungen. Suggeriere den Männern nicht, dass du schöner oder schlanker bist, indem du jugendliche Fotos aufpeppst und veröffentlichst. Nein, zeige dich von Anfang an so, wie du wirklich bist. Dann gibt es auch kein peinliches Erschrecken bei einem Date. Durchforste dein Umfeld und nimm alle Männer beim Stadtbummel oder auf der Arbeit wahr.*

Ja, aber die Leute werden reden:

*Wenn du in einem kleinen Dorf lebst und nicht umziehen willst, weil die Enge der Dorfmoral dir dein neues Leben verunglimpfen will, dann miete dich zur Not bei einer entfernt wohnenden Freundin oder im Hotel ein oder arrangiere ein Lustabenteuer in freier Natur.*

Ja, aber ich habe keine Zeit:

*Diese Aussage ist ein eindeutiges Bekenntnis dafür, dass du anderen Dingen mehr Priorität einräumst als dir und deinem Liebesglück.*

*Ich hätte gerne wieder Sex, sitze aber abends und am Wochenende meistens allein zu Hause vor dem Fernseher oder arbeite in meinem Garten.* (Martina, 34 Jahre)

Hoffst du auf den großen Lotteriegewinn, ohne dir ein Los zu kaufen? Wenn du bisher der Sexualität zu wenig Platz in deinem Leben eingeräumt hast, schöpfe nun aus dem Topf deiner Freizeit die fruchtlosen Stunden ab. Die bislang benötigten Zeiten für Fernsehen, unergiebige Diskussionen über Gott und die Welt, Klagerunden mit Freundinnen etc. sind nun frei für dein neues Leben. Bist du eine übereifrige Pflichterfüllerin und ertrunken im Berg der Anforderungen? Kein Problem: Mache einfach deine Lust zur neuen Pflicht, denn Pflichten erfüllst du schließlich gerne. Pausiere mit ehrenamtlichen Tätigkeiten und aufopfernden Diensten für einige Monate zugunsten deines Rechts auf Liebesglück.

Ja, aber Männer ziehen sich vor mir zurück:

*Liebst du Männer oder bist du während des Zusammenseins ständig mit Abwerten und Urteilen beschäftigt? Männer können zwar nicht deine Gedanken lesen, spürbar sind diese aber schon. Ich empfehle dir, einige Wochen lang Männer zu beobachten und aufzulisten, warum Männer super sind. Diese Beobachtungen solltest du möglichst überall weitererzählen. So verändert sich allmählich dein Männerbild und „er" beginnt, sich in deiner Nähe wohlzufühlen (Kapitel 23 kann dir auch weiterhelfen).*

Alle Ja-Aber sind heimliche Verzögerungstaktiken. Lass dich durch sie nicht vom Weg abbringen. Die alten Ausreden dämpfen dein Selbstwertgefühl und sind noch nicht einmal ansatzweise wahr. Verlass deine Komfortzone, indem du täglich auf Männer zugehst. Sie wittern bereite Frauen, egal ob sie groß, klein, blond, schwarz, braun, dünn oder dick sind.

**Fazit:**
Öffne dich für die Männerwelt und lass viele Männer in dein Leben kommen. Tue nur, was für dich wirklich passt.

## 36. Liebesbegegnungen: Es ist nicht nötig, sich nachträglich zu verlieben

Bei deinen Trockenübungen, also bei Männerbegegnungen ohne sexuellen Kontakt, empfehle ich dir, zunächst nur Unverfängliches zu erzählen, anstatt dem Gegenüber deinen ganzen Lebenslauf überzustülpen. Stelle viele Fragen, die ihn dazu bringen, aus seinem Nähkästchen zu plaudern. So lernst du ihn kennen und kannst mit deinem inneren Sensor überprüfen, ob du ihn in den Kreis der Auserwählten aufnehmen willst. Denn schließlich wirst du dich an sexuelle Abenteuer heranpirschen. Wie schon beschrieben, mögen die meisten Männer ein direktes sexuelles Zugehen seitens der Frau nicht. Bleibst du bei der Annäherung zu zögerlich oder scheu, gehst du vielleicht leer aus. Rein aus Forschungszwecken kannst du diese beiden Extreme einmal ausloten. So erwirbst du allmählich das nötige Fingerspitzengefühl. Achte auf die klaren Nein-Signale eines Mannes, sonst verrennst du dich in hoffnungslose Situationen, während dir gleichzeitig andere Möglichkeiten entgehen.

*Schon ein Jahr lang lebte ich ohne Sex. Ich war traurig, dass ich im allerbesten Lustalter den Weg zu den Männern nicht fand. An Ostern besuchte ich ein Meditationsseminar, um wenigstens einen inneren Weg zu beschreiten. Bei einem Ausflug erwarb ich zu meinem eigenen Erstaunen einen riesengroßen Rosenkranz mit dicken Holzperlen. Zur Meditation konnte ich mich hineinsetzen. „Wozu dieser Rosenkranz?" Immer wieder horchte ich in mich hinein und wartete auf die große Offenbarung. Endlich durchzuckte mich der ersehnte Geistesblitz: „Dieser Rosenkranz wird anders gebetet als alle bisherigen Rosenkränze!" Ich erinnerte mich an meine katholische Kindheit, wo ich des Abends oft mit meiner Großmutter und ein paar Dorffrauen in der Kirche saß und das Rosenkranz-Gebet murmelte. Als Kind war diese Zeremonie unendlich öde und langweilig und ich war jedes Mal erlöst, wenn ich sie überstanden hatte und wieder fröhlich die Straße entlanghüpfen konnte. Jetzt saß ich mitten in dieser Mammutperlenkette. Da flüsterte es in mir: „Jede Perle dieses Rosenkranzes soll eine Liebesnacht mit einem Mann sein!" Der Schreck fuhr mir in alle Glieder. Mehrmals zählte ich: Neunundfünfzig Gebetsperlen, die jetzt zu Lustkugeln für mich werden sollten? Noch vor wenigen Jahrhunderten wäre mir der Scheiterhaufen gewiss gewesen. Doch selbst in der heutigen Zeit pulsierten alle meine Zellen und Poren vor Alarmbereitschaft. Neunundfünfzig wie auch immer geartete sexuelle Begegnungen sollten mir helfen, meine von Moral, Schuld und Scham zugeschüttete Lust als Frau zu befreien? War ich bereit, auf diese Art zu beten? Der Reiz des Unerhörten und die Angst vor der eigenen Courage webten bereits am Strickmuster meines neuen Lebens. Nachdem ich Ja gesagt hatte, legte ich fest, dass sexuelle Begegnung nicht gleichbedeutend mit sexueller Vereinigung sein musste. Allerdings sollten genitale Berührungen dabei sein. Bekleidet nur zu kuscheln, nein, das zählte nicht. Verboten war auch, die Gebetsrunde nur mit einem einzigen Mann zu absolvieren. Schließlich ging es darum, sexuell frei zu werden und den Markt der sexuellen Möglichkeiten für mich zu erkunden. Andererseits mussten es auch nicht neunundfünfzig verschiedene Liebespartner sein. Da wäre vermutlich dann doch die Sicherung meiner Moral herausgeflogen. Ich einigte mich mit mir selbst, in diesem Sinne zu beginnen.*

*Endlich vereinbarte ich die ersten Dates. Ich begann mit einem Mann, der schon seit längerer Zeit Interesse an mir gezeigt hatte. Wir trafen uns in einem Lokal zu einem schönen Abendessen. Mein Kopf funkte immer wieder mitten in mein aufregendes Vorhaben hinein und wollte ihn mir madig machen. Kennst du eine einzige Frau, die einen Mann rundherum großartig findet, wenn sie nicht die rosarote Brille der Verliebtheit aufhat? Es gehört wohl zum menschlichen Dilemma, dass wir sogar an uns fremden Menschen sofort den Haken suchen für unsere geheime Liste der Schwachstellen. Vehement wehrte ich mich gegen diese unliebsame Gewohnheit. Wie konnte ich aus dem Abendessen eine Liebesnacht machen? Ich hatte Glück. Er brachte mich zu meinem Auto, legte den Arm um mich und ich erlaubte meinem Körper, auf seine Berührungen sanft, aber eindeutig zu antworten. Gleich begann es zu knistern. „Es ist nicht der Mann fürs Leben", erklärte ich nebenbei meinem inneren Moralprediger. „Aber für jetzt und heute fühlt er sich super an!" Nach vorsichtigen Küssen folgte er mir schließlich im Auto zur ersten Liebesnacht bei mir zu Hause. Mein Liebhaber genoss es, Frauen stundenlang zu verwöhnen, wie sich im Laufe unserer gemeinsamen Monate herausstellte. So war das erste Rendezvous bereits ein Volltreffer und ich bezifferte nickend die erste Rosenkranz-Perle.*

Schaffst du es als Frau, dir ein Liebesabenteuer zu gönnen, musst du anschließend sehr wachsam sein. Der Tag danach lauert schon. Dann beginnst du nämlich unbewusst, dir die Begegnung schöner zu reden, als sie tatsächlich war. Du setzt die Brille der Verklärtheit auf und verzerrst die Erfahrung im Nachhinein zu einer Seltenheitsromanze. Frauen halten es am Anfang nicht aus, sich Sex und

Lust ohne tiefe Herzensverbindung oder Verpflichtung zu gönnen. Wenn schon vor und während der Begegnung die ewige Liebe nicht dabei war, so muss sie anstandshalber danach hineininterpretiert werden. Diese Falle ist weit aufgestellt, deshalb ist Vorsicht geboten. Dich jedes Mal einzulassen und dann wieder loszulassen, das ist eine Kunst, die gelernt sein will. Sonst bleibst du tatsächlich gleich am erstbesten Mann hängen und mühst dich früher oder später lust- und lieblos mit ihm ab.

*Den zweiten Liebhaber kannte ich von gelegentlichem Small Talk in der Sauna. Er hatte mich sogar schon auf mein Tagebuch angesprochen, in das ich in den Saunapausen häufig Einträge machte. „Du musst ja ein interessantes Leben haben, dass du immer so viel schreibst!" Auf einmal ließ ich jedoch mein Tagebuch zu Hause und stand für Gespräche zur Verfügung. Mit ihm ging es fast blitzartig. Wir trafen uns im Umkleideraum, als ich mich eincremte. „Kann ich beim Rücken behilflich sein?", fragte er. Noch vor Kurzem hätte ich ein verschämtes „Nein, danke!" geflötet und mich recht schnell davongemacht. „Ja, gerne!", hörte ich mich sagen. Er ließ sich sichtlich Zeit und schien auch zu jenen Männern zu gehören, die nicht so genau zu wissen scheinen, wo ein Rücken anfängt und wo er aufhört. Auch hier ließ ich meinen Körper in bescheidenem Räkeln, aber deutlich genug antworten, sodass er verstehen konnte, dass ich offen für ihn war.*

*„Was machst du jetzt noch?" Schließlich saßen wir beim Italiener. Er wollte danach mit zu mir nach Hause, aber ein alter Anstand hielt mich diesmal zurück. Ich vertröstete ihn auf den nächsten Saunatag. Zu Hause überschüttete ich mich mit Vorwürfen, dass ich eine so günstige Gelegenheit nicht sofort am Schopf gepackt hatte. Dennoch, der Anfang für Mann Nummer zwei war gemacht, die Weichen gestellt. Fast zwei Jahre lang hatten wir immer wieder schöne Liebeszeiten. Da er sich auch wünschte: „Bloß nicht verlieben!", kamen wir gut miteinander klar.*

*Zwei Rosenkranz-Perlen abgehakt, siebenundfünfzig leere Plätze im Tagebuch, bereits neue Dates mit den ersten beiden Liebhabern: rosige Aussichten. Dennoch war mir klar, dass ich mit nur zwei Männern mein Vorhaben nicht erfüllen konnte. In den nächsten Tagen rief mich ein alter Schulfreund an. Wir unternahmen ab und zu etwas mit unseren gleichaltrigen Kindern, da wir beide getrennt und alleinerziehend waren. Ich spürte nun, dass er nichts gegen Spaß auch unter uns beiden Erwachsenen einzuwenden hätte. Mein innerer Befreiungsfeind tobte wie verrückt, denn mir war klar, dass ich diesen Schulfreund nicht begehrte. Dennoch war die erwachende Lustfrau neugierig. Nach einem durchgefrorenen Tag im Freien landeten wir schließlich miteinander in der heißen Badewanne mit Kerzen und Duftessenz. Wir lachten viel und nahmen es nicht so ernst. Ich gestand ihm, dass es sich bei mir nicht um Liebe und Beziehungssuche handelte, sondern eher um absichtsloses Vergnügen. Er schien einverstanden zu sein und so wiederholten wir gelegentlich unseren Austausch. Ich war mitten in meinem sexuellen Erwachen. Arbeitskolleginnen wunderten sich. Ich sei auf einmal so fröhlich und würde so entspannt und gut aussehen.*

Siehst du: Sex kann nebenbei auch noch psychisch und körperlich gesund machen. Nach sieben Monaten war ich mit dem Rosenkranz durch. Die Sittenpolizei im alten Gefängnis meiner Moral starrte mir fassungslos nach. Sie konnte mich nicht mehr einholen. Ich war frei, so zu leben und zu lieben, wie ich es wollte. Dass meine sexuelle Befreiung gerade durch einen Rosenkranz geschehen musste, ist vielleicht kein Zufall. Denn besonders durch die Gebote der Kirche war ich als Kind und Jugendliche in meiner Sexualität enorm gebremst und unterdrückt worden.

**Fazit:**

Vorsicht: Die Moralregeln, welche Frauen eingetrichtert wurden, wollen dich zwingen, dich auch dort zu verlieben, wo es nachweislich keinen Grund dazu gibt.

## 37. Die Regeln für erfülltes Lieben als Singlefrau

Jetzt erfährst du die hilfreichen Lustregeln, um deine Liebesbegegnungen genießen zu können. Lies die Zusammenfassung am Ende dieses Kapitels regelmäßig durch und halte sie am besten als Spickzettel vor jeder Begegnung bereit. Deine ersten Erfahrungen werden dir zeigen, dass es klug ist, sich daran zu halten. Die Grundregel lautet: Sorge in jeder Lage gut für dich. Schwangerschaftsverhütung und Schutz vor übertragbaren Krankheiten verstehen sich von selbst und sind aus diesem Grund an dieser Stelle nicht aufgelistet.

**Regel 1: Sex darf niemals wehtun**

Erlaube bei deinen Liebesexkursionen nichts, was deiner Gesundheit schadet oder dir wehtut. Schmerzhafte Erfahrungen werden in deinem Körper und Bewusstsein gespeichert und erzeugen allmählich eine starke Abwehrhaltung gegen Sex. Selbst während einer sexuellen Vereinigung kannst und solltest du sagen: „Wir müssen stillhalten. Es tut mir weh." Oder: „Ich glaube, du musst deinen Penis herausziehen, es reibt zu stark." An manchen Tagen öffnet sich deine Lustblume nicht. „Heute können wir uns nicht vereinigen. Ich bin zu eng." Für dich selbst gut zu sorgen, ist deine wichtigste Aufgabe beim Sex.

**Regel 2: Nichts zulassen, was du nicht möchtest**

Lass dich weder von einem Mann noch deinem eigenen inneren Antreiber leiten. Fühle dich nicht verpflichtet, auch B zu sagen, wenn du A gesagt hast. Die meisten Menschen landen viel zu schnell in der sexuellen Vereinigung und verpassen all die Zwischenschritte auf dem Weg dahin. Wenn dein Partner dich bedrängt oder von dir erwartet, dass du für sein Vergnügen Schmerzen aushältst oder etwas tust, was du nicht willst, so kannst du diesen seiner Wege ziehen lassen. Du hast etwas Besseres verdient.

### Regel 3: Innehalten und nachspüren

Höre stets auf dein Bauchgefühl. Halte auch während einer Liebesbegegnung immer wieder inne, egal, was gerade geschieht. Manchmal habe ich mitten beim Sex gesagt: „Ich bin gerade nicht mehr richtig dabei. Können wir einfach eine Weile still liegen bleiben, damit ich für mich herausfinden kann, was ich jetzt brauche?" Wegweisende Pausen sind sogar nach Jahren noch nötig, damit du dich nicht in das alte Fahrwasser der Selbstverleugnung treiben lässt. Wenn du immer wieder anhältst, wenn du dir Pausen gönnst, dann kannst du spüren und dich orientieren. Ich gebe zu, dass es einigen Männern nicht gefallen mag, wenn sie mitten im Liebessturm unterbrochen werden. Bedenke aber, dass jede richtige Entscheidung deinerseits auch dem Mann zugutekommt. Er hört sicher nicht gerne danach, dass etwas schiefgelaufen ist, wenn er nicht mehr die Chance zur Kurskorrektur hat. Verbanne die Eile aus dem Liebesbett. Lass dich nicht zu schnellem Sex zwingen, bei dem du anschließend als Häufchen Elend zurückbleibst.

### Regel 4: Sex so oft, wie es dir möglich ist

Du lernst nicht schwimmen, wenn du nur alle drei Monate kurz ins Wasser gehst. Um zu lernen, sexuell erfüllt zu leben und zu lieben, benötigst du regelmäßige Übung. Je häufiger du diese Lustfitness genießt, desto zuverlässiger wächst du aus dem Korsett der Moral heraus. Dennoch ist es sehr wichtig, dass du in deinem eigenen Tempo vorangehst. Überfordere dich nicht durch falschen Ehrgeiz. Unterfordere dich aber auch nicht. Vielleicht fragst du dich, wie du dieses rechte Maß finden kannst? Beobachte dich selbst und deine inneren Reaktionen. Hast du schlechte Laune? Ist dir deine Unzufriedenheit mitten ins Gesicht geschrieben? Dann unterforderst du dich vermutlich gerade. Wähle dann eine Lustperlenidee aus deiner Männerliste aus und schon näherst du dich wieder deinem Glückskurs. Spürst du dagegen Druck und Angst oder vielleicht körperliche Symptome? Dann hast du dir vielleicht zu viel zugemutet. Backe dann kleinere Brötchen: Verschiebe einen Angst auslösenden

Termin oder verlege das geplante Treffen in ein Café statt in dein Schlafzimmer. Eine gut auszuhaltende, anregende und spannende Mischung aus Neugier, Mut und einer Prise Aufregung sind ideale Zutaten bei deinen neuen Schritten.

### Regel 5: Vorher planen, Plan B und C inklusive

Wenn du sichergehen willst, dass du nichts tun wirst, was du nicht möchtest, dann solltest du deine Liebeserlebnisse vorher detailliert planen. Der Plan gibt dir Halt und deinen wirklichen Bedürfnissen eine Chance, gefühlt zu werden. Probiere mindestens dreimal aus, dich genau daran zu halten. Dem Mann deiner Begegnung brauchst du deinen Plan nicht offenbaren. Für ihn darf es sich anfühlen, als würde sich alles spontan entwickeln. Für den Fall, dass dein Auserwählter deiner Lustspur nicht folgen will oder kann, solltest du einen harmlosen Plan B parat haben, den du mit jedem Menschen umsetzen kannst. Hab auch immer einen Notfallplan parat, falls ein Mann nicht auf deine Bedürfnisse eingehen will.

> *Manfred kommt am Mittwoch um 19 Uhr zu mir nach Hause. Zuerst werden wir im Wohnzimmer zusammen einen Kaffee trinken und plaudern. Vor dem Kamin habe ich schon ein Lager gerichtet. Ich traue mich, ihm vorzuschlagen, dass wir uns wechselseitig zwanzig Minuten lang massieren, und zwar ohne genitale Berührungen. Nach der Massage lege ich mich neben ihn. Dann möchte ich gerne mit Ganzkörperkontakt nur küssen. Ich sage es ihm nur dann, falls er mich zu etwas anderem überreden will. Nach dem Küssen haben wir noch eine halbe Stunde Zeit, um zu schauen, was von selbst geschieht. Sexuell vereinigen werde ich mich nicht mit ihm, aber ich habe nichts gegen sonstige sexuelle Berührungen einzuwenden. Ich möchte nicht, dass er übernachtet, und will spätestens um 23 Uhr im Bett sein. Mein Plan B: Falls es mit der Massage nichts wird, schlage ich vor, dass wir einen Abendspaziergang am Donauufer machen und miteinander essen gehen.* (Elke, 43 Jahre)

## Notfallplan C: Lieber ein Ende mit Schrecken

Überrollt ein Mann dich trotz klarer Ansagen mit Aktivitäten, die du nicht willst, dann rette dich zunächst auf die Toilette. Atme dreimal tief durch und rufe dir deinen Notfallplan ins Gedächtnis oder ziehe deinen Spickzettel aus der Tasche. Frage dich: Wenn deine einzige Aufgabe wäre, jetzt gut für dich selbst zu sorgen, was würdest du tun? Erinnere dich an Ritas One-Night-Stand. Entscheide dann, was jetzt angemessen ist:

1. Kann ein Gespräch die Situation noch zu meinen Gunsten retten?
2. Die Begegnung abbrechen: „Ich fühle mich gerade nicht mehr gut. Ich gehe jetzt und lass unser Erlebnis erst einmal auf mich wirken." Falls es für dich stimmt, ergänze: „Nächste Woche treffe ich mich gerne wieder mit dir."
3. Falls du dich noch nicht traust, so ehrlich zu sein, darfst du dich ausnahmsweise von einer Notlüge retten lassen. Behaupte, einen Anruf von zu Hause bekommen oder einen wichtigen Termin vergessen zu haben. Lege dir vor der Begegnung schon drei plausible Ausreden zurecht. Notlügen sind eine Hilfe für den Anfang, sollten aber nur im ernsten Ausnahmefall eingesetzt werden und ansonsten ein Auslaufmodell sein. Denn nur durch ehrliche und authentische Kommunikation wirst du dauerhaft zufrieden sein.

## Regel 6: Komfortzone verlassen

Manche Frauen haben eine starke Abwehr, direkt in die körperliche Begegnung mit einem Mann zu gehen. Mache dir den Weg so leicht wie möglich. Dennoch solltest du verhindern, in die Falle der Passivität zu geraten, um dich nicht wirklichen Herausforderungen stellen zu müssen. Verlass möglichst oft deine Komfortzone, indem du nach und nach deine dir selbst gesteckten Grenzen erweiterst. Leichtere Anfangsübungen helfen dir, später viel schwerere Aufgaben zu meistern. Erinnerst du dich an deinen Schulanfang? War es nicht schwer, den ersten Buchstaben richtig in die Zeile zu bringen? Jahre später konntest du mühelos vollständige Sätze schreiben.

### Regel 7: Keine voreiligen Entscheidungen

Diese Regel ist nicht so leicht umzusetzen, wie es zunächst scheinen mag. Zum einen kann es passieren, dass bei deinen Lustabenteuern der richtige Mann dabei ist, du von Anfang an Liebesgefühle spürst, sofort ein heimliches Treuegelöbnis ablegst und allen anderen Männern deiner Liste kündigst. Doch meistens verjagst du den Geliebten, wenn du dich sofort auf ihn fixierst und ihn das allzu deutlich spüren lässt. Lass dir Zeit. Während sich zwischen dir und dem vielleicht zukünftigen Herzensmann nach und nach ein stabiles Liebesband weben kann, genießt du in der noch verbleibenden Singlezeit weiterhin deine neuen Freiheiten. Bist du voreilig, bist du schneller wieder Single, als es dir lieb ist. Männer wollen eine Frau erobern. Und das können sie, wenn du nicht rundum verfügbar bist und noch andere Optionen hast.

### Regel 8: Kein Alkohol für alle Beteiligten

Eine Freundin von mir hat in früheren Jahren ein turbulentes Sexleben geführt. Allerdings hat sie sich vor jedem Treffen stets tüchtig Mut angetrunken, damit sie sich überhaupt getraut hat. Wenn sie heute an diese Zeiten zurückdenkt, so empfindet sie Scham und Schuldgefühle. Auch ich hatte üppige Jahre voller amouröser Begegnungen. Gerne schaue ich darauf zurück, und vermutlich labe ich mich selbst im Altersheim noch an meinen Erinnerungen. Deshalb meine dringende Empfehlung: Trinke niemals Alkohol bei deinen Sexforschungen. Du brauchst deine ganze ungetrübte Aufmerksamkeit, um den aufgestellten Sexfallen zu entkommen und gut für dich selbst sorgen zu können. Fühle lieber ab und zu Peinlichkeit und Scham, als dich in der Unbewusstheit des Alkohols zu vernebeln. Dann kannst du dir jederzeit in die Augen schauen. Gehe auch nicht mit einem Mann, der Alkohol getrunken hat, ins Bett. Sonst kann er nicht achtsam auf deine Wünsche eingehen. Gerne kannst du ihm jedoch nach dem Stelldichein mit einem Gläschen Wein zuprosten, sofern du dir sicher bist, dass nicht noch eine zweite Lustrunde ansteht.

**Regel 9: Verantwortung statt Schuldspiel**

Sogar eine schlechte Erfahrung kannst du nutzen, wenn du bereit bist, aus deinen Fehlern zu lernen. Ist etwas schiefgelaufen vor, während oder nach der Begegnung? Dann frage dich: Was habe ich selbst dazu beigetragen, oder was habe ich unterlassen? Die gründliche und ehrliche Selbstreflexion wird dir automatisch hilfreiche Verbesserungsvorschläge für die Zukunft liefern. Auch ungute Erfahrungen sind wichtig, denn sie zeigen dir, wo du noch Entwicklungspotenzial hast und dass es wichtig ist, die Regeln einzuhalten. Lege zu Beginn deiner sexuellen Entdeckungsreise fest, wo du dir im Notfall Hilfe holen kannst. Manchmal genügt es, mit der besten Freundin zu reden, um wieder Licht am Horizont zu sehen. Wähle Kontakte aus, die dich auf deinem Befreiungsweg fördern, anstatt deine Moralapostel zu füttern.

**Regel 10: So ehrlich wie möglich**

Schenke allen Beteiligten von Anfang an reinen Wein ein. Sei so ehrlich, wie es dir möglich ist. So hat jeder Partner die Chance, mitzuspielen oder das Spielfeld rechtzeitig zu verlassen. Du gehst dann keine Schuld und keine ungute Verstrickung ein. Mache keinem Mann unberechtigte Hoffnungen. *„Es ist schön, dass du dich bald wieder mit mir treffen willst. Du sollst aber wissen, dass ich zurzeit keine Beziehung möchte. Ich genieße meine Singlezeit und möchte deshalb keine Verpflichtung eingehen.“* Ehrlichkeit ist für viele Menschen nicht leicht. Noch weniger Menschen trauen sich, ihre Gedanken, Absichten und Gefühle direkt zu äußern. Umso wichtiger sind ein konkreter Plan (Varianten A, B und C) vor jedem Treffen und die klare Kommunikation in der Begegnung. Dieses ständige Üben kommt auch einer späteren festen Partnerschaft zugute, sogar allen Begegnungen deines Lebens, ob privat, beruflich oder familiär.

**Fazit:**
Halte die Regeln ein, damit dein Single-Liebesleben dich rundum glücklich macht.

## Die Regeln im Überblick:

Regel 01: Sex darf niemals wehtun
Regel 02: Nichts tun, was du nicht möchtest
Regel 03: Innehalten und nachspüren
Regel 04: Sex so oft, wie es dir möglich ist
Regel 05: Vorher planen, Plan B und C inklusive
Regel 06: Komfortzone verlassen
Regel 07: Keine voreiligen Entscheidungen
Regel 08: Kein Alkohol für alle Beteiligten
Regel 09: Verantwortung statt Schuldspiel
Regel 10: So ehrlich wie möglich

## 38. One-Night-Stands mit Leib und Seele

Vielleicht hast du die unglückliche Liebesbegegnung von Rita (Kapitel 14) noch in Erinnerung. Sie hat etliche der zehn Regeln für erfüllende Liebesbegegnungen missachtet. Damit One-Night-Stands für beide erfüllend werden, ist es wichtig, von Anfang an ehrlich und authentisch zu sein und nichts zu tun, was sich nicht richtig anfühlt. Wenn du alle Regeln einhältst, stehen dir Himmelstüren offen, selbst wenn du dich nur ein einziges Mal mit einem Mann triffst. Es ist möglich, auch One-Night-Stands mit offenem Herzen zu erleben und voller Lust zu lieben, dich ganz darauf einzulassen und danach auch wieder ganz loszulassen. Hier kannst du eine authentische Begebenheit lesen, bei der Verzweiflung und Liebeshimmel nah beieinanderliegen, was nur möglich ist, wenn du im Hier und Jetzt lebst.

Obwohl diese Liebesbegegnung – Highlight und Abschluss meiner ausgiebig gekosteten Singlezeit – schon so lange her ist, erinnere ich mich an jedes ihrer zauberhaften Details. Mit Martin habe ich ein wahres Meisterwerk begnadeter Liebeskunst erleben dürfen. Die Funken dieser einen Nacht beglücken mein ganzes Leben, vielleicht gerade deshalb, weil sie so einmalig war und auch einmalig bleiben durfte.

*In einem verwaschenen blauen Leinenkleidchen hüpfte ich mit meinen zweiundvierzig Jahren die breite, staubige Straße hinunter. Schon wieder so ein makellos sonniger Tag. Frei und glücklich, einverstanden mit Gott und der Welt, genoss ich es, in einem Seminarzentrum in Kalifornien himmelblaue Wochen verbringen zu dürfen. Ein Lächeln umspielte meine Lippen. Da tauchte die Silhouette eines Mannes auf, der mir von weit unten entgegenkam. Mit jedem seiner Schritte schälte er sich mehr aus der Verschwommenheit der Ferne heraus. Irgendetwas in mir zwang mich zur Langsamkeit. Wunderschön sah er aus und meine Beine stellten um auf Schneckentempo. Wir liefen direkt aufeinander zu, jetzt fast in Zeitlupe, bis wir – zwei völlig Fremde – voreinander zum Stehen kamen. Mein Verstand verfiel für einen Augenblick in Schockstarre und ich rang nach Worten. Doch da lächelte mir schon ein freundliches „Hallo!" entgegen, das ich etwas ungeschickt erwiderte. Ohne Worte schauten wir uns an. Wer als Erstes wieder die Fassung fand, weiß ich nicht mehr. Jedenfalls huschte ein kleiner Small Talk zwischen uns hin und her. „Wir könnten uns heute Abend dort drüben bei der Disco treffen!", meinte er schließlich und entließ mich aus dem süßen Bann. Ich hüpfte beglückt weiter, bis ich die Rezeption erreicht hatte, wo ein Fax für mich angekommen war. Es war von meinem wichtigsten Geliebten zu Hause. Er verkündete unsere Trennung, da er nicht länger bereit war, meine sexuellen Freiheitsanwandlungen hinzunehmen. Das Herz brach mir auf der Stelle. Ein verheißungsvoll begonnener Tag zerfiel in einen stundenlangen Kollaps.*

*Schluchzend lag ich in meinem Zimmer, als mich drei meiner Freundinnen gemahnten, mich für die Disco fertig zu machen. Mit aufgequollenen Augen und zermürbter Seele weigerte ich mich. Bis heute bin ich dankbar, dass sie auf mich eingeredet haben: „Du kannst doch auch deine Traurigkeit tanzen. Du musst gar nicht anders sein, als du bist. Niemand muss sich verstellen, um tanzen zu können!“ Das überzeugte mich. Den Schicksalswink vom Vormittag hatte ich längst vergessen. Nun traute ich mich zum ersten Mal in meinem Leben, in einem völlig hoffnungslosen Zustand tanzen zu gehen. Die Disco war Gott sei Dank unüberschaubar voll und lichtgedämpft. Tausend Leute fasste sie, und ich glaube, dass sich etliche weitere hineingemogelt hatten. Mitten in der Menschenmenge und doch abgekapselt tanzte ich vor mich hin. Kurz dachte ich an den schönen Fremden. Ihn hier zu finden, war aussichtslos. Wusste ich noch, wie er aussah? Zudem war ich nicht im Geringsten kontaktfähig und völlig verheult. So ergab ich mich lieber in mein Schicksal. Nach einer Weile war ich auf seltsame Weise sogar in meinem bitteren Schmerz wieder eins mit Gott und der Welt. Da blitzte aus heiterem Himmel ein feuriges Augenpaar auf. Innerhalb einer Sekunde riss es mich heraus aus meiner Leidenstrance. Er war da. Tatsächlich hatte mich dieser Mann entdeckt. Lächelnd katapultierte er mich mitten in eine prickelnde Gegenwart hinein. Was jetzt geschah, kann in keine noch so schönen Worte gekleidet werden. Wir tanzten durch die ganze Tastatur des Klaviers. Keinen einzigen Ton ließen wir aus: Zart, ja hauchfein wiegten wir uns zu Musik und Rhythmus. Unsere Körper streiften sich nur sachte. Dann kamen leidenschaftliche, handfeste Takte, bei denen wir uns kraftvoll umgarnten und uns bisweilen sogar fest ineinander gekrallt im Rhythmus auf dem Boden wälzten. Hin und her, vor und zurück, nach oben, nach unten: Schier unendliche Male loteten wir das Tanzorchester der Liebe aus und verdrehten uns die Köpfe nach allen Regeln der Kunst, bis uns die Musiker auf fast leerer Tanzfläche den Hahn zudrehten.*

*Mild und sternenklar empfing uns draußen die Sommernacht. Zu uns beiden gesellten sich Martins Freund Carter und die pausenlos schnatternde, etwas aufgetakelte Frau in seinen Armen. Martin lud alle zusammen in seinen Wohnwagen ein. Der Zauber der Tanznacht pulsierte noch in meinem weit geöffneten Herzen und dieses begann, sich auf einmal zu sträuben. Unbehagen machte sich breit. Die schrille Stimme der Frau drangsalierte jede meiner Nervenfasern. Ich blieb stehen: „Martin, ich weiß nicht, was jetzt für mich richtig ist. Ich brauche ein bisschen Zeit, um es herauszufinden. Carter und seine Freundin brauchen nicht auf uns warten." Ich setzte mich auf einen riesigen Felsbrocken, der immer noch von der heißen Tagesglut aufgewärmt schien, und schloss meine Augen. Martin ließ sich auf den Nachbarstein nieder. In meinem Inneren tobte es: „Um Himmels willen, ich weiß ja gar nicht, was ich jetzt am liebsten möchte: Allein sein? Nein, das wäre schade. Wohnwagen? Auch nicht. Was dann? Los, beeile dich! Du kannst Martin doch nicht einfach hier sitzen lassen. Entscheide dich. Na, mach schon. Warum in aller Welt gehst du nicht einfach mit?" Millionen Gedanken schienen um meine Aufmerksamkeit zu buhlen und mir das Tor zu mir selbst zu versperren. Es wurde nicht ruhig in mir. Ich blinzelte durch die unmerklich geöffneten Lider. Er saß noch da, schien selbst tief versunken zu sein. Es dauerte lange, bis sich auf einmal der tosende Verstand ergab. Stille trat ein. Da hörte ich die Sprache der Liebe fragen: „Wenn du nur dich selbst jetzt glücklich machen müsstest, was würdest du dann am liebsten tun?" Ich lauschte in mich hinein. Heitere Freude kam auf. Nach gefühlten Ewigkeiten, nach heutiger Schätzung etwa einer halben Stunde, öffnete ich meine Augen: „Martin, ich wünsche mir, dass jeder von uns beiden jetzt allein duschen geht. Wenn du in einer halben Stunde an meine Zimmertür klopfst (ich zeigte ihm die Richtung und sagte ihm die Zimmernummer), freue ich mich!" Sein wissendes Lächeln küsste mich durch die laue Luft. Wir verschwanden im Dunkel der Nacht.*

*Als mein Tanzschweiß weggeschwemmt war, verwandelte ich mit ein paar Handgriffen, Tüchern, Kerzen und sanfter Musik das nüchterne Hotelzimmer in einen kleinen Liebestempel. Mein Herz pochte in lustvoller Erwartung. Wie gerne erhörte ich sein Klopfen – auf die Minute genau. Achtsam und staunend betrat er den Raum und nahm Platz. Wortlos saßen wir einander gegenüber. Unsere Hände fanden sich. „Gehst du mit mir noch eine Weile in die Stille?" Das tat er gerne. Meine Augen fielen zu. Ich widmete in einer Art innerem Gebet die gemeinsame Zeit der Liebe und der gegenseitigen Heilung, genoss noch eine Weile unser Schweigen in all seiner zärtlichen Ewigkeit. Dann tauchte ich auf. Das Spiel begann. Wir loteten alle Ecken des Bettes genauso aus wie zuvor den Tanzsaal mit seinen grenzenlosen Möglichkeiten. Engelsgleich umhüllten und durchdrangen wir uns, versanken in unseren Augen, beschenkten uns mit tränennassen Liebesworten, überließen unsere Körper dem Kampf praller Leidenschaft, redeten, genossen die Stille und fragten uns aus: Ja, wir beide waren Freigeister und wollten es auch bleiben. Niemand sollte uns im Namen der Liebe einfangen und an die Beziehungskette legen. Da waren wir uns einig. Wie eine Liebesmelodie sang ich seinen Namen in sein Ohr. „Oh, bitte noch mal, noch mal!", bettelte er. Scheinbar von selbst verschwanden die Hüllen zwischen uns. Wir erkundeten einander bis hinein in die verborgensten Winkel. Unsere ehrlichen Worte öffneten die letzten Poren und wir waren so unendlich bereit füreinander. Verspielt und schäkernd streifte ich ihm schließlich das Kondom über. „Legst du dich auf mich?", lud ich ihn ein. Sein Liebesstab lag bereit an meiner offenen Pforte. „Ganz, ganz langsam", flüsterte ich. Millimeter für Millimeter kam er zu mir, bis er im tiefsten Inneren ankam. Umschlungen und doch ohne Bewegung lagen wir ineinander, während das heiße Blut durch die lustvollen Adern quoll. „Lass uns noch eine Weile still bleiben, Martin", flüsterte ich. Unsere Körper gehorchten. Ich trank seine Augen ein und saugte mich voll mit Liebesglut. „Spürst du mich?", fragte er. „Oh ja, das tu ich. Ich spüre dich überall." Ganz wach achteten wir aufeinander. Nein, eigentlich orientierte eher er sich an meinem Körper, seinen Signalen und meinen liebevoll führenden Worten. Sein Becken antwortete zart auf meine kleinen Wellenbewegungen. Berge und Täler wechselten sich ab. Was für ein Liebeskünstler! In keiner Minute bedrängte mich seine üppige Lust. Sie war einfach für mich da und begleitete mich durch einige Höhenflüge, bis er sich schließlich vom letzten Gipfel mitreißen ließ. Wir lachten uns die Seele aus dem Leib, während unsere Körper entspannt nach unten sanken.*

*Meistens bat ich nach einer Ruhephase an dieser Stelle irgendwann meine vergangenen Liebhaber, zu gehen, denn ich wollte allein sein und ohne weitere Verpflichtung aufwachen. Jetzt hörte ich mich fragen: „Schläfst du hier bei mir?" – „Wie kannst du nur glauben, dass ich jetzt weggehen könnte?", antwortete er, so herzensoffen, so sanft, so satt und liebestrunken wie ich. Innig miteinander verschmolzen verschliefen wir die kurze Zeit, bis der Morgen uns wachküsste. Ich sehe uns noch heute angezogen nebeneinander auf dem Bett sitzen. Ohne Worte war uns klar, dass wir uns nie mehr wiedersehen würden. Seine Tränen vermischten sich mit meinen bei unseren ehrfürchtigen Abschiedswehen. Wir hielten uns aneinander fest, als wollten wir uns wider besseres Wissen niemals loslassen.*

*Ein Herz und eine Seele – voller Glück und Dankbarkeit – ja, das waren wir. Die Tür fiel ins Schloss und ein Schmerz durchbohrte meine Brust. Ich atmete durch und weinte vor Glück und vor Weh. Etwas später liefen wir uns noch einmal über den Weg. Er steckte mir einen Zettel zu. „Für den Fall des Falles!", sagte er. Auf dem Zettel stand seine Adresse. Einen halben Tag trug ich sie spazieren. Dann zerriss ich sie und streute sie in den Wind. Diese Nacht war vollkommen. Eine himmlische Sternschnuppe, ein Geschenk. Nichts wird jemals dieses Erlebnis übersteigen. Es war einmalig und durfte, musste einmalig bleiben. Es konnte nicht verbessert, nicht ergänzt, sondern nur geschmälert und zerstört werden. Woher ich das weiß? Keine Ahnung, aber tief innen weiß ich es mit einer unumstößlichen Gewissheit.*

Zwei Frauen berichten in diesem Buch von völlig unterschiedlichen Erfahrungen bei ihrem jeweiligen One-Night-Stand. Scheinbar hängt das Ergebnis, sei es Glück oder Unglück, nicht von äußeren Umständen ab. Die innere Stimme hat in jeder der beiden Geschichten laut und vernehmlich von sich hören lassen. Auf jedes konkrete Anliegen gibt es tief innen eine heilsame Antwort, die aus Ohnmacht und Opferrolle herausführt – für jede Frau und für jeden Mann. Die Frage lautet: Wirst du bereit sein, innezuhalten und zu horchen?

**Fazit:**
Eine von innen geführte Liebesbegegnung ist immer heilsam für alle Beteiligten, manchmal himmlisch, selbst bei einem One-Night-Stand.

## 39. Sexuelles Selbstwertgefühl aufbauen

Nicht jede meiner Begegnungen war so wunderschön, wie gerade beschrieben. Aber alle gaben mir viele Gelegenheiten, zu üben, mir treu zu bleiben. Vielleicht denkst du jetzt, dass du es nie schaffen wirst, so ein Liebeserlebnis durch deine permanente innere Verbindung zu ermöglichen. Doch hauptsächlich dieses mangelnde Selbstwertgefühl hält dich in einer für dich unpassenden Sexualität gefangen. Warum sonst hast du bisher schlechten Sex mitgemacht? Die vielen Ja-Aber bremsen dich. Lass sie hinter dir. Noch besser: Ersetze sie durch ein „Ja, ich will!“. Wenn du bereit bist, täglich für ein paar Minuten Einsatz der Lust zu frönen, kannst du innerhalb von wenigen Wochen dein sexuelles Selbstbewusstsein spielerisch aufbauen oder enorm verbessern. Dieser Einsatz muss nicht groß sein, aber regelmäßig, damit er die erhoffte Wirkung erzielt. Ein gesundes sexuelles Selbstwertgefühl öffnet Tür und Tor für deine sexuellen Wünsche und bringt dich weiter als die vielen verfügbaren Sextechniken oder unnötige Anstrengung im Bett. Das Leben wird insgesamt leichter und vor allen Dingen kannst du dann jederzeit genug und guten Sex haben.

Wie es um dein aktuelles sexuelles Selbstwertgefühl steht, kannst du durch den Test am Ende dieses Kapitels herausfinden. Egal, wie dein Ergebnis lautet, du kannst dein Selbstbewusstsein immer noch verbessern. Dein Ziel sollte sein, sexuelle Erfolge zu sammeln. Jede Liebesbegegnung ist ohnehin bereits ein Erfolg, denn du hast dich aus dem Schneckenhaus deiner sexuellen Isolation herausgewagt und das gibt Pluspunkte. Es ist nicht wichtig, ob die Erfahrung gut oder unbedeutend war. Aus Fehlern, die du am Anfang sicherlich da und dort noch machst, wirst du lernen. Sie sind Lernhilfen, nichts weiter. Wenn du sie nach jeder Erfahrung auswertest, ist das ein weiterer Erfolg, der dein Selbstbewusstsein stärkt und dich fit für die nächste Liebestat macht. Wirklich hilfreich auf diesem Weg ist das Sexerfolgsbüchlein. Führe es mindestens für ein bis zwei Jahre kontinuierlich. Notiere darin stichwortartig alles, was du für deine Lustbefreiung unternommen hast: die Begegnungen mit Männern, die guten Erfahrungen und die Erkenntnisse, die du aus deinen Fehlern gewonnen hast. Ab und zu kannst du es durchlesen und deine Highlights markieren. So lernst du, auf deine Erfolge zu achten und alles andere als hilfreiche Lektionen zu sehen.

> *Es hat sich bei mir so viel verändert wie nie zuvor. Mich hat vorangetrieben, dass ich jeden Tag zum Thema Sexualität etwas tun, lesen oder kommunizieren sollte, um meinen verstopften Lustkanal freizulegen. Das habe ich diszipliniert gemacht und in meinem Tagebuch dokumentiert.*
> (Irene, 38 Jahre)

Beginne deine Notizen damit, dass du die drei besten Erfahrungen deines Lebens im Bereich Sexualität auf die erste Seite schreibst.

Danach dokumentiere möglichst täglich mindestens eine weitere Sache. So könnten mögliche Einträge aussehen:

- einen fremden Mann angesprochen
- im Buch „Sexuelle Fantasien“ gelesen
- Selbstbefriedigung ausprobiert
- eng umschlungen getanzt
- Nein gesagt, als Stefan mir nahekommen wollte und unangenehm nach Rauch roch
- Michael meinen Körper so gezeigt, wie er ist
- ein erotisches Gedicht geschrieben
- für mich selbst in Dessous vor einem Spiegel getanzt
- mit meiner Freundin über Sex geredet
- ein Date vereinbart
- mit drei Männern geflirtet
- mich sexy gekleidet
- mit Hüftschwung durch die Fußgängerzone gelaufen
- Wolfgang lange umarmt und mich dabei leicht geräkelt

Sexuell selbstbewusst zu sein, heißt nicht, dass du lustvoll und orgasmusfähig sein musst. Lerne lieber, dazu zu stehen, wie du wirklich bist: zu deinen Eigenarten, deinem Aussehen, deinen sexuellen Wünschen und all den Dingen, die ich hier in diesem Buch bereits erwähnt habe. Besonders wichtig ist es, Nein sagen zu üben, auch in alltäglichen Dingen. Das ist eine gute Vorübung für intime Situationen. Es ist immer der gleiche Schritt, der dich freier macht: ein Quäntchen Mut, um dir selbst treu sein zu können. Übst du oft, gelingt es mit jedem Mal besser und stärkt dein Selbstwertgefühl enorm.

*Obwohl ich selbst als junge Frau einen gesegneten sexuellen Appetit hatte, geriet ich durch schwierige Lebensumstände zweimal in ein sexuelles Schachmatt: Über zwei Jahre gab es keine sexuellen Erlebnisse mehr für mich. Selbst das Bedürfnis danach war vollständig erloschen. Die wohligen Gelüste, sogar nach Selbstbefriedigung, hatten mich verlassen und ich saß fassungslos mitten im Sexnirwana, als wäre das geliebte Spiel des Lebens nur noch für andere da. Mein sexueller Kanal war verstopft: Es floss keine lustvolle Energie mehr durch meinen Körper. Beim ersten Mal lebte ich nach der Trennung von meinem Mann allein, sodass eigentlich Tür und Tor für Liebesabenteuer offen standen. Doch ich konnte mich nicht vom Fleck rühren. Beim zweiten Mal vergnügte sich mein Partner außerhalb der Beziehung und mir schnürte es neben meinem Herzen auch meinen Unterleib zu. Als das Maß meiner sexuellen Lähmung endlich voll war, erkannte ich, dass niemand von außen mich retten würde. Nur ich selbst konnte etwas an meiner unglückseligen Lage verändern. Diese Erkenntnis brachte mir den nötigen Schwung, um entschlossen und mutig das Gefängnis meiner sexuellen Ohnmacht zu verlassen.*

*Mitten in meinem sexlosen Dasein begann ich wie im Deutschunterricht mit einer Stoffsammlung für meine sexuelle Befreiung: Welche Bereiche der Sexualität gab es überhaupt, denen ich wieder Einlass in mein Leben gewähren könnte? Sollte ich mich auch mal an verbotene Dinge heranwagen? Was von allem könnte mein sexuelles Verlangen wieder wecken? Mir war bewusst, dass ich jeden Tag eine Einzahlung auf das Konto der Lust tätigen musste, damit ich eines Tages von Zins und Zinseszins würde leben können. Lust vermehrt sich durch das Ausleben von Lust. Wollte ich wieder sexuell lebendig werden, dann musste ich mich trotz aller Widerstände regelmäßig mit meiner Sexualität befassen. Meine Sexliste war wie eine weit geöffnete Tür mit aufregenden Ausblicken. Während des Sammelns ging es nicht darum, diese Liste später abzuarbeiten. Lediglich das Erstellen einer umfangreichen Liste war das Ziel. Ich markierte die Ideen mit A, B und C. A bedeutete: leichte Aufgabe. C war fast unvorstellbar schwer. Bald merkte ich, dass ich mich unnötig lange mit Ideensammeln aufhielt, obwohl meine Auflistung umfangreich genug war. Bei ehrlichem Hinschauen entlarvte ich diese Verzögerungstaktik. In Wahrheit schrie alles in mir nach Taten. Und so begann ich mit dem nächsten Schritt: Die besten Lustideen verteilte ich auf ein ganzes Jahr. Der erste Sexterminkalender meines Lebens nahm Gestalt an. Jede neue Seite enthielt neben den Zahlen und Ziffern des Monats bunte Lustaufgaben, die in diesen Wochen zu erfüllen waren. Die leichteren Aufgaben standen vorne, die schwersten hinten. Dennoch enthielt jeder Monat eine besondere Herausforderung, von der ich keinen blassen Schimmer hatte, wie ich sie meistern sollte. Mein Herz pochte. Jetzt gab es kein Entrinnen mehr. Mir war klar, dass jede unerledigt gebliebene Aufgabe mir und meinem neu erwachenden Selbstwertgefühl viel zu schaffen machen würde. Da hieß es tief durchatmen. Täglich erfüllte ich meine mir selbst gewählte kleine Aufgabe. Manchmal wurden aus den Minuten sogar Stunden. Es begann mir zu gefallen. Mit der Selbstbefriedigung hatte ich es allerdings nicht leicht. Die Berührungen an meinem Sexzentrum waren zwei bis drei Wochen lang nur abtörnend. Manchmal musste ich nach so einem misslungenen Versuch weinen. Ich spürte einfach nichts. Dabei war ich früher so lustvoll gewesen. Wo war mein sexueller Appetit nur? Aber auch wenn ich nichts spürte, notierte ich meine Versuche. Jeder war ein Erfolg, wenn auch – was den Orgasmus oder die erotischen Gefühle betrifft – nichts herauskam. Die vielen sonstigen Dinge, die ich zur Wiedererweckung meiner Lust tat, machten zunächst mehr Spaß und gingen mir leichter von der Hand: sexuelle Fantasien lesen, Filme schauen, erotische Gedichte genießen … Ich wurde immer offener. Bald begannen aus meinem Inneren wieder eigene Fantasien und Träume aufzusteigen. Sogar in einen Sexshop wagte ich mich und ließ mich dort zum Thema Vibrator beraten. Ja, es war mir sehr peinlich, aber danach war ich mächtig stolz auf mich, dass ich diese Hürde überwunden hatte. Immer wieder verließ ich meine Komfortzone und durchschritt mutig das Tor der Peinlichkeit, um mir neue Freiheiten zu erobern. Ich kaufte mir im Bahnhofskiosk drei Sexhefte, während peinlich berührte Männer herumschlichen, um sich schnell etwas zu ergattern, ohne dabei von Bekannten erwischt zu werden. Auch wenn die Funde in Videothek und in Sexheften nicht unbedingt in mein Liebesrepertoire übernommen wurden, ihre Dienste taten sie auf gewisse Weise doch. Mein sexueller Appetit kam schließlich wieder. Ich spürte endlich wieder Lust. Mir war aber auch klar, dass ich dranbleiben musste, um mein gigantisches sexuelles Potenzial zu befreien: Tag für Tag, allein, mit anderen, immer wieder neu.*

**Fazit:**
Jeder neue Schritt hin zu einer achtsamen Sexualität, die dich erfüllt, ist ein Erfolg, der dein sexuelles Selbstbewusstsein stärkt.

## Test: Bin ich selbstbewusst im Bett?

Durch diesen Test kannst du herausfinden, wie es momentan um dein sexuelles Selbstwertgefühl steht. Du kannst ihn gelegentlich wiederholen, um dein Wachstum daran abzulesen.

Bei jeder Frage auf den folgenden Seiten kannst du eine Skala von 0 bis 10 Punkten ankreuzen und dann die Gesamtpunktzahl ermitteln. Die Auswertung findest du im Anhang, Seite 236.

1. Ich brauche einige Wochen des Kennenlernens, bevor ich einem Mann meine intimen Bedürfnisse zeigen kann.

| 0 | 1 | 2 | 3 | 4 | 5 | 6 | 7 | 8 | 9 | 10 |
|---|---|---|---|---|---|---|---|---|---|---|
| stimmt | | | | | weiß nicht | | | | | stimmt nicht |

2. Ein Mann sollte im Bett keine Einweisung von mir brauchen.

| 0 | 1 | 2 | 3 | 4 | 5 | 6 | 7 | 8 | 9 | 10 |
|---|---|---|---|---|---|---|---|---|---|---|
| stimmt | | | | | weiß nicht | | | | | stimmt nicht |

3. Ich kann sexuell auf einen Mann zugehen, wenn er es nicht tut.

| 0 | 1 | 2 | 3 | 4 | 5 | 6 | 7 | 8 | 9 | 10 |
|---|---|---|---|---|---|---|---|---|---|---|
| nein | | | | | manchmal | | | | | ja |

4. Wenn ein Mann mich überrollt, kann ich nichts tun.

| 0 | 1 | 2 | 3 | 4 | 5 | 6 | 7 | 8 | 9 | 10 |
|---|---|---|---|---|---|---|---|---|---|---|
| stimmt | | | | | weiß nicht | | | | | stimmt nicht |

5. Sexuelle Abweisung ist für mich das Schlimmste. Deshalb zeige ich meine Bedürfnisse vorsichtshalber nicht.

| 0 | 1 | 2 | 3 | 4 | 5 | 6 | 7 | 8 | 9 | 10 |
|---|---|---|---|---|---|---|---|---|---|---|
| stimmt | | | | | manchmal | | | | | stimmt nicht |

6. Ich traue mich, einen Mann mitten beim Sex zu stoppen, wenn ich Schmerzen empfinde.

| 0 | 1 | 2 | 3 | 4 | 5 | 6 | 7 | 8 | 9 | 10 |
|---|---|---|---|---|---|---|---|---|---|---|
| stimmt nicht | | | | | weiß nicht | | | | | stimmt |

7. Ich kann einem Mann mein Geschlecht ganz offen zeigen und ihm erklären, wie ich am liebsten stimuliert werde.

| 0 | 1 | 2 | 3 | 4 | 5 | 6 | 7 | 8 | 9 | 10 |
|---|---|---|---|---|---|---|---|---|---|---|
| nie | | | | | unter Umständen | | | | | immer |

8. Wenn mir Sex nicht gefällt, sage und zeige ich es deutlich und unterbreche auch das Liebesspiel.

| 0 | 1 | 2 | 3 | 4 | 5 | 6 | 7 | 8 | 9 | 10 |
|---|---|---|---|---|---|---|---|---|---|---|
| nie | | | | | unter Umständen | | | | | immer |

9. Ich mache beim Sex mit, um den Mann nicht zu verlieren, auch wenn es mir nicht gefällt.

| 0 | 1 | 2 | 3 | 4 | 5 | 6 | 7 | 8 | 9 | 10 |
|---|---|---|---|---|---|---|---|---|---|---|
| immer | | | | | manchmal | | | | | nie |

10. Ich kann vor oder nach dem Sex mit einem Mann über unsere sexuellen Erlebnisse offen sprechen.

| 0 | 1 | 2 | 3 | 4 | 5 | 6 | 7 | 8 | 9 | 10 |
|---|---|---|---|---|---|---|---|---|---|---|
| nie | | | | | manchmal | | | | | immer |

11. Ich täusche Orgasmen vor.

| 0 | 1 | 2 | 3 | 4 | 5 | 6 | 7 | 8 | 9 | 10 |
|---|---|---|---|---|---|---|---|---|---|---|
| immer | | | | | manchmal | | | | | nie |

12. Beim Liebesspiel versuche ich, ungeliebte Körperstellen zu verstecken.

| 0 | 1 | 2 | 3 | 4 | 5 | 6 | 7 | 8 | 9 | 10 |
|---|---|---|---|---|---|---|---|---|---|---|
| immer | | | | | manchmal | | | | | nie |

13. Ich habe tolle sexuelle Fantasien und Träume.

| 0 | 1 | 2 | 3 | 4 | 5 | 6 | 7 | 8 | 9 | 10 |
|---|---|---|---|---|---|---|---|---|---|---|
| nie | | | | | manchmal | | | | | immer |

Meine Punkte:

| | | | | | | | | | | | | |
|---|---|---|---|---|---|---|---|---|---|---|---|---|
| 1. | 2. | 3. | 4. | 5. | 6. | 7. | 8. | 9. | 10. | 11. | 12. | 13. |

Gesamtpunktzahl: ______________________

## 40. Der kollektive Auftrag: Liebeslehrerin für Männer und Frauen

Dass Jammern, Klagen oder Rückzug nichts ändern, hast du nun schon mehrfach gelesen. Erst entschlossenes Handeln verwandelt deine Liebeswelt und diejenige aller Frauen. Manchen Frauen fallen ihre individuellen Befreiungsschritte zu Hause im stillen Kämmerlein nicht leicht. Wenn sie jedoch wissen, dass jeder kleine Schritt allen Frauen zugutekommt, besonders ihren Töchtern und Enkelinnen, werden sie von einer besonderen kollektiven Kraft getragen und verfügen über eine gewaltige Rückenstärkung.

Es ist eine hilfreiche Vorstellung, dass alle Frauen dieser Welt in ihrem Frausein miteinander verbunden sind, alle lebenden, alle schon gegangenen und die noch ungeborenen. Die gegenwärtig lebenden Frauen bilden nur die sichtbare Spitze dieser gesammelten weiblichen Urkraft. Schaue dich in deinem Frauenleben um: Welche Frauen gehören zu deinem Frauenkreis? Ob du es weißt oder nicht, deine Mutter ist die wichtigste Person darin. Dann folgen deine Tanten, die Großmütter und Urgroßmütter und alle Ahninnen bis weit in die Vergangenheit hinein. Deine Schwestern, Töchter, Enkelinnen, Urenkelinnen stehen neben und vor dir. Freundinnen, Nachbarinnen, Arbeitskolleginnen, Sportskameradinnen füllen weiterhin die Runde. Alle Frauen dieser Welt – schwarze, weiße, gelbe, dicke, dünne, große, kleine, Managerinnen, Hausfrauen, Lehrerinnen, Heilige und Huren – bevölkern das große Frauenherz und bilden zusammen die weibliche Urkraft. Keine einzige Frau fehlt in diesem endlos erscheinenden Raum der Weiblichkeit. Stelle dir diese Wucht vor und dich in der Mitte. Fühlt sich dieses Bild kostbar an? Oder fremdelst du, so wie ich in meiner ersten Frauengruppe?

Wenn du in deinem wahren Frausein angekommen bist, fühlst du dich mit deiner Frauenlinie verbunden. Hinter dir spürst du dann deine Mutter, wie sie die Hände wohlwollend auf deine Schultern legt. Dahinter deren Mutter und so weiter, eine lange Linie, die sich rückwärts in die Unendlichkeit hinein zu erstrecken scheint. Vielleicht spürst du einen Auftrag, der als Rückenwind zu dir strömt? Du kannst und darfst als Abgesandte deiner Frauenlinie und des gesamten Frauenkreises einen großen Beitrag zur Befreiung des Weiblichen und zur Aussöhnung aller Männer und Frauen leisten. Kannst du dir vorstellen, weibliches Wissen in die Welt, zu anderen Frauen und auch zu den Männern zu tragen? Wäre das nicht eine wichtige und wertvolle Aufgabe und die schönste Friedensarbeit, die es überhaupt gibt? Die heutige Zeit ruft förmlich danach, dass Frauen sexuell und spirituell erwachen und ihre Rolle zum Wohle aller Wesen auf dem Planeten einnehmen. Das Innehalten, das Wahrnehmen und Spüren sowie die Verbindung mit dem eigenen Herzen sind urweiblich und fehlen überall. Jede Frau kann helfen, ein Gleichgewicht zwischen Tun und Geschehenlassen zu ermöglichen, indem sie es in ihrer eigenen kleinen Welt vormacht.

Jedes Mal, wenn du deiner Weiblichkeit und der wirklichen Lust der Frau treu bist, profitieren alle Frauen und Männer davon. Wann immer du einen Mann respektvoll in deine fraulichen Bedürfnisse einweihst, trägst du zur Verbesserung der Situation aller Frauen bei. Eingebettet in einen größeren Zusammenhang zu sein, kann dir Mut machen, die engen Grenzen aus Erziehung, Moral und veralteten Normen zu sprengen. Wenn du stets in Verbindung mit deinem innersten Wesen handelst, steht dein Weg unter einem guten Stern.

Vielleicht empfindest du es immer noch als ungeheuerlich, dir als Singlefrau viele Männerbegegnungen zu gönnen. Bedenke jedoch, dass jeder Mann, mit dem du eine Liebeslehrstunde verbringst, all deine Geschenke für sein ganzes Leben mitnimmt und sie vielleicht zu vielen Frauen bringt, die dir innerlich dankbar sein werden, auch wenn sie dich nicht kennen. Sie haben nicht die geringste Ahnung davon, dass zum Beispiel diese zarte Berührung ihrer Brust, die sie gerade genießen, von dir ausgesendet und zu ihnen gebracht wurde. Alle kleinen und größeren Einweihungsschritte, die du mit

Männern vollziehst, verstärken die gerade erwachende Lust der Frau und verbreiten sie auf dem ganzen Planeten.

**Fazit:**
Jeder deiner individuellen Befreiungsschritte trägt zur positiven Veränderung der gesamten Frauenwelt bei.

## 41. Warum fünf Liebhaber besser sind als einer oder keiner

*Die Ausläufer meiner ersten Ehe mündeten nahtlos in eine einsame Singlezeit hinein. Jeglichen intimen Kontakt mit männlichen Wesen unterließ ich vorsichtshalber. Ich wollte nicht in eine Ehe, aber auch nicht in eheähnliche Umstände geraten. Wie viele Frauen tat ich mich schwer, mir Sex zu gönnen. Wenn ich nicht Hals über Kopf verliebt war, wenn ich keine Partnerschaft wollte oder der Richtige einfach nicht auftauchte, so gab es für mich keinen Sex. Aber irgendwann fragte ich mich, ob weibliche Singles in solchen Fällen wirklich leer ausgehen müssen. Kurz nach meiner Rosenkranz-Eingebung las ich in einem Buch den provozierenden Satz: „Jede gesunde Frau verkraftet fünf Liebhaber." Er schlug bei mir ein wie ein Blitz. Mit mindestens fünf Liebhabern, ja, so konnte die Rosenkranz-Runde gelingen. Trotz anfänglicher Widerstände gelang es mir schließlich immer besser, dem munteren Fluss eines solchen Single-Liebeslebens frohgemut von Mann zu Mann und Moment zu Moment zu folgen. Dabei trotzte ich allen Bindungsanwandlungen standhaft.*

Keinen Liebhaber zu genießen, ist auf Dauer die schlechteste Variante für eine Singlefrau. Du bist dann vermutlich immer wieder einsam oder nagst emotional und körperlich am Hungertuch. Gespeist vom Alleinsein feiern unrealistische Sehnsüchte Hochkonjunktur und du träumst vielleicht von einem unerreichbaren Traummann. Auch gelegentliche Selbstbefriedigung ist ein schwacher Trost und ändert nicht viel an deiner sex- und zärtlichkeitsarmen Lage. Studien belegen, dass die körperliche Liebe zur Gesundheit eines Menschen beiträgt, zur Stressprophylaxe und damit zu mehr Lebensfreude und Lebensqualität. Fehlende Sexualität hingegen führt zu verminderter Leistungsfähigkeit, Frust, Erschöpfung und Krankheiten. Die langfristige Flucht in Arbeit und Pflichten oder übertriebener Sport machen dich krank, denn es führt dich weg von deinen Grundbedürfnissen, Gefühlen und innersten Sehnsüchten.

In unserer Kultur sind wir fast alle auf die Paarbeziehung fixiert. Daran ist nichts Schlechtes. Du aber befindest dich gerade in einer Singlezeit. Diesen Umstand solltest du nicht aus deinem Bewusstsein ausblenden. Sonst bewirkt diese tief sitzende Konditionierung, dass du dir keinen oder nur einen einzigen Liebhaber gönnen darfst. In die Ein-Mann-Falle tappst du schneller, als es dir lieb ist. Wenn du dich schon nach der ersten sexuellen Begegnung verliebst, weil dein innerer Moral-Apostel Alarm schlägt, wirst du sicher nicht glücklich. Denn nicht dein Herz, sondern der anerzogene Anstand hat dann die Partnerwahl getroffen. Vermutlich wird dieser halbherzige Beziehungsversuch schnell scheitern, sich zu einer längeren Qual entwickeln oder eine Reihe von Enttäuschungen bringen. Triffst du jedoch einen passablen Mann, geschieht es nach langer Zeit des Alleinseins leicht, dass du ihm deine aufgestauten Sehnsüchte überstülpst und ihn damit überforderst oder verjagst. Sinnvoller ist es, diesen Stau nicht erst aufkommen zu lassen, indem du deine Bedürfnisse auf mehrere Liebhaber verteilst. In meinen Seminaren beobachte ich immer wieder, dass zwei Menschen, die gerade eine schöne Erfahrung miteinander gemacht haben, sich nach wenigen Stunden wie ein altes Ehepaar verhalten. Sie übertragen einander sofort alle sexuellen Rechte und sind vorauseilend treu. Damit ersticken sie ziemlich sicher das kleine Liebespflänzchen, das gerade vom Winterschlaf erwachen wollte. Auch wenn du mit einem gebundenen Mann startest, um selbst frei bleiben zu können, läuft es nicht besser. Du leidest, wenn er weggeht, und hängst an der Angel der

Bedürftigkeit. Denn alles, was er geben kann, ist einfach zu wenig für dich als Single. Häufig bleibst du einsam zurück, während er zu Hause eure Liebesbegegnung mit seiner Ehefrau ausklingen lässt. Bist du also in deinem Liebesleben nur auf einen einzigen Mann fixiert, lauert dahinter der Glaubenssatz, dass Sex nur gepaart mit Liebe vorkommen darf. In der Männerwelt scheint diese Überzeugung nicht zu existieren.

Viele Frauen bekommen bei der Fünf-Liebhaber-Idee erst einmal einen Schreck. Der kollektive Keuschheitsgürtel ist zu einer inneren Vorschrift geworden und sitzt fest. Die Liebhaber-Anzahl fünf ist beliebig. Es können auch drei oder vier, zwei oder sieben sein. Bei mir waren es in einem Zeitraum von zwei Jahren fünf Hauptliebhaber. Dazu gesellte sich immer mal wieder eine erquickende Eintagsfliege. Das Liebeslust-Experiment war für mich und schon für viele Frauen für eine Weile genau richtig. Aller Erfahrung nach führt es viele Singles früher oder später wieder in eine feste Beziehung.

> *Ich habe sieben Sonnenblumenkerne symbolisch für die gewünschten Liebhaber gepflanzt. Zuerst wollte ich nur einen einzigen Samen in die Erde stecken. Da wurde mir klar: Ich will doch, dass etwas wächst. Deshalb muss ich genug säen. Geht der erste Keim also nicht auf, sind noch genug andere da. Denn ich will endlich im Meer von Sinnlichkeit, Lust, Zärtlichkeit und Leidenschaft baden!* (Elvira, 48 Jahre)

Bei den fünf Liebhabern sollten maximal zwei echte Solomänner dabei sein, sonst gerätst du leicht in Terminschwierigkeiten, wenn sie dich trotz deiner klaren Ansage zu ihrer Auserwählten ernannt haben. Sie können nämlich auch klammern und dir auf den Fersen sein. Ich hatte damals zu meinen zwei Singlemännern einen Liebhaber, der frisch getrennt war und auf die Rückkehr seiner Liebsten hoffte. Der wurde mir auch nicht gefährlich. Die Zeiten für Lustrunden sind für Singlefrauen günstiger als je zuvor. Die polyamoröse[48] Szene wächst und dort findest du viele Menschen, die sich nicht auf einen einzigen Partner festlegen wollen. Sie spielen mit offenen Karten, sodass kein Versteckspiel nötig ist, was der experimentierfreudigen Frau in dir zugutekommt. Surfe mal nach solchen Gruppen im Internet. Wenn du gebundene Männer in den Kreis der Auserwählten aufnehmen möchtest, ist das bewusst oder unbewusst mit Schmerz für deren Partnerin verbunden. Manchmal jedoch bringt ein Seitensprung wieder Schwung in ein eingerostetes Paarleben. In diesem Fall könnte es sein, dass du eine Art Erste Hilfe leistest. Laut Studien ist nämlich sexuelle Unzufriedenheit in der Partnerschaft die Hauptursache für Seitensprünge. Erprobe dich, entfalte die sexuell selbstbewusste Frau in dir, bleibe dir selbst treu und traue dich heraus aus dem Schneckenhaus der sexfeindlichen Überlieferung.

> *Mein Gott, ich bin jetzt 56 Jahre alt und entdecke erst jetzt meine Lust. Seit einem Jahr mache ich das Rosenkranz-Projekt und habe mehr als zwanzig Liebhaber ausprobiert. Mir geht es so gut wie noch nie. Meine sexuelle Lust sprudelt, und es bieten sich mir nun wie von selbst dauernd neue Möglichkeiten. Ich bin so glücklich und unendlich dankbar für diese Zeit meines Lebens.* (Elisa, 56 Jahre)

> *Der Rosenkranz der Lust war eine wahre Befreiung für mich. Bei mir waren es im Laufe eines Jahres 23 verschiedene Männer. Manche traf ich einmal, andere mehrmals. So ging ich online: ‚Ich suche Liebesbegegnungen, spielerisch, ohne Geschichten, ohne Anhaftung, wahrhaftige liebevolle Begegnungen im tantrischen Sinne.‘ Und die Männer meldeten sich und kamen. Ich erfahre im Tantra die grundsätzliche Erlaubnis, ein sexuelles Wesen zu sein, Lust zu haben und zu meinen sexuellen Wünschen und Sehnsüchten zu stehen. Was für eine Offenbarung!* (Lilly, 62 Jahre)

Mit mehreren Liebhabern bleibst du frei und verteilst deine Wünsche, deine Experimentierfreude und deinen Nachholbedarf auf mehrere Schultern oder andere Körperteile. Du darfst dich trauen, Ansprüche zu stellen und die Führung zu übernehmen. Wenn du in Kontakt mit deiner Mitte bleibst, werden solche Singlezeiten zu wahren Edelsteinen in deinem Leben.
Das Rosenkranz-Projekt hat auch Männer angesprochen. Allerdings scheint es Frauen deutlich leichter zu gelingen, Perlen für ihre Runde zu sammeln. Sogar Ehefrauen bekommen manchmal Appetit für diese Gebetsrunde besonderer Art. Das würde ich jedoch nicht empfehlen. Denn in einer monogamen Partnerschaft taucht sofort die Eifersucht auf. Und die kann bekanntlich lebensgefährlich werden. Besser ist es, zunächst an der Paarbeziehung zu arbeiten. Dazu gib es Ausführungen im vierten Teil des Buches. Sich ein offizielles Trennungsjahr zu gönnen, wenn die Partnerschaft sexuell tatsächlich tot sein sollte, ist eine mögliche Option.

Singlefrauen sind privilegiert. Sie können mehrere Fußabdrücke für die nachkommenden Frauengenerationen hinterlassen, die diese einladen, ihre unterdrückte Lust ebenfalls frei zu entfalten.

**Fazit:**

Mehrere Liebhaber sind besser als einer oder keiner.

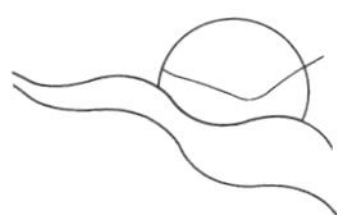

# Teil 6:

# Meditatives Work-out: Kostproben feinstofflicher Liebeskunst

*„Wenn du in die zeitlose Dimension des Jetzt eintrittst, dann geschehen ohne dein Zutun manche Veränderungen auf wundersame Art."* (Eckhart Tolle)[49]

„Man müsste aus der Liebe eine Kunst machen können!", verkündete ich mir selbst im zarten Alter von neunzehn Jahren. Damals hatte ich keine Ahnung, wovon ich sprach. Doch ich war mir sicher: Es stecken mehr Möglichkeiten im Liebesbett, als ich bis dahin erfahren hatte. Außer „Kunst" kannte ich noch kein anderes Wort für den überaus beglückenden Zustand der Gegenwärtigkeit bei der körperlichen Liebe. Frauen benötigen mehr Zeit. Das ist inzwischen eine Binsenweisheit. Das Herz braucht mehr Zeit, um der körperlichen Liebe innewohnen zu können. Sonst muss es den Staubwolken eines davongaloppierenden Lustpferdes traurig nachschauen. Heute würde ich sagen: Mehr Zeit – das ist es nicht. Wir brauchen Zeitlosigkeit, also das Eintauchen in einen Zustand ohne Ziel und Absicht, reines Dasein, im Augenblick sein.

Im Alltag huscht alles schnell an uns vorbei: jeder Moment, jede Berührung und letztendlich das ganze kostbare Leben. Der Segen einer erfüllenden weiblichen Sexualität liegt jedoch in der Langsamkeit und der dadurch erst möglichen Bewusstheit und Präsenz. Anstatt durch die Zeit zu rasen und ein Ding nach dem anderen zu erledigen, hältst du den Zeitstrahl an und gehst in die vertikale Richtung: nach innen und in die Tiefe. Du lernst jetzt so ein Liebes-Work-out kennen. Lass dich durch erprobte feinstoffliche[50] Ideen inspirieren und beflügeln. Deine körperlichen Begegnungen werden dadurch allmählich achtsamer und liebevoller. Du nutzt sinnliche Berührungen als Eintrittspforte in die erhöhte Schwingung eines präsenten Miteinanders. Immer häufiger lässt du sie so fein werden, dass sich ein lustvolles Strömen im Körper ausbreitet. Es kann sich anfühlen wie ein sanftes inneres Wellenbad oder wie ein Prickeln, das wie ein schwingendes Netz aus hauchfeinen Lustfäden den Körper durchweht. Work-out hört sich nach aufwendigem Training an. Doch dieses Liebes-Work-out ist entspannend und wohltuend. Wenn das Gefühl auftaucht, im Liebesbett in der Ewigkeit und ihren zarten Lustgefilden und ohne jeglichen Druck zu baden, ist himmlische Gegenwärtigkeit in die Liebesbegegnung eingekehrt. Lerne besonders bei der körperlichen Liebe, die Zeit anzuhalten, um den Segen der reinen Gegenwart zu empfangen.

Es mag sein, dass dir der Zugang zur zarten Innenwelt nicht so leichtfällt. Insbesondere dann, wenn dein Alltag gerade herausfordernd ist, tobt das Gedankenkarussell und gibt den Weg nicht frei. Umgekehrt kann dir gerade die Hinwendung zum Körper und seinen leisen Signalen helfen, den Gedankenschleifen zu entkommen. Manchmal lösen sich Tränen der Berührtheit oder alter verdrängter Schmerz, wenn die Schutzwälle um dein Herz herum schmelzen und du dich hingibst an alles, was ist und was du fühlst.

## 42. Meditieren: Allein oder zu zweit?

Seit Jahrtausenden praktizieren Menschen verschiedene Formen von Meditation. Die moderne Wissenschaft hat schon mehrfach den messbaren Nutzen für das körperliche und seelische Wohlbefinden bestätigt. Insbesondere verbessern sich Ausgeglichenheit, Entspannung, innere Ruhe, klares Denken sowie geistige und körperliche Gesundheit, wenn du regelmäßig meditierst. Auch der Zugang zum feinstofflichen Energiekörper gelingt leichter. Was ist Meditation eigentlich? Und kann man nur allein oder auch gemeinsam meditieren?

Manche Menschen stellen sich unter Meditation endloses Sitzen in einer unbewegten Körperposition vor oder das stundenlange Betrachten einer weißen Wand. Das erscheint dem Alltagsmenschen nicht besonders nachahmenswert. Doch Meditation ist viel umfassender als diese eingeschränkte Vorstellung davon. Man unterscheidet eine Vielzahl von passiven und aktiven Meditationen. Zum Beispiel ist das stille Sitzen mit unterschiedlichen inneren Übungen passiv. Dagegen zählen Yoga, Gehmeditationen oder sakraler Tanz sowie das Praktizieren bei den Routinen des täglichen Lebens als aktive Meditationsarten. Doch all diese unterschiedlichen Techniken haben das gleiche Ziel. Sie wollen in den Zustand der gedankenleeren Bewusstheit führen und dich mit deiner innersten Essenz, dem wahren Wesen, verbinden. Du lernst, deine Identifikation mit den Gedanken zu lösen, bis du jederzeit willentlich aus dem Denken heraustreten kannst. Es ist eine unglaubliche Errungenschaft, frei von Gedanken sein zu können. Ob dir ein Mantra oder die Wahrnehmung deines Atems oder das Spüren deines Körpers dabei hilft, bleibt deinen Vorlieben überlassen.

Die Meditation kann drei verschiedene Funktionen in deinem Leben erfüllen. Zunächst dient sie als gute Vorbereitung auf deinen Tag und deine Nacht. Du kannst zum Beispiel morgens nach dem Aufstehen einige Minuten still sitzen und abends vor dem Schlafengehen. Dabei wird jedes Mal – wie schon erwähnt – der Akku deines Navigationssystems geladen. Vielleicht spürst du das als erhöhtes Wohlbefinden nach deiner Meditation.

Es macht wenig Sinn, morgens zu meditieren und danach in einen unbewusst gelebten Alltag überzugehen. Deshalb ist die zweite Funktion der Meditation, das Aufrechterhalten des bewussten Zustandes, ebenso wichtig. Füge tagsüber kleine Stille-Momente in dein Tun ein. Das erfordert wenig Zeit. Manchmal genügt eine Unterbrechung deiner Beschäftigung von einer Minute. Du schließt die Augen und nimmst zwei oder drei Atemzüge bewusst wahr. Erinnere dich an die Metapher des inneren Navigationssystems. Du kannst dich jederzeit mit ihm verbinden, um dein Handeln, dein Denken und deine Entscheidungen zu überprüfen und bei Bedarf zu korrigieren. Besonders wenn eine unangenehme Störung deiner Befindlichkeit auftritt, ist es hilfreich, nach innen zu gehen und um Führung zu bitten. Dein inneres Fühlorgan ist wie ein Sensor für Stimmigkeit, das dich schnell wieder in friedliche Gewässer führen kann. „Ich könnte diese Sache mit den Augen der Liebe betrachten" oder „Was würde die Liebe jetzt tun, sagen, denken?" sind Sätze, die du in dein Tagesrepertoire übernehmen kannst, während du kurz aus dem äußeren Tun aussteigst.

Die dritte Funktion der Meditation ist eher aktiv. Versuche möglichst oft, Alltagstätigkeiten bewusst auszuführen. Was bedeutet das? Bewusst und präsent bist du dann, wenn du ganz bei der Sache bist, wenn das Kopfkino schweigt und deine volle Aufmerksamkeit und Bewusstheit bei dem ist, was du gerade tust. Alle Alltagstätigkeiten sind für diese Art der Meditation bestens geeignet. Du genießt zum Beispiel das fließende Wasser auf deinen Händen, wenn du sie wäschst. Gelingt es dir, bewusst von einem Raum in den anderen zu gehen und dabei deine Füße zu spüren oder beim Essen einen Bissen bewusst zu schmecken, ohne ablenkende Denkmanöver? Im Laufe der Zeit nimmt die Bewusstheit in allem zu, wenn du regelmäßig übst. Deine Morgen- und Abendmeditationen bleiben dann nicht isoliert und getrennt von deinem Leben, sondern verweben sich mit den vielen Erinnerungen tagsüber. Die körperliche Liebe ist das allerschönste Betätigungsfeld zur Erhöhung deiner Bewusstheit. Es ist eine Art von Meditation, die davon lebt, dass du sie zu zweit praktizieren kannst. Du stellst beim Ausprobieren nachfolgender Ideen bald fest, dass bewusste Berührungen und Gegenwärtigkeit beim Sex diesen erfüllender machen und dadurch mehr und mehr in Liebe verwandeln.

Müssen Mann und Frau beide einen spirituellen Weg gehen, damit sie die feinstoffliche Liebe miteinander erleben können? Diese Frage werfen jene Frauen auf, die besorgt sind, dass ihr Partner kein Interesse an Meditation hat. Du kannst niemandem einen inneren Weg aufzwingen und es ist auch nicht nötig. Ich kenne viele Paare, bei denen sich lediglich einer auf die Reise nach innen begibt und die glücklich miteinander sind. Demgegenüber gibt es Beziehungen, in denen beide meditieren und die nicht zufriedener sind als andere. Vielleicht hast du schon vom spirituellen Ego gehört, das sich über den anderen erhebt und dessen mangelnden spirituellen Fortschritt herablassend beurteilt? Dadurch ist der Beziehungskampf nicht verschwunden, sondern hat sich auf eine andere Ebene verlagert. Achte zuerst darauf, ob du selbst deine Meditationspraxis pflegst, und vergiss alle Forderungen an deinen Partner. Wichtig ist, dass du dir selbst treu bleibst und dafür die Kraft aus deinem Inneren schöpfst. Dein Partner geht sowieso seinen Weg und ist vielleicht ein Naturtalent in Dingen, die du erst üben musst.

In den folgenden Kapiteln erfährst du, wie die normale Sexualität durch Verlangsamung und Bewusstheit so verwandelt werden kann, dass du dich manchmal wie im Lusthimmel fühlst.

**Fazit:**
**Die bewusste Sexualität ist die schönste und wirkungsvollste Meditation zu zweit.**

# 43. Zwischen Körper und Geist: Engelhaftes Liebemachen

Bist du bereit, zu neuen Lustufern aufzubrechen? Du wirst bei deinen sinnlichen Begegnungen weniger tun als bisher, aber dich und deinen Körper mehr und umfassender spüren lernen. Prinzipiell kannst du alles, was du bereits aus der körperlichen Liebe kennst, nun viel langsamer und bewusster ausführen. So bahnst du dir einen Weg vom Körperlichen, also dem eher Grobstofflichen, zum engelhaften Feinen. Kennst du allerzarteste Berührungen, bei denen du nicht mehr unterscheiden kannst, ob dein Körper gerade gestreichelt wird oder ob du dein unsichtbares Energiefeld wahrnimmst? „Du bist Welle und Teilchen zugleich“, würde die Quantenphysik[51] umgangssprachlich sagen. Du bewegst dich mit diesen feinsten Erfahrungen entlang der Grenze vom fassbar Stofflichen in das unfassbar Feinstoffliche hinein. Sehr feinfühlige Menschen können Berührungen in Körpernähe ohne direkten Kontakt besonders intensiv erfahren. In das engelhafte Liebemachen kannst du viele geistige oder körperliche Heilmethoden, die heutzutage im Umlauf sind, einflechten, wie zum Beispiel Yoga, Reiki[52], Beckenbodentraining[53], Feldenkrais-Übungen[54], wenn du dich damit auskennst. Manchmal nenne ich es humorvoll „Quantensex“. Die Physik bezeichnet Elementarteilchen, die nicht mehr weiter teilbar sind, als Quanten[55]. In unserem Fall wären das die hauchzartesten, gerade eben noch wahrnehmbaren Berührungen. Der alte Körperbegriff löst sich dabei immer mehr auf. Innere Ströme und Wellenbewegungen verbinden sich zu einem ständigen Liebesfluss, der Körper, Herz und Seele gleichermaßen durchflutet.

Beachte die Empfehlung, nicht abends spät oder erschöpft den engelhaften Liebeshimmel erklimmen zu wollen. Verlege deine feinstofflichen Erkundungen in Zeiten, in denen du erholt und ausgeruht bist. Für mich sind die Morgenstunden dafür am besten geeignet.

Generell ist es sinnvoll, wenn du dir angewöhnst, während der hauchzarten Berührungen tief und sanft zu atmen. Wenn du deine Aufmerksamkeit auf das Atmen lenkst, treten die Gedankenwelten zurück und du kommst ins Fühlen und kannst dich im Körper verankern. Natürlich flattern ab und zu ein paar Gedanken herein. Lass dich davon nicht beirren und kehre immer wieder zum Atmen und Körperspüren zurück. Damit du die Verbindung mit deinem Partner aufrechterhalten kannst, sind Blickkontakt und Kommunikation hilfreich. Besonders in hoher Erregung ist ein liebevoller Seelenblick, vielleicht mit dem Flüstern des Namens oder ein paar anderen Liebesworten, ein Geschenk. Es zeigt dir, dass du innerlich bei deinem Partner bist und er bei dir. Dennoch ist es manchmal noch schöner, mit geschlossenen Augen die innere Liebeswelt wahrzunehmen. Probiere beides aus. Wenn du das Gefühl hast, irgendwie aus dem Lustboot herausgefallen zu sein, und du deinen Körper nicht mehr spürst, dann öffne deine Augen und gehe genauso achtsam verbal in Kontakt. Die Frage „Was geschieht gerade in dir?" hilft, einander immer wieder in die Gegenwart zurückzuholen. Selbst wenn du sagst: „Ich war gerade in Gedanken verloren", ist die Tür wieder offen, um ins Atmen und Fühlen zu gehen.

Eines ist offensichtlich: Diese Art himmlischer Sexualität kann sich weder unter Zeit- noch unter Orgasmus-Druck entfalten. Absichtslosigkeit im sexuellen Miteinander ist wohl eine der größten Herausforderungen und gleichzeitig der größte Segen im körperlichen Miteinander. Sie bedeutet, dass alle offenen oder heimlichen Ziele losgelassen werden und man miteinander schaut, was wirklich ist, was wirkt und was geschehen möchte, anstatt alten Vorstellungen nachzueifern. Das ist besonders dann heikel, wenn rasante sexuelle Lust im Spiel ist und sich Bahn brechen will und dies auf Kosten des anderen geschieht. Es bedarf einer gewissen Bereitschaft auf beiden Seiten, die Orgasmus-Jagd loszulassen und auf den Prozess der miteinander erlebten Gegenwärtigkeit zu vertrauen.

Jetzt folgen kleine Türöffner für das engelhafte Liebemachen. Erweitere diesen Fundus gerne selbst, indem du alle Berührungen aus deinem Liebessortiment verlangsamst, um sie bewusst wahrnehmen zu können.

**Den ganzen Körper erkunden:**

Bitte deinen Partner, deinen gesamten Körper zu erkunden. Er kann mit stärkeren Berührungen beginnen und sie immer schwächer werden lassen, wie bei einem Ton, der allmählich verklingt. Lausche in diesen entschwindenden Klang hinein, so als wolltest du ihn möglichst lange auskosten, bevor er verebbt. So findest du heraus, wie viel Berührung du brauchst, um das feine Strömen des inneren Lustkörpers zu entdecken. Sogar mit einem einzigen Finger kannst du diese Körperreise genießen. Brüste und Vulva sollten am Anfang ausgespart und lediglich wie zufällig hauchzart mitberührt werden. Finde heraus, ob allerfeinste Berührungen besonders wonniglich oder aber zu kitzelig für dich sind. Entdecke das rechte Maß für dich.

**Berührung mit den Händen:**

Dein Partner legt dir seine Hände langsam und behutsam auf eine Stelle deines Körpers auf, so als würde sich ein Schmetterling vorsichtig auf dir niederlassen. Das kann irgendwo am Körper sein oder aber auch auf Lustzentren, wie den Brüsten, den Innenseiten der Oberschenkel oder dem Venushügel. Atme so tief, dass dein Partner deine Atembewegungen deutlich sehen kann. Wenn du ausatmest, gibt er einen leichten Druck mit seinen Händen, wenn du einatmest, löst er diesen wieder. Die Hände bleiben dabei immer liegen und halten den Hautkontakt. Nach einer Weile beginnen die Hände in Zeitlupe nach rechts oder links zu kreisen, wobei sie sich nicht vom Körper abheben. Oder sie schieben sich sanft hin und her. Wichtig ist die Langsamkeit. Lausche mithilfe deines Atems in deinen Körper hinein, ob du schon spüren kannst, was diese minimalen Bewegungen auslösen.

**Zarte, verweilende Küsse:**

Oft huscht ein Küsschen schneller vorbei, als du es empfangen kannst. Der zarte, verweilende Kuss dagegen setzt sich mit weichen

Lippen auf deine Wange, deinen Mund oder alle möglichen Körperstellen. Er nähert sich genauso langsam an wie die gerade beschriebenen Hände. Berühren dich schließlich die weichen Lippen, so schmelzen sie genüsslich mit sanftem Druck immer tiefer in dich hinein, als wollten sie sich mit dir vereinen. So ein Kuss braucht Zeit. Er verweilt und löst sich genauso langsam, wie er begonnen hat. Warum nicht alte Traditionen beleben? Auch in unserer heutigen Zeit berührt ein auf diese Weise ausgeführter altehrwürdiger Handkuss, der verehrend kommt, eine Weile bleibt und sich dann achtsam löst, das Herz und drückt Wertschätzung aus.

**Sexuelle Vereinigung:**

Die sanfte Präsenz ist besonders beseelend bei der sexuellen Vereinigung. Wichtig ist, dass die Körpervorderseiten von Mann und Frau beieinanderbleiben und der Penis nicht in das übliche Rein-raus-Muster verfällt. Der permanente Beckenkontakt sollte mit leichtem Druck aufrechterhalten werden. Währenddessen kann der Penis minimale Bewegungen in alle möglichen Richtungen ausprobieren, so wie es im Zucchini-Experiment in Kapitel 2 bereits beschrieben wurde. Er kann sanft kreisen, sich sachte hin und her oder nach rechts und links schieben. Manche Männer haben Angst, bei so wenig Stimulation die Erektion zu verlieren. Das kann passieren und ist nicht weiter schlimm. In diesem Fall wechseln beide in die in Kapitel 27 beschriebene Position der sanften Vereinigung über und probieren die zarten genitalen Liebkosungen auf diese Weise weiter aus. Wechselseitiges Anspannen des Beckenbodenmuskels in verschiedener Stärke kann eine neue Form der sexuellen Kommunikation werden. Blickkontakt und liebende Worte lassen sich gut damit kombinieren.

**Fazit:**

Je weniger du tust und je präsenter du dabei bist,
desto mehr öffnet sich dir der feinstoffliche Liebeshimmel.

## 44. Den inneren Lustkörper erwecken: Stille Liebesstellungen

Da der Orgasmus das Ziel bei vielen sexuellen Begegnungen ist, wird er manchmal mit vehementem Einsatz herbeigeführt oder fast erzwungen. Stille Liebesstellungen dagegen entspannen dich und deinen Partner. Ihr ruht miteinander und habt dadurch die Möglichkeit, nach innen zu spüren. Manchmal ist dein Alltag so stressig, dass das Wahrnehmen der Innenwelt kaum möglich erscheint. Dann gib dich nur der stillen Liebesstellung hin und genieße die körperliche Verbindung. Zu ruhigeren Zeiten kannst du dich mithilfe deines vollen und sanften Atmens tiefer in die Vereinigung von Körper, Geist und Seele hineinsinken lassen. Alle Anstrengung darf dann weichen zugunsten des reinen Seins. Je mehr du auf diese präsente Weise die körperliche Liebe praktizierst, desto mehr verbindest du dich mit deinem Partner. Probiere gerne die folgenden Anregungen und deine eigenen weiteren Kreationen des stillen Liebens aus.

### Der magnetische Liebesstrom

Jenseits vom stets aktiven Gedankenfluss ist der innere Körper sowohl im Mann als auch in der Frau als feines Strömen wahrnehmbar. Es ist eine hilfreiche Idee, dir den Körper als einen Magneten mit Plus- und Minuspol vorzustellen. Warum wohl fühlt es sich gut an, wenn Mann und Frau einander umarmen? Gegensätzliche Pole ziehen sich an und passen auf wunderbare Weise zusammen. Brüste und Penis sind in dieser Metapher die Pluspole. Beide können Energie, aber auch tatsächlich Flüssigkeit (Milch, Sperma) abgeben. Das weibliche Geschlecht dagegen ist ein Empfangsorgan, ebenso wie auch das Herz des Mannes. Stehen oder liegen Mann und Frau zusammen (egal ob sexuell vereinigt oder nicht), fließt Energie als Kreislauf zwischen den Polen.

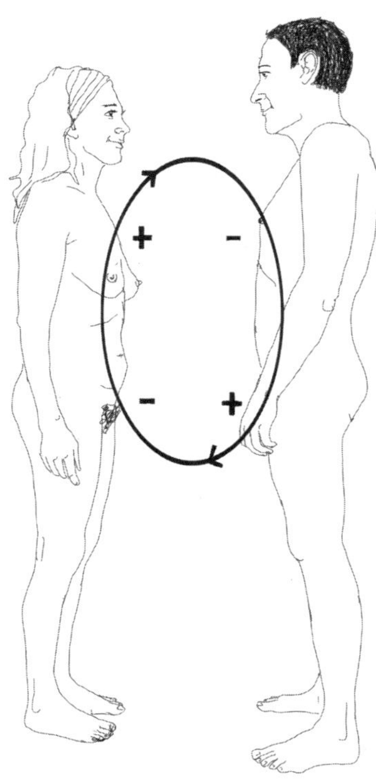

Abb. 8: Magnetischer Liebesstrom

Beide laden sich – ohne etwas tun zu müssen – gegenseitig die Lebensbatterien auf. Das merken sie daran, dass sie sich anschließend vitaler, kraftvoller und lebensbejahender fühlen. Ohne Anstrengung fließt die Energie von selbst. Durch tiefes und dennoch sanftes Atmen kann sie jedoch immens verstärkt werden. Das Atmen wirkt wie ein Dimmer, der die Energie hochfährt. Stellt euch vor, dass ihr durch das Geschlecht der Frau miteinander einatmet bis hoch zu ihrem Herzen. Von dort schließt sich der Kreis hinüber zum Herzen des Mannes. Beim Ausatmen sinkt ihr gemeinsam durch den Körper des Mannes nach unten bis zur Peniswurzel. Dann beginnt der Kreislauf von vorne. So könnt ihr miteinander in den magnetischen Liebesstrom eintauchen. Das ist auch bei allen folgenden Liebesstellungen möglich.

## Die Herzumarmung[56] im Stehen

Wenn Mann und Frau zusammenstehen, sich umarmen und sonst nichts tun, beginnt nach einer kleinen Weile der Kreislauf, wie oben beschrieben. Manchmal kannst du dieses Fließen schon im ersten Augenblick wahrnehmen, besonders dann, wenn dir der Partner emotional nahe ist. Aber auch wenn du nichts spürst, ist die Wirkung genauso groß. Wichtig ist, dass Herz- und Sexzentren aneinanderliegen. Der kleinere Partner kann sich dazu auf ein kleines Podest stellen. Er soll jedoch auf keinen Fall auf den Fußspitzen stehen und sich nach oben strecken.

Steht kein geeignetes Podest zur Verfügung, kann der größere Partner so weit in die Knie gehen, dass Herz und Herz aufeinanderliegen. Auch der kleinere von beiden soll fest auf den eigenen Beinen und Füßen stehen können. Es ist empfehlenswert, die Beine nicht ganz durchzudrücken, sondern ein wenig in die Knie zu gehen, sodass die Energie besser zirkulieren kann. Falls ihr längere Zeit in dieser Herzumarmung zubringen wollt, was die Aufladung eurer Lebensbatterien begünstigt, so wiegt euch dabei sanft wie im Tanz hin und her. Dadurch wird das Stehen nicht ermüdend. Unterstützend wirkt eine sanfte Hintergrundmusik. Achtet darauf, dass die Umarmung durchlässig ist und der andere nicht festgedrückt oder gepresst wird. Jeder soll bequem und tief atmen können, sich leicht gehalten, aber nicht eingeengt fühlen. Wenn ihr die Position eingenommen habt, schließt die Augen und fühlt das Innere des Körpers. Ein paar Minuten Herzumarmung jeden Tag über einen längeren Zeitraum harmonisiert die Beziehung. Deshalb wird die Herzumarmung auch Ehe-Glück-Trick genannt.

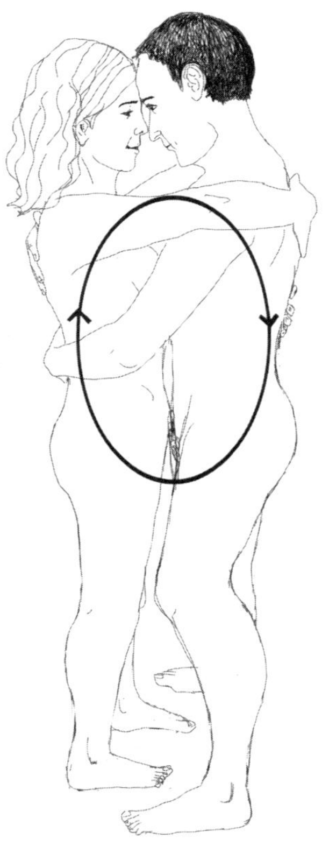

Abb. 9: Herzumarmung im Stehen

## Herzumarmung im Liegen

Eine Herzumarmung kann auch in einer liegenden Position erfolgen. In der im Bild dargestellten Position liegt der Mann auf der Frau. Selbstverständlich kann auch die Frau oben liegen. Ihr könnt ganz oder teilweise bekleidet, nackt oder in Stille sexuell vereinigt sein. Beim Aufeinanderliegen wird der unten liegende Partner durch das Gewicht des anderen in der Atmung eingeschränkt. Deshalb kann es gut sein, nach einer Weile zu wechseln. Sind Mann und Frau ohne äußeres Tun in der Missionarsstellung sexuell vereinigt, ist der Liebesstrom noch intensiver wahrnehmbar. Dieses stille Geschehen bei erigiertem Penis, der nur in der Frau ruht, stärkt beide.

Mit gemeinsamem tiefen Atmen ist das innere Strömen leichter spürbar.

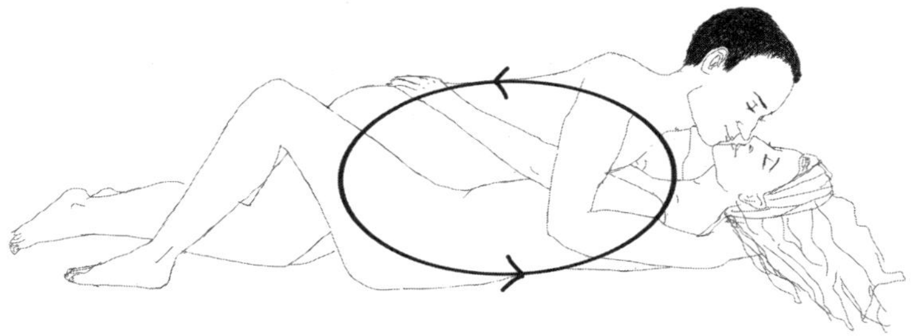

Abb. 10: Herzumarmung im Liegen

## Liebessitz

Der Mann sitzt mit angewinkelten Beinen auf dem Boden oder auf einem Meditationskissen. Die Frau sitzt auf einem vielleicht höheren Kissen und schlingt ihre Beine um ihn. Wichtig ist, dass die Wirbelsäule möglichst gerade bleibt, sodass der Rücken, besonders die Lendenwirbelsäule, keinen Schaden nimmt. Auch im Liebessitz sollten beide entspannt sein, um die inneren Vorgänge genießen zu können. Erinnert sei noch mal an verstärkten Atem, welcher hilft, präsent zu bleiben und miteinander in den Liebesstrom der Gegenwärtigkeit einzutauchen. Bleibt jeweils so lange sitzen, wie es sich gut anfühlt.

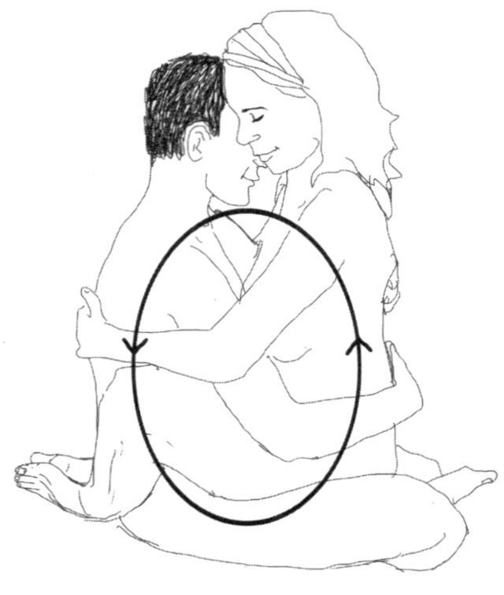

Abb. 11: Liebessitz

## Die sanfte Vereinigung

Die sanfte Vereinigung wurde schon mehrfach erwähnt, in Kapitel 27 findest du die genaue Beschreibung zum Einnehmen der Scherenstellung. Nur in dieser Position kann der nicht erigierte Penis in der Vagina verweilen, ohne herauszurutschen. Du kannst mit deinem Partner einfach zusammenliegen und entspannen oder mit tiefem Atmen den inneren Lustkörper erkunden. Spüre besonders in dein Becken hinein, wie sich die Verbindung zwischen Penis und Vagina anfühlt. Auch eine kleine Beckenschaukel (sanftes und minimales Hin- und Herbewegen des

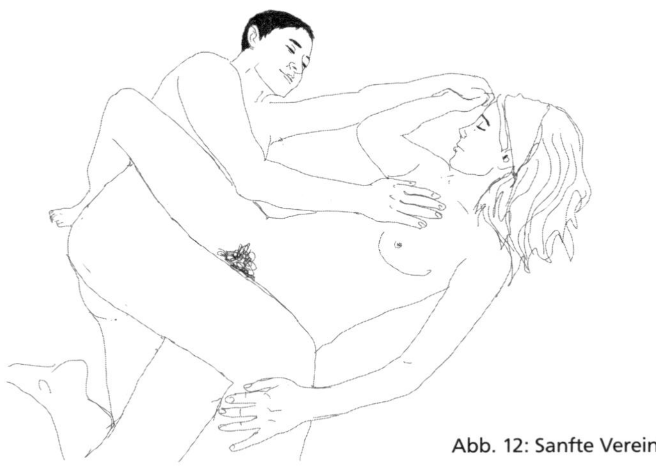

Abb. 12: Sanfte Vereinigung

Beckens) ist in dieser Position gut möglich. Tritt dabei eine Erektion auf, kann dies manchmal unangenehmen Druck oder sogar Schmerz bei der Frau auslösen. In diesem Fall ist es besser, in eine andere Position zu wechseln.

## LÖFFELCHENSTELLUNG

Viele Menschen kennen und genießen die Löffelchenstellung. Sie ist auch dann wohltuend, wenn einer von beiden krank ist und andere Liebesformen nicht möglich sind. Beide Partner liegen auf der Körperseite. Meistens ist der Mann hinter der Frau und umfasst sie. Manchmal genießt es auch die Frau, hinten zu sein. Beide können ausruhen und entspannen. Die Liebesströme werden von selbst aktiv. Auch hier kann der tiefe und sanfte Atem verstärkend wirken.

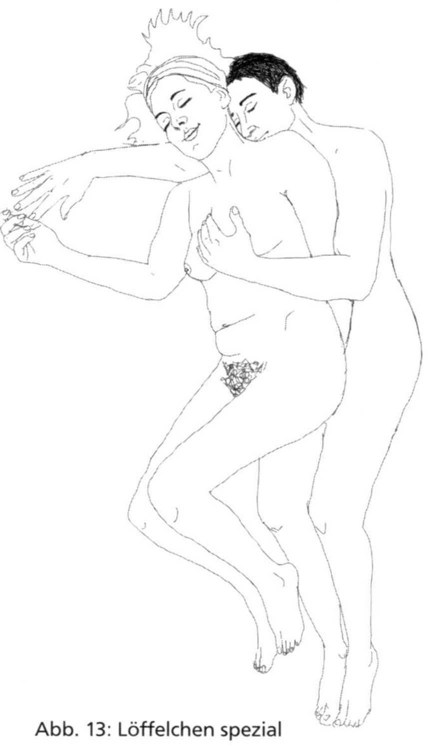

Abb. 13: Löffelchen spezial

Löffelchen spezial: Der energetische und energetisierende Liebesstrom zwischen Frau und Mann kann zusätzlich noch immens gesteigert werden. Dies geschieht am effektivsten durch das direkte Berühren der positiven Pole (Brust und Penis). Der Mann liegt hier hinter der Frau und umfasst mit der Schale seiner Hand ihre Brust. Die Frau greift nach hinten und umschließt seinen Penis. Wer möchte, kann wieder den Atemstrom zur Erweckung des inneren Lustkörpers dazunehmen.

## Kopf-Füsse-Position[57]

Mann und Frau liegen wie im Bild dargestellt nebeneinander. Die Frau stellt ein Bein über den Bauch des Mannes, sodass der Mann mit seiner Hand bequem ihren Venushügel umfassen kann. Die Frau hält den Penis und die Hoden. Beide entspannen, ruhen aus oder atmen dazu noch voll und tief – je nach Tagesverfassung. Je nach körperlichen Gegebenheiten kann die Frau ihr rechtes Bein auch diagonal auf den Körper des Mannes legen, sodass ihr Fuß auf der linken Schulter des Mannes zum Liegen kommt. Den Fuß kann der Mann zusätzlich mit seiner Hand umschließen. In einer anderen Variante liegt die Frau neben dem Mann und stellt die Beine an. Sie kann mit ihrem Arm unter dem Bein des Mannes durchfassen und auch so sein Sexzentrum erreichen und umschließen.

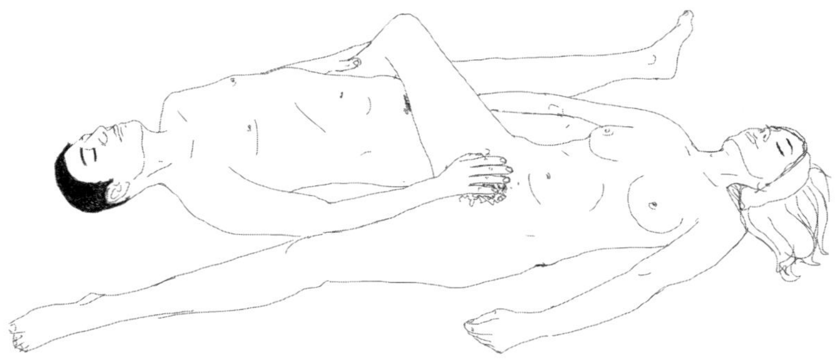

Abb. 14: Kopf-Füße-Position

## Reitersitz

Die Frau sitzt auf dem Mann. Der Mann umfasst beide Brüste. Beide atmen voll, tief und sanft und bleiben absichtslos. Diese Position ist auch in der sexuellen Vereinigung, ohne die übliche Aktivität, intensiv. Der Mann kann durch die Berührungen oder das bloße aufmerksame Halten der Brüste den Energiestrom der Frau verstärken. Gleichzeitig wird dadurch auch sein eigener Pluspol, sein Penis, aktiviert. Insofern sind die Brüste der Frau die beste energetische Tankstelle für den Mann. Er sollte sie oft berühren, denn das stärkt auch seine Männlichkeit.

Wichtig bei allen Positionen des sanften Liebens ist die Stille und der dadurch erfahrbare innere Raum. Manchmal schlafen beide ein und erholen sich von der Überaktivität eines prallen Alltags miteinander. Das ist völlig in Ordnung. Wenn einer von beiden einschläft, kann der wache Partner mit seinem bewussten und verstärkten Atem die Lebens- und Liebesbatterien von beiden aufladen. Tatsächlich bewirken alle diese Positionen eine Steigerung des Wohlbefindens und verbinden die Liebenden energetisch miteinander. Zudem sind sie wunderbare Möglichkeiten, miteinander meditative Räume zu

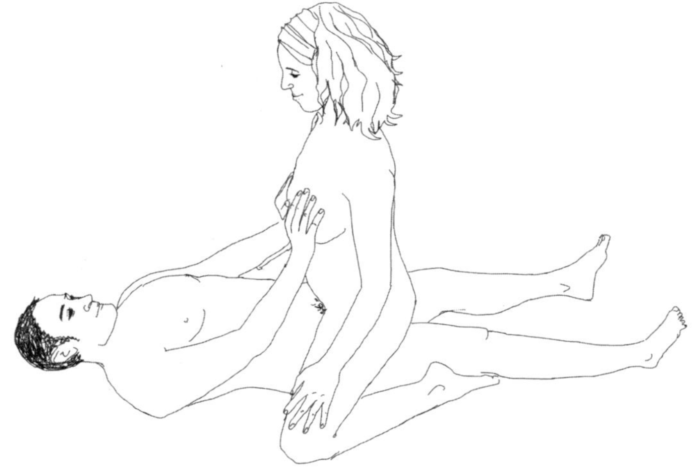

Abb. 15: Reitersitz

betreten. Sollte die sexuelle Lust so stark werden, dass einer von beiden die Stille nicht mehr halten kann oder will, so sollte die Übung beendet werden. Die Frau ist bei diesen meditativen Liebesstellungen nicht auf ein normales Liebesspiel vorbereitet. Wird das stille Lieben als Zugang zu schnellem Sex ausgenutzt, wird das feine Energiefeld, das sich zu weben begonnen hat, zerstört und das Vertrauen des anderen geht verloren.

**Fazit:**
Stille Liebesstellungen sind alltagstauglich, entspannend und stärken die Liebe.

## 45. Alltagstaugliche Lustmeditationen

Es gibt viele Möglichkeiten, sich des unbegrenzten Lustströmens gewahr zu werden. Jetzt möchte ich dir ein paar Lustmeditationen vorstellen. Diese beziehen die sexuelle Energie stärker ein als die Liebesstellungen. Langsamkeit, Präsenz und Achtsamkeit sind auch hierbei die Schlüssel, um dir neue Lusthimmel zu erobern. Gleichförmige Bewegungen, die dich und deinen Partner begleiten, halten dich davon ab, in automatische sexuelle Verhaltensmuster abzugleiten. Sanfte meditative Musik im Hintergrund und sakrale Lieder können dein Erleben vertiefen. Diese Meditationen zu zweit erleichtern das Spüren deines inneren Körpers und stärken eure Liebe. Je älter du bist, desto schwerer fällt es dir vielleicht, auf einer Matratze sitzend deinen Partner zu berühren. Wie wäre es mit der Anschaffung einer Massagebank? Dann hat es auch die gebende Person bequemer.

Vor jeder der folgenden Lustmeditationen ist es schön, wenn die gebende Person zur Einstimmung die Hand der empfangenden hält. Blickkontakt und das schon mehrfach erwähnte sanfte und tiefe Atmen verstärken das Erleben und helfen dir, in der Gegenwart zu bleiben. Die Meditationen sollten mindestens zehn Minuten dauern, können aber auch bis auf eine halbe Stunde oder länger ausgedehnt werden. Versuche sowohl im Geben als auch im Empfangen anwesend zu sein und in deinen Körper hineinzulauschen. Wenn du bemerkst, dass du in Gedanken verloren gehst, hole dich einfach freundlich zurück.

# Herz und Sex verbinden

Die empfangende Frau liegt, der Partner sitzt daneben oder zwischen ihren Beinen. Er legt eine Hand auf die Mitte der Brust, auf das sogenannte Herz-Zentrum oder Herz-Chakra[58]. Die andere Hand legt er um den Venushügel der Frau, sodass der Handballen bei leichtem Druck den Schambeinknochen spüren kann. Die Frau atmet besonders deutlich, sodass sich ihr Partner daran orientieren kann.

Ausatmend gibt er Druck auf seine Hände, einatmend löst er diesen Druck leicht, ohne die Hände abzuheben. Gib als Frau nach den ersten Atemzügen Feedback, ob der Druck so passt und die Hände richtig sitzen. Wenn nicht, korrigiere entsprechend. Ist die Frau die Gebende, umschließt sie mit einer Hand Penis und Hoden, die andere Hand liegt ebenfalls in der Mitte der Brust des Mannes.

Variante: Die aufliegenden Hände können mit leichtem Druck auch sanft und langsam kreisen. Dabei bleiben sie auf dem Körper liegen.

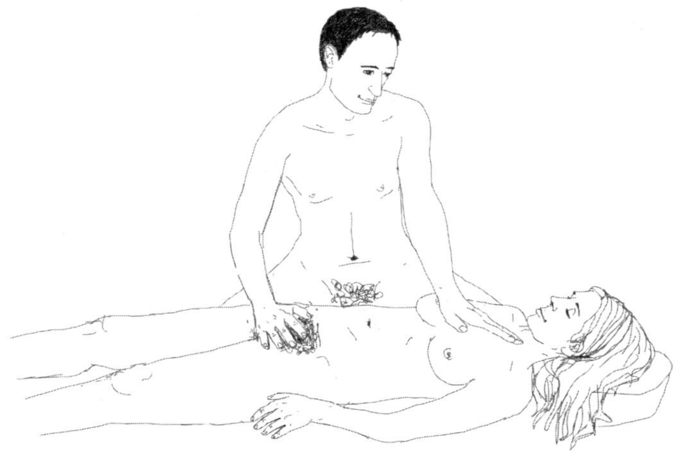

Abb. 16: Herz und Sex der Frau verbinden

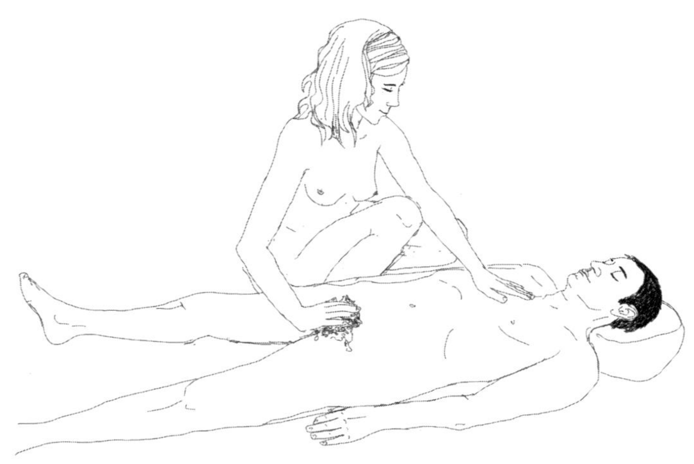

Abb. 17: Herz und Sex des Mannes verbinden

## Brustmeditation für die Frau

Die Brustmeditation kannst du allein oder mit Partner durchführen. Du liegst bequem auf dem Rücken, vielleicht mit einem kleinen Kissen unter dem Kopf. Deine Hände (oder die deines Partners) liegen auf deinen Brüsten, die Handteller genau auf den Brustknospen. Sie halten nur, ohne etwas zu tun. Achte auf den richtigen Druck, damit es sich gut anfühlt. Beginne dann, voll

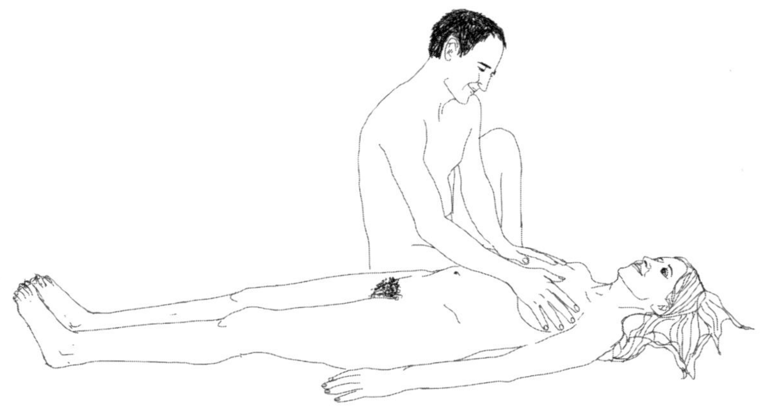

Abb. 18: Brustmeditation

und tief zu atmen. Lenke nun den Atem in die Brüste bis zu den Brustknospen hin. Stell dir vor, dass er durch alle Zellen und Poren strömt wie ein helles, wärmendes und heilendes Licht. Lass diesen Energiestrom deines Atems die Brust von innen sanft liebkosen und streicheln. Nach einer Weile darf sich diese Wahrnehmung im ganzen Körper ausbreiten, wobei das Zentrum der Aufmerksamkeit dennoch in den Brüsten bleibt. Vielleicht hilft es dir, ab und zu die Brüste hauchfein zu schaukeln oder sanfte kreisende Bewegungen zu machen. Diese sollten jedoch langsam und bewusst ausgeführt werden, sodass das innere Spüren im Vordergrund bleiben kann und nicht durch äußere Aktivität überlagert wird. Ruhe nach einigen Minuten einfach aus und spüre nach.

## Brustknospen-Meditation

Dein Partner hält je eine Brustknospe zwischen Zeigefinger und Daumen. Probiere verschiedene Druckstärken aus, bis du die passende findest. Erst nach einigen Minuten stellt sich erfahrungsgemäß die Wirkung ein und du kannst bemerken, wie sich die Brüste innen mit einem feinen Energiestrom anfüllen, der manchmal bis hinunter zwischen deine Beine strömen kann.

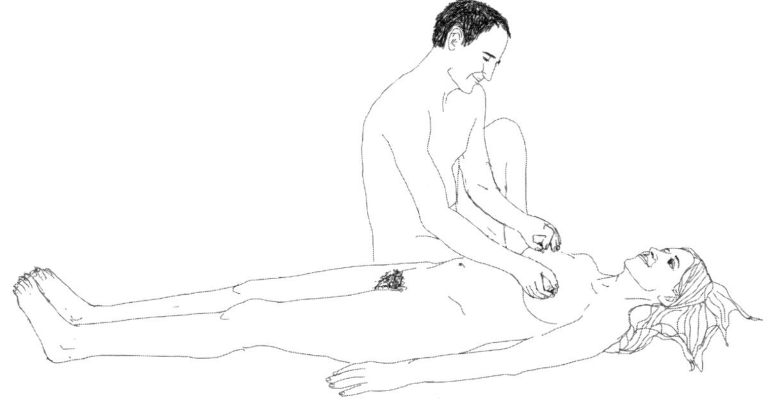

Abb. 19: Brustknospen-Meditation

Ein sanftes und langsames Hin- und Herdrehen der Brustknospen zwischendurch kann dir helfen, deine Aufmerksamkeit zu halten. Regelmäßige Brustmeditationen stärken deine weibliche Präsenz und die Libido des Mannes, der dir die Berührungen schenkt.

## VULVA-MEDITATION[59]

Nach einer kleinen Einstimmung mit Blickkontakt und liebenden Worten, zum Beispiel „Ich bin jetzt ganz für dich da!", setzt sich dein Partner zwischen deine Beine. Zuerst umschließt er dein Sexzentrum mit der flachen Hand und hält es nur. Dann macht er mit der Rückseite seiner Hände feine Streichbewegungen von unten nach oben über die Vulva, wie ein Schaufelrad, stetig und langsam. Wenn die Frau behaart ist, dann kann er leicht nur die Spitzen der

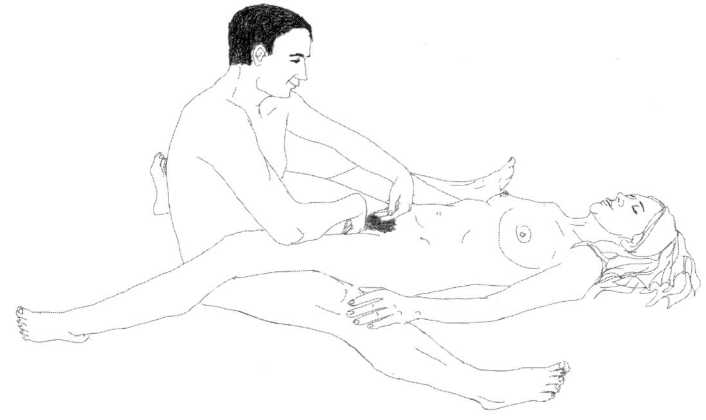

Abb. 20: Vulva-Meditation

Haare berühren. Manche Frauen wünschen sich ein unparfümiertes Öl auf dem Handrücken des Mannes (zum Beispiel Mandelöl oder Jojobaöl). Die Frau darf diese absichtslosen Berührungen genießen und mit tiefem Atmen verstärken. Sollte sexuelle Lust auftauchen, so ändert sich deswegen die Meditation nicht. Sie bleibt immer gleich. Es können sich auch Gefühle tiefen Berührtseins oder alter Schmerz lösen. Auch in diesem Fall gibt es keine Änderung im Ablauf. Alles darf sein. Zum Ende klingt die Bewegung aus und der Partner umschließt wieder liebevoll den Venushügel und hält ihn. Dann löst sich auch diese Verbindung und beide spüren nach, vielleicht in Löffelchenstellung, bis die Frau zu einem verbalen Austausch über das Erlebte bereit ist. Die Dauer der Vulva-Meditation sollte eine halbe Stunde nicht unterschreiten.

## Die Penis-Meditation

Nach einer kleinen Einstimmung mit Blickkontakt und liebenden Worten, zum Beispiel „Ich bin jetzt ganz für dich da!", setzt du dich neben deinen Partner. Zuerst umschließt du seine Hoden und seinen Penis mit deinen Händen und hältst sie nur. Dann verreibst du genügend Öl zwischen deinen Händen. Beide Hände setzt du gleichzeitig an der Peniswurzel an. Die eine Hand streicht den Penis von dort aus, die andere gleichzeitig die Hoden in die Gegen-

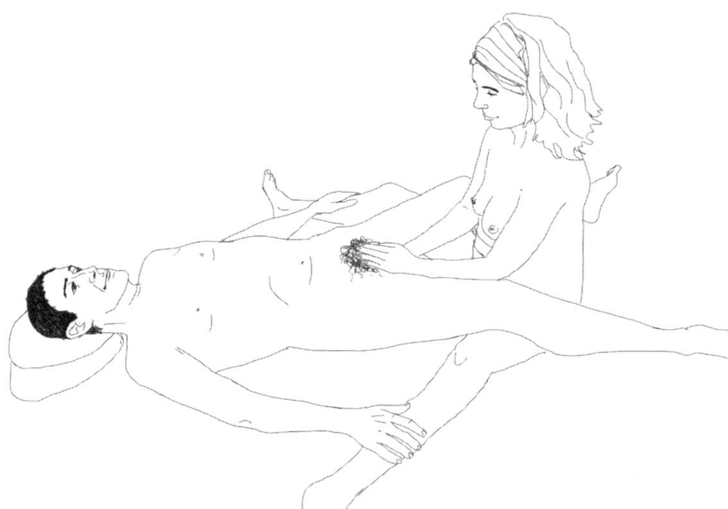

Abb. 21: Penis-Meditation

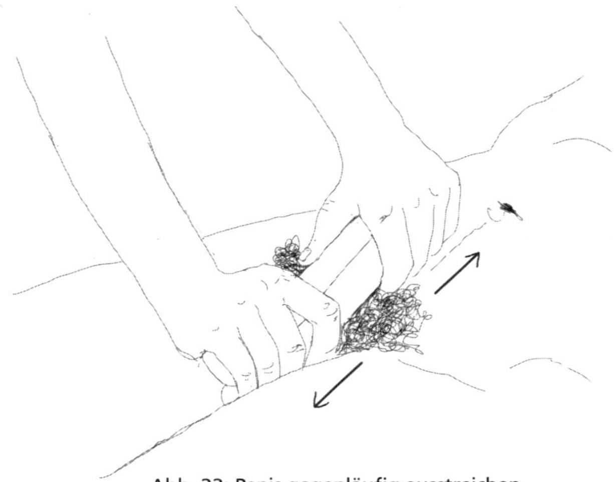

Abb. 22: Penis gegenläufig ausstreichen

richtung. Dann beginnst du wieder in der Mitte. Die Meditation gelingt leichter, wenn der Penis dazu auf dem Bauch liegt und in Richtung Kopf zeigt. Ab und zu solltest du Öl nachnehmen, damit deine Hände gut gleiten können. Erektionen können auftauchen und wieder vergehen. Deine Bewegungen bleiben immer gleich. Zum Ende umfassen beide Hände noch einmal Penis und Hoden und halten eine Weile nur still.

## Synchrone Lustmeditation

Der Mann legt seine Hände um die Brüste der Frau. Seine Aufgabe besteht darin, die Brüste in genau derselben Geschwindigkeit und Richtung zu bewegen, wie die Frau ihre eigene Hand bewegt, die um ihr Geschlecht liegt. Ein oder zwei Finger schiebt die Frau zwischen ihre Venuslippen. Die Finger üben einen leichten Druck auf die Klitoris aus. Die Fingerspitzen ruhen fast am Eingang zu ihrem Lusttempel. Jetzt lässt die Frau ihre Hand langsam einmal in die eine, einmal in die andere Richtung kreisen. Oder sie schiebt sie hoch und runter. Dabei kann sie mit der Geschwindigkeit variieren.

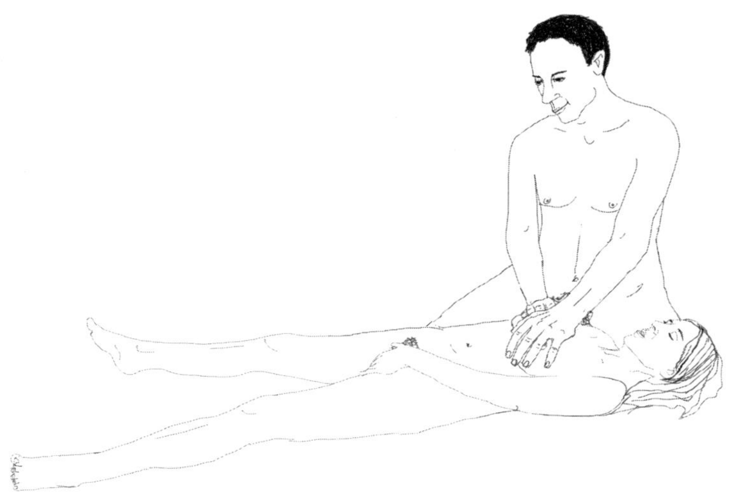

Abb. 23: Synchrone Lustmeditation

Manchmal hält sie überraschend inne und atmet nur voll und tief. Der Mann muss also genau beobachten und aufmerksam sein, um die Bewegungen an den Brüsten synchron mitvollziehen zu können. Dazu muss er sich nach der Einstimmung mit Blickkontakt so setzen, dass er die Hand der Frau sehen kann. Wichtig ist, dass du als Frau gut in deinen Körper hineinlauschst und mit deiner Hand die Impulse, die von innen kommen, umsetzt. Es gibt auch schöne Varianten für den Mann, wobei die Frau den Penis und die Hoden hält und der Mann mit seiner Hand auf dem Herzen den „Ton“ angibt, dem die Frau dann folgt.

## Stimulations-Meditation

Mann und Frau sitzen sich auf Meditationskissen oder auf Stühlen gegenüber. Mit einer Hand berühren sie das Herzzentrum des anderen. Mit der anderen Hand halten sie zunächst ihr eigenes Sexzentrum. Sie atmen miteinander voll und tief. Die Augen sind offen und sie lassen sich in die Verschmelzung der sexuellen Energie mit der Liebe des Herzens hineinsinken. Nach einer Weile beginnen sie, sich jeweils selbst sexuell zu stimulieren. Wichtig dabei ist, dass beide wachsam und in Kontakt miteinander bleiben. Sie üben, miteinander auf den kleinen und größeren Lustwellen zu surfen und dabei präsent zu sein. Die Seelenverbindung hat Vorrang vor der eigenen Lust. Finde heraus, ob du auch in hoher Erregung noch bei deinem Partner sein kannst.

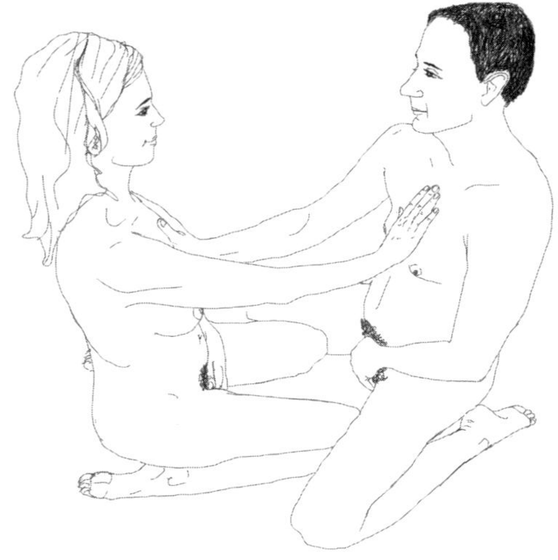

Abb. 24: Stimulations-Meditation

## Klitoris-Meditation

Wie ist die Klitoris unbewusst schon beackert und bearbeitet worden. Jetzt darf sie entspannt lauschen, was kleinste Berührungen in ihr auslösen können. Immerhin hat sie bis zu 8000 Nervenenden und ist damit äußerst sensibel. Der Partner kann zwischen deinen Beinen sitzen oder neben dir liegen. Ein Finger deines Partners legt sich von oben kommend dem Klitorisschaft entlang auf die Klitoris. Er sollte darauf achten, dass das schützende Häubchen über der Perle bleibt, damit keine Gefühle von Überreiztheit entstehen. Du hilfst deinem Partner, bis der Finger richtig positioniert ist, und korrigierst auch gerne freundlich während der Meditation, sollte er leicht zur Seite gerutscht sein. Ein paar tiefe Atemzüge lang geschieht weiter nichts. Der Atem hilft dir und euch beiden, im Hier und Jetzt anzukommen. Einatmend gibt der berührende Finger jetzt einen leichten Druck auf die Klitoris, ausatmend löst er ihn wieder, ohne den Finger zu entfernen. Der Rhythmus sollte langsam und gemütlich sein. Probiert gerne verschiedene Druckstärken aus, um das passende Maß zu finden.

Du kannst noch viele weitere Lustpunkt-Meditationen dazu erfinden, wie zum Beispiel die G-Punkt-Meditation, die Zervix-Meditation (Muttermund) oder beliebige Kombinationen wie Klitoris-Brustknospe-Meditation oder G-Punkt-Klitoris-Meditation. Deiner Fantasie sind keine Grenzen gesetzt.

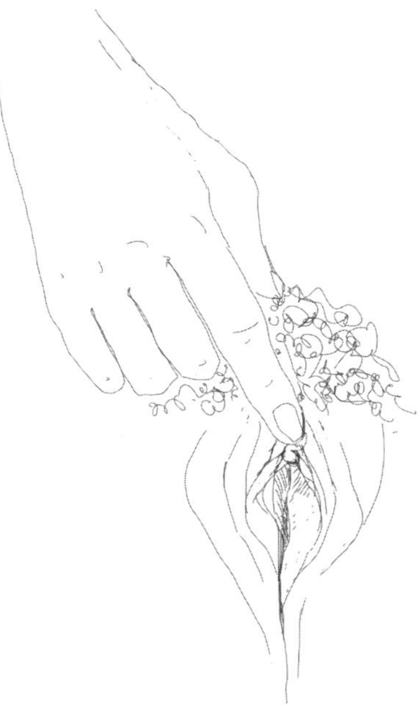

Abb. 25: Klitoris-Meditation

**Fazit:**
Lustmeditationen sind zu zweit am schönsten.
So macht Meditieren Spaß.

## 46. Turbo für die Lust der Frau: Lichtsex-Varianten

Wenn deine Wahrnehmung immer feiner wird und du längere Meditations- oder Präsenzzeiten gewöhnt bist, hast du vielleicht Lust, noch weiterzugehen, um rein energetische Liebeslust-Erfahrungen zu sammeln. In einer Lichtsex[60]-Begegnung kannst du die Verschmelzung von Spiritualität und Sexualität erleben. Du darfst mit den Engeln Himmelsbrot naschen. Diese Art einer feinstofflichen Verschmelzung mit dem Wesen deines Partners ist die köstlichste Frucht im Bereich der körperlichen Liebe, die Mann und Frau mit-

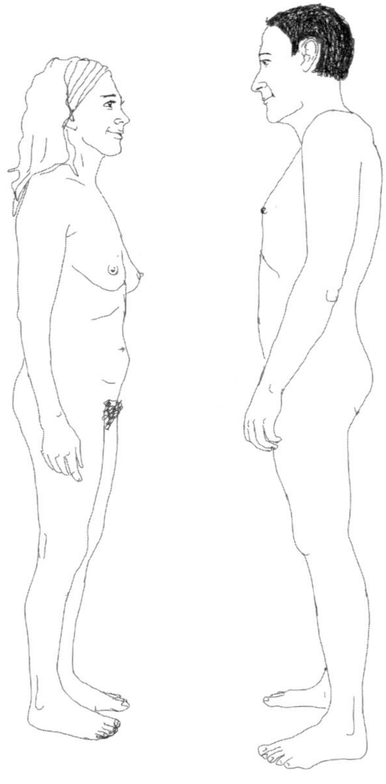
Abb. 26: Lichtsex mit Abstand

einander genießen können. Lichtsex geschieht ohne jeden Körperkontakt. Du brauchst dafür eine entsprechende Vorbereitung. Stilles Sitzen und eine anschließende Gehmeditation, jeweils etwa eine halbe Stunde lang, verlangsamen deinen Geist und ermöglichen dein Innesein. Du bist dann gut mit dir selbst und deinem Körper verbunden. Mit bewussten Schritten näherst du dich langsam deinem Partner. Jeder kleine Schritt verwandelt dein Energiefeld, sodass es sich immer mehr mit deinem Gegenüber zu einem einzigen verbindet. Manchmal merkst du das daran, dass du nicht mehr unterscheiden kannst, was du erlebst und was dein Partner fühlt. Ihr badet miteinander in gemeinsamen Energie- und Lustwellen. Augenkontakt und ein tiefer gemeinsamer Atemstrom bilden das Fundament des präsenten Miteinanders. Lege vorher eine unterstützende Meditationsmusik auf.

## Lustvolle Energieberührungen

Eine sanfte und vielleicht erotische Musik spielt im Hintergrund. Mit deinen Händen kannst du nun das Energiefeld deines Partners abtasten. Vielleicht kribbelt es in deinen Handflächen oder Hitzewellen durchströmen dich. Streichle deinen Liebsten von ganzem

Herzen überall, jedoch ohne direkten Hautkontakt, sondern nur in der Aura[61]. Er darf in spürbare Resonanz gehen, ohne die Führung zu übernehmen. Nach ein paar Minuten wechselt ihr die Rollen und du spürst, wie seine liebenden Hände segnend deine Aura erkunden.

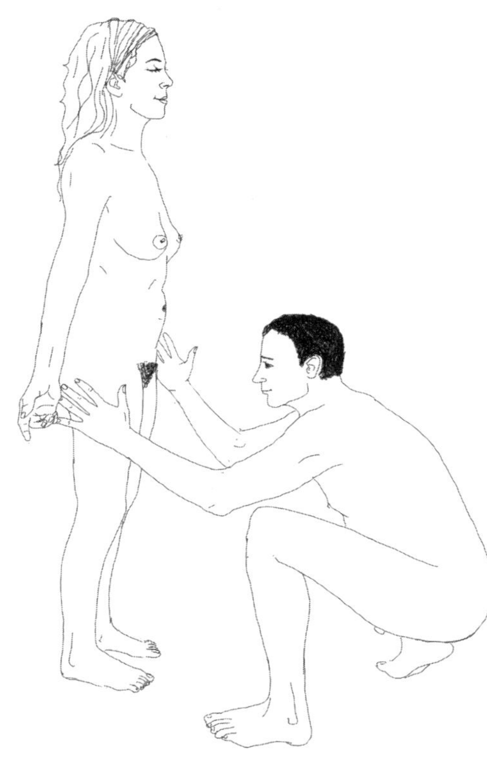

Abb. 27: Energiefeld berühren

Wenn jeder einmal aktiv und passiv war, überlasst ihr euch dem Spiel eurer Seelen. Umgarnt und verführt euch, lasst sexuelle Liebesspiele entstehen. Vertraut euren Impulsen, ohne euch körperlich zu berühren. Die Sexzentren dürfen einbezogen und auf verschiedene Arten aus der Ferne berührt, liebkost, geküsst werden.

## Engelsgleiches Liebesspiel

Ihr steht in geringer Entfernung voreinander. Schwinge dich in eine kleine Beckenschaukel ein. Einatmend bewegst du den Po etwas nach hinten, ausatmend schiebst du dein Becken nach vorne, deinem Partner entgegen. Kommt in einen gemeinsamen Rhythmus, sodass sich eure Becken voneinander weg- und wieder aufeinander zubewegen.

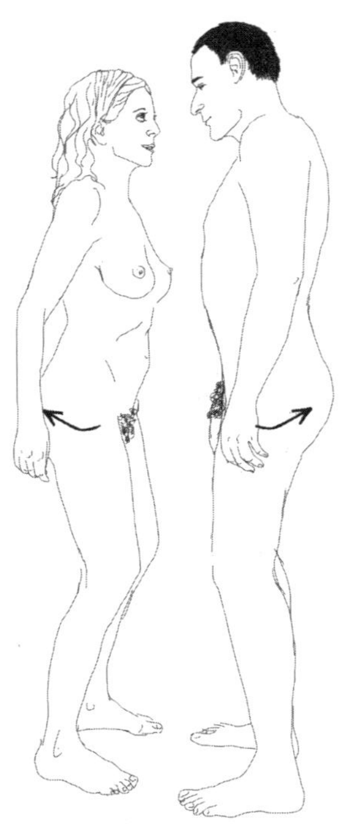

Abb. 28: Beckenschaukel voneinander weg

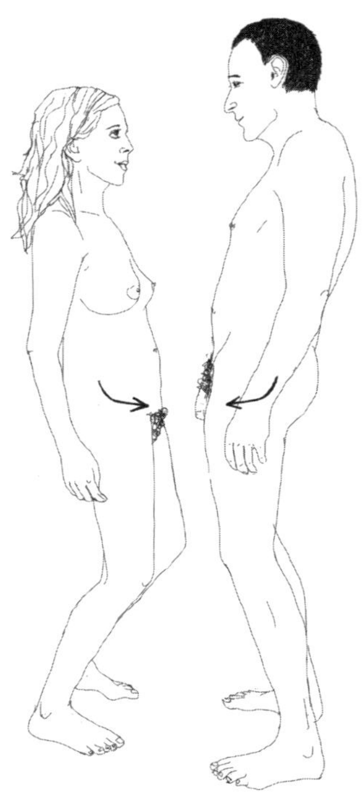

Abb. 29: Beckenschaukel zueinander hin

Die Beckenbewegung kann klein bleiben, aber dennoch durch den ganzen Körper fließen. Sanfte Töne helfen, in diese angedeutete sexuelle Vereinigungsbewegung hineinzuschmelzen. Ihr könnt in dieser Sanftheit bleiben oder aber allmählich den Atem verstärken und die Bewegungen beschleunigen, jedoch immer synchron und ohne direkten Körperkontakt. Manchmal reißen euch Energiewellen zu einer Art Atem- oder Energieorgasmen hin. Sie können immer wieder aufflammen und zurücksinken, wie entstehende und vergehende Wellen am Strand. Ein Atem- oder Energieorgasmus hat nichts mit dem sexuellen Orgasmus zu tun. Er ist einfach eine Art Höhepunkt im Energiespiel miteinander, der dann zu Ende ist, wenn die Welle wieder sanfter wird.

## Energiekuss

Ein Energiekuss ist ein Kuss, ohne wie gewohnt zu küssen. Die entspannten, weichen und geöffneten Lippen der Liebenden kreisen langsam und ganz nah umeinander herum, ohne sich zu berühren. Mann und Frau atmen einander gegenseitig sanft ein. Dabei ziehen die Hände den Kopf oder Körper des anderen gierig an sich heran. Die Hände dürfen also berühren. So paart sich die Leidenschaft der Hände mit dem hauchfeinen Tanz der Lippen zu einem lustvoll verwobenen Spiel.

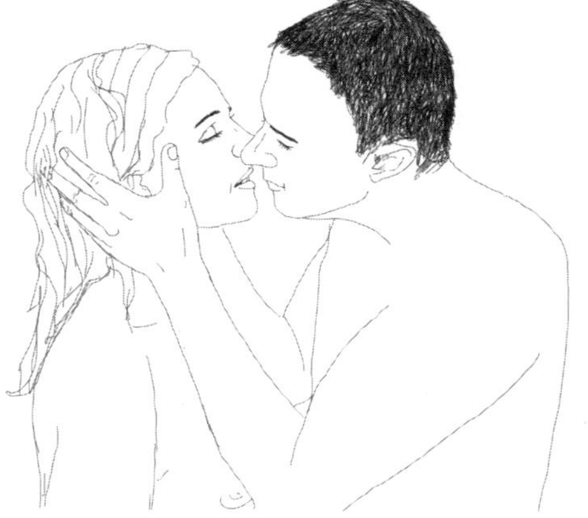

Abb. 30: Energiekuss

## Die Lichtphallus-Meditation

Die Lichtphallus-Meditation[62] kannst du als Frau zuerst allein für dich praktizieren. Später kann sie das normale oder das oben erwähnte engelsgleiche Liebesspiel jederzeit bereichern, indem du sie dort einbaust. Setze dich bequem auf dein Meditationskissen oder auf einen Stuhl, ohne dich anzulehnen. Achte auf eine gute Körperhaltung. Die Knie sollten tiefer als das Becken positioniert sein, die Schultern locker, der Rücken gerade und der Kiefer entspannt. Entspanne auch so gut wie möglich deinen unteren Bauch. Atme ein paarmal tief durch und stelle dich darauf ein, deine Aufmerksamkeit auf das

Innere deines Körpers zu richten. Beginne jetzt so voll und tief zu atmen, wie du kannst. Fülle den Bauchraum mit Atem aus und lass den Atem hochsteigen und deinen Brustkorb ausdehnen. Jetzt stelle dir vor, du atmest zwischen deinen Beinen durch deine Vagina

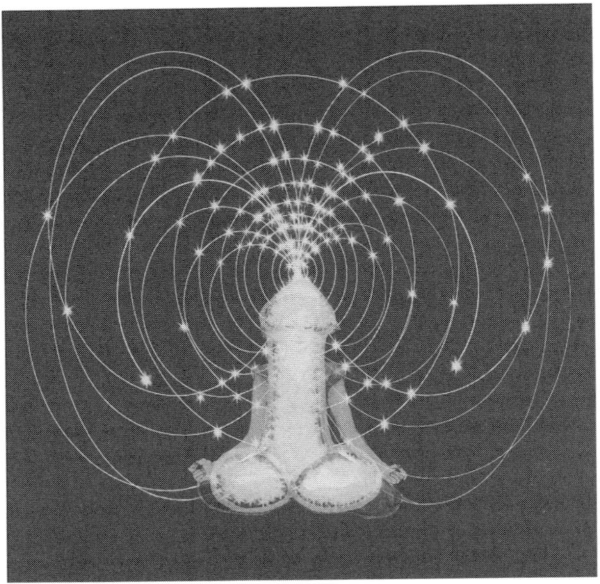

Abb. 31: Lichtphallus-Meditation der Frau

ein: Licht, Wärme, Liebe, Gegenwärtigkeit. Lass deinen Atemstrom so sanft wie möglich sein, als wäre er ein leichter, warmer Wind, der deinen ganzen Beckeninnenraum liebkost. Entspanne deine Vagina mit dem Ausatmen. Lass sie ganz weich werden. Ein Penis aus Licht wartet jetzt an der Pforte deines Sexzentrums. Einatmend nimmst du ihn auf, so weit, wie es dir möglich ist. Spiele damit, dich entspannt zu öffnen für diesen Heilstab, der kommt, um zu segnen, zu heilen, zu nähren, Liebe zu bringen. Stell dir vor, du lässt den Lichtpenis so weit herein, dass er mit seiner Eichelspitze dein Herzzentrum sachte berührt. Öffne dein Herz für diesen Zauberstab der Liebe. Lass dich tief im Innersten von ihm berühren. Alle alten Erinnerungen an Schmerz und Leid, unerfüllte Wünsche und

Sehnsüchte aus der Vergangenheit darf er mit seinem Licht einfach auflösen. Atme erleichtert auf und durch. Freue dich, wenn der lichtbringende Heilstab dein Herz weitet für dich selbst, für den Mann deines Herzens, für alle Männer deines Lebens und für alle Männer dieser Welt. Im Atemrhythmus spanne den Beckenbodenmuskel an, um das Einsaugen der Liebesenergie noch zu verstärken. Lass dich schließlich selbst zu einem leuchtenden Riesenpenis werden: deine Oberschenkel zu Hoden, deinen Körper zum Schaft, deinen Kopf zur Eichel. Alles leuchtet und pulsiert. Atme jetzt voll, tief, vielleicht heftig und schnell. Spüre, wie der göttliche Funke sich in Form von Hitze, Wärme, Heilkraft in deiner Vulva sammelt und konzentriert. Lass dann diese verdichtete Liebesenergie in deinem inneren Kanal hochsteigen. Spüre, wie der Lichtregen wie ein Feuerwerk aus deinem Scheitel herausschießt und liebend, segnend auf dich herabregnet. Spüre das Licht im Körperinnern und fühle dich auch von außen davon umhüllt, geliebt, überströmt. Verweile dann in entspannter Ruhe.

## Geistige Lichtsex-Verstärker

Die Absicht des Beobachters wirkt direkt auf das zu beobachtende Phänomen ein. Viele Menschen lassen diese Macht ihres Geistes brachliegen oder nutzen sie kontraproduktiv durch negatives Denken. Laut »Ein Kurs in Wundern®« gibt es keinen einzigen neutralen Gedanken. Jeder Gedanke bringt entweder Liebe oder ihr Gegenteil. Anstatt dem rastlosen Verstand zu erlauben, mit seiner Negativität unseren schönen Lichtsex zu belasten oder zu zerstören, geben wir dem Geist eine der Sache zuträgliche Aufgabe. Worte zu denken, ist nur ein Anfang. Eine viel stärkere Wirkung entfalten sie, wenn man das, was sie aussagen, im Körper fühlen kann. Von einem Paar gemeinsam im Geist gehaltene Worte lassen eine starke Verbindung entstehen, die die Summe der beiden Teile weit übertrifft. Die Heilworte können in die Lichtsex- oder auch in die normale sexuelle Erfahrung einfließen.

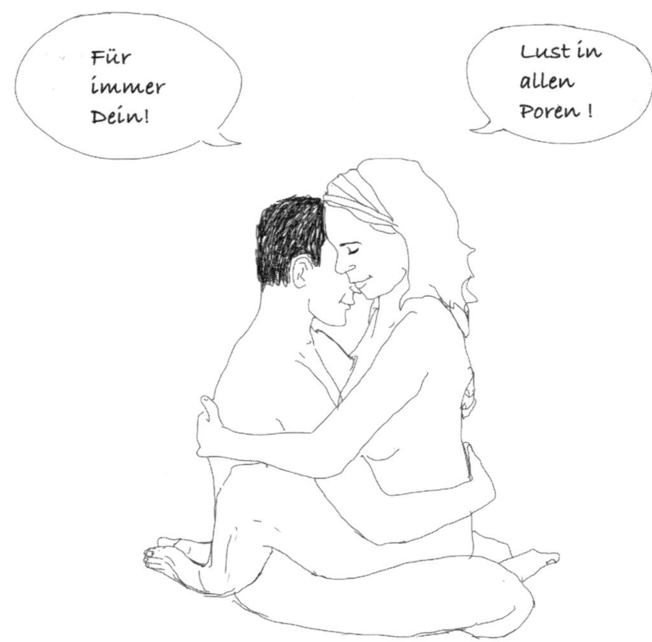


Abb. 32: Geistige Lichtsex-Verstärker

Du kannst sie gegenübersitzend oder stehend ohne Körperkontakt ausprobieren oder bei allen bisher genannten Liebesstellungen und Lustmeditationen. Bevor die Liebenden sich zum Lichtsex treffen, erforschen sie einzeln für sich, welche Worte jeweils das eigene Herz öffnen und welche lustfördernd wirken. Gibt es für dich auch Worte oder Sätze, die Herz und Sex zugleich erwecken können? Diese geistigen Stimulanzien sind von Mensch zu Mensch unterschiedlich. Hat jeder seine individuelle Liste erstellt und seine Favoriten markiert, dann geht es darum, diese geistigen Helfer gezielt ins Liebesspiel einzubeziehen. Jeder bringt ein Herzwort, ein Lustwort und ein Liebeslustwort mit. Hier ein paar Beispiele für Worte, die die Herzenergie zum Schwingen bringen: »Ewige Liebe«, »Für immer dein«, »Nur du!«. Und hier für lustanregende Lustworte: »Lust in allen Poren«, »Kurz vorm Kommen«, »Nimm mich jetzt!«. Der Satz »Meine Lust schenke ich ganz dir« kann Herz und Sex zugleich berühren wie ein heimlicher Liebeslust-Verstärker.

Nun könnt ihr miteinander die Wirkung der entdeckten Worte ausprobieren. Während der körperlichen Begegnung haltet ihr zum Beispiel ein miteinander ausgewähltes Lustwort gemeinsam still im Geist und fühlt seine Wirkung im Körper. Nach ein paar Minuten nehmt ihr ein anderes Wort aus der Favoritenliste. Jeder dieser geistigen Impulse darf in die Gemeinsamkeit hineinrieseln und sie gestalten. Das jeweilige Zauberwort im Kopf hilft, in die Gegenwart zurückzukehren, falls der Verstand dazwischenfunkt. Natürlich haben es Meditationserprobte leichter, die nötige Konzentration zu halten. Aber auch Neulinge berichten von erstaunlichen Erfahrungen. Ob man still aufeinanderliegt, sachte mit dem Becken kreist und die Schambeine achtsam und mit gerade richtigem Druck aneinanderreibt, alle möglichen sexuellen Positionen ausprobiert, um der feinstofflichen Wirkung der Heilworte eine Chance zu geben, ist jedem selbst überlassen. Immer wieder innehalten und still werden sind jedoch die Bedingungen dafür, dass sich die zarten Lust- und Liebeswellen zeigen können. Je feiner wir im Umgang miteinander werden, desto mehr verschwimmen die Details. Das Erlebnis wird ganzheitlich, allumfassend, vielleicht sogar grenzenlos – auf jeden Fall aber heilsam und nährend.

**Fazit:**
Lichtsex kann ein Tor zum Himmel sein.
Allerdings solltest du dazu gut ausgeruht und
ohne Zeitdruck oder Erfolgshaltung sein.

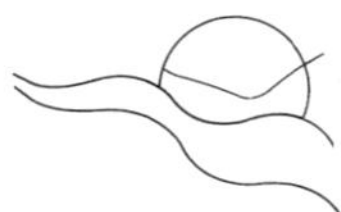

# Teil 7:
# Ausblick: Das Spiel des Lebens ist nur gemeinsam zu gewinnen

*„Ein Mann und eine Frau, die sich von Herzen umarmen, sind unbesiegbar.“* (Maharani Anand)[63]

Du hast jetzt etliche Anregungen für entspannte und stille Formen des Liebens erhalten. Sie helfen dir, den weiblichen Weg zu sexuellem Glück zu gehen. Sanftes Lieben entlastet und erleichtert. Aktivität und Ruhe kommen in eine Balance. Das Überraschende ist, dass auch der sonstige Sex von selbst nach und nach achtsamer und bewusster wird. Die herkömmliche Sexualität findet dann neben den entspannenden Liebesformen ihren Platz. Manche Männer haben zu Beginn Widerstand gegen das sanfte Lieben. Nach einer Weile des Praktizierens löst sich dieser meist auf. Denn auch Männer leiden oftmals unter Sexstress und genießen es, nach einem anstrengenden Arbeitstag mit dir vereint zu ruhen, anstatt sich unter Leistungsdruck zu setzen. Wird die körperliche Liebe regelmäßig gepflegt, dann werdet ihr dem Spiel des Lebens und des Liebens viele glückliche Stunden abgewinnen. Bald stellt ihr fest, dass Streit und Machtkämpfe mehr und mehr aus eurem Zusammenleben weichen. Sind das nicht gute Nebenwirkungen? Macht euch nicht länger gegenseitig das Leben schwer, sondern entschließt euch, zu Gewinnern im Spiel des Lebens zu werden. Gewinnen könnt ihr nur gemeinsam, indem ihr im Alltag der körperlichen Liebe einen Vorrang einräumt.

## 47. Geduld hilft weiter: Friedliche Koexistenz von alt und neu

Vielleicht bist du unzufrieden mit deinem Partner? Er scheint nicht mit dir auf der sanften Welle surfen zu wollen. Fordern und Kämpfen nützen nichts, wie du inzwischen weißt. Aber sicher lässt er sich gerne auf eine längere, von dir gestaltete Liebeszeit pro Woche ein, wenn du ihn von Herzen darum bittest.

Doch die Vorstellung, dass es jetzt nur noch himmlischen Sex geben sollte, ist nicht alltagstauglich. Stell dir einmal vor, dass du jeden Tag in einem Feinschmeckerlokal alle Mahlzeiten einnehmen müsstest. Die unzähligen Gänge mit wunderbaren köstlichen Häppchen brauchen viel Zeit. Genauso ist es bei der körperlichen Liebe. Du kannst nicht jeden Tag zwei bis drei Stunden Liebeszeit zelebrieren. Der Aufwand wäre unangemessen groß. Planst du dagegen einmal in der Woche genügend viel Zeit für sanftes Lieben ein, dann kannst du an den anderen Tagen Lustmeditationen oder die übliche Sexualität praktizieren. Die Orgasmus-Jagd aufzugeben, bedeutet nicht, keine Orgasmen mehr zuzulassen. Das wäre auch nicht gesund. Gib deshalb alten und neuen Erfahrungen einen Platz in deinem Leben und sie werden miteinander und nebeneinander friedlich koexistieren. Ab und zu genießt du ein mehrgängiges Menü und an anderen Tagen tut es ein Käsebrot oder Spaghetti mit Tomatensoße oder auch mal Fastfood, wenn es schnell gehen muss.

Dennoch ist es für manche Frauen nötig, der weiblichen Lust für eine Weile mehr Zeit einzuräumen, bis sie einen festen Platz im

Liebesrepertoire hat. Nicht immer brauchst du dazu mehrere Stunden. Selbst eine kurze Liebesbegegnung mit einer der empfohlenen Lustmeditationen reicht aus. Erst wenn du die Kompetenzen in Sachen Lust und Liebe erworben hast, kannst du dich auch wieder auf wilderen Sex einlassen. Denn du bist dann in der Lage, jederzeit Stopp zu sagen, wenn es nötig ist, und fügst deinem Körper und deiner Seele keinen Schmerz mehr zu. Mit diesem Potenzial an Erfahrung kannst du deinem Mann gelegentlich auch einen Quickie vor dem Einschlafen schenken, wenn dein Körper sich dafür öffnet. Als kluge Frau tust du das nur dann, wenn deine Statistik genügend frauenfreundliche Sexualität aufweist, denn sonst wird der sexuelle Schmalhans schnell wieder Küchenmeister.

Wenn jeder gut für sich und seine sexuellen Vorlieben sorgen kann, beginnt erst der gesunde und erfüllende Liebestanz zwischen Mann und Frau. Zwei unterschiedliche Zugangsweisen zu Sex dürfen dann nebeneinander existieren, solange niemand dabei zu Schaden kommt. Ist es nicht erstaunlich, dass manche Frauen, die gelernt haben, im Bett zu führen, sich wieder wünschen, einfach vom Mann genommen zu werden? Die entwickelte Lustfrau erwärmt sich plötzlich für das Altbekannte. Sie hat nun genug Selbstbewusstsein entwickelt, sodass sie keine Angst mehr davor haben muss, überrollt zu werden. Das Spiel zwischen weiblicher Lust und dem eher zielgerichteten männlichen Zugang zum Sex bringt Abwechslung ins Liebesbett und verhindert Routine und Langeweile.

**Fazit:**
Wenn du als Frau deine Liebeslektionen gelernt hast, können männliche und weibliche Lust friedlich miteinander tanzen.

## 48. Der einzig wirkungsvolle Quickie im Leben der Frau

Die Hauruck-Sexualität scheint auf den ersten Blick perfekt in unsere schnelllebige Zeit zu passen. Sie lässt sich in Nullkommanix auf der To-do-Liste abhaken. Man hat dann noch Zeit für unzählige andere Dinge, die ebenfalls dringend erledigt werden müssen. Erbarmungslos dreht sich Tag für Tag das Hamsterrad der Überaktivität, das früher oder später seinen Tribut fordert, wenn du nicht gelernt hast, anzuhalten und auszusteigen.

Ein Quickie ist Geschlechtsverkehr ohne Vorspiel, ohne Zärtlichkeit und Romantik, also ohne Herzensverbindung. Raus, rein, fertig – der Durchschnittsquickie braucht nur drei Minuten. Oft reichen sogar eine oder zwei Minuten. Diese Sexschnellvariante kann einem noch so vollen Alltag natürlich viel leichter abgetrotzt werden als ein ausgedehntes Liebesspiel. Es geht fix zur Sache bis zum Samenerguss des Mannes. Dieser läutet das ebenso abrupte Ende ein. Vermutlich kommt kein Mann auf die Idee, den Blitzsex ohne seinen eigenen Höhepunkt abzubrechen. Und wenn doch, gäbe es für so ein flottes Sexmanöver sicher schon einen eigenen Namen. Vielleicht Quickie-Interruptus?

Dieser Begriff ist nicht von ungefähr hergeholt. Zu fast 100 % erleben Frauen einen solchen Quickie-Interruptus. Ihr Körper ist bei dieser flotten Nummer weder auf Sex vorbereitet, noch hat die Frau eine Chance auf einen Orgasmus. Erinnere dich an die Studien: Rein vaginal – und das ist der Quickie – kommen nur 4 % aller Frauen überhaupt zum Orgasmus. Zudem brauchen sie auf dem Weg dorthin durchschnittlich zwanzig Minuten. Damit sind sie im negativen Sinne doppelt abgeschirmt von der Möglichkeit eines befriedigenden Sexerlebnisses. Auf dieses Dilemma hat das Enten-Erpel-Beispiel in Kapitel 4 hingewiesen. Ist also ein Quickie eine Art Sexbonbon für den Mann? Vermutlich ja, wenn auch da und dort eine Frau ohne Orgasmus-Ambitionen daran Spaß haben mag.

Dieses Kapitel ist nicht dem Sexquickie gewidmet. Denn Quickies verfestigen den einzigen Fehler beim Sex, anstatt ihn zu berichtigen. Unzählige Frauen sind mit ihren Erfahrungen in diesem Buch zu Wort gekommen und ihre leidvollen Erlebnisse rufen nach Veränderung im Liebesbett. Sobald Frauen es sich selbst wert sind, auf ihren Körper und seine wirklichen Bedürfnisse zu achten und diesen zu folgen, tritt der ersehnte Wandel ein. Selbstliebe weist den Weg. Sie ist eine lebenslängliche Liebeserklärung, die du dir Tag für Tag neu machst, indem du dich selbst ernst nimmst und wertschätzt. Selbstliebe bedeutet, dich immer wieder auszuruhen, auch wenn die Lebensturbulenzen rundherum toben. Selbstliebe bedeutet, in jeder Situation in der Lage zu sein, dir mindestens eine Minute für dich selbst zu gönnen, um wirklich gute Entscheidungen treffen zu können. Spüre deine Fußsohlen, wie sie abrollen, während du gehst. Halte an, wenn das Telefon klingelt, und spüre nach innen, ob du den Hörer jetzt wirklich abnehmen möchtest oder es einfach aus Gewohnheit tust. Jeder Tag enthält viele Einladungen, dich selbst zu lieben und dir treu zu sein. Selbstliebe spürst du, wenn du ganz bei dir bist, deinen Körper von innen wahrnimmst, präsent im Leben stehst, Zeit hast, deinen Atem zu bemerken, und wenn du hinter den Masken der Geschäftigkeit dein Herz nicht vergisst.

Trotzdem kannst du aus dem Sexquickie etwas lernen: Es ist immer genug Zeit da, um für ein bis drei Minuten aus dem Tagesgeschehen auszusteigen. Du kannst diese kurzen Zeitspannen für den vermutlich einzig wirkungsvollen Quickie im Frauenleben nutzen. Du kannst ihn jederzeit und überall praktizieren. Er ist seiner Kürze wegen alltagskompatibel und zeitigt sofort gute Früchte. Vielleicht blätterst du noch mal zurück zu Kapitel 16? Dort haben wir nämlich den Meditations-Quickie schon ausführlich besprochen, ohne ihn so zu benennen. Er bringt dich überall und jederzeit zurück in deine Mitte. Egal, wo du gerade bist, ob auf dem Weg zur Arbeit, beim Einkauf, vor, während und nach dem Sex, beim Duschen und sogar auf der Toilette. Du kannst überall innehalten und dich mit deinem Bauchgefühl verbinden. Ein Meditations-Quickie ist besonders hilfreich mitten in einer Stress-Situation. In dem kleinen Buch „Eine Minute für mich“ von Spencer Johnson[64] kannst du nachlesen, wie jemand mit nur einer Minute Innehalten am Tag sein Leben komplett verändert hat.

Nun bist du am Ende des Buches angekommen. Was willst du davon in dein Leben integrieren? Gewiss ist es auch hier wie bei vielen Vorhaben so: Am Anfang ist die Energie groß und mit der Zeit schleicht sich die Routine des Alltags ein. Doch selbst wenn du nur diesen hilfreichen Frauen-Quickie aus diesem Buch mitnimmst, spürst du eine deutliche Veränderung in deinem Leben, vielleicht sogar einen Quantensprung. Vielleicht bist du noch nicht bereit, zu glauben, dass es reicht, wenn in einer Beziehung sich einer ändert. Und dass es in Ordnung ist, dass du das bist. Den einzigen Fehler beim Sex kannst nämlich du selbst am schnellsten auflösen. Deine Veränderung beginnt innen, vielleicht mit einer einzigen Minute am Tag. So vertraue ich dich jetzt deinem eigenen Navigationssystem an, deiner inneren Führung, die dich sicher durch alle Höhen und Tiefen leiten wird, wenn du ihr nur täglich kleine Stille-Quickies anbietest.

**Fazit:**

Es reicht, wenn du dich änderst. Der Meditations-Quickie steht dir jederzeit und überall zur Verfügung.

# Anhang

## Auflösung des Tests „Bin ich selbstbewusst im Bett?"

**Weniger als 40 Punkte**

Du weißt vermutlich bereits, dass dir mehr sexuelles Selbstbewusstsein guttäte. Je geringer deine Punktzahl ist, desto dringender solltest du handeln. Warte nicht auf die Zukunft. Stelle die Weichen für ein erfüllteres Leben und sexuelles Wohlbefinden gleich jetzt. In diesem Buch findest du genug hilfreiche Anregungen. Zum Beispiel könntest du noch heute mit dem Sexerfolgsbüchlein beginnen. Damit baust du spielerisch dein sexuelles Selbstbewusstsein auf und erinnerst dich durch deine täglichen Eintragungen daran, am Ball zu bleiben.

**41–60 Punkte**

Deine Fähigkeit zur sexuellen Kommunikation und der Mut, dich so zu zeigen, wie du wirklich bist, können bei dir noch gefördert werden. Damit würde dir so manche Liebestür offenstehen, zu der du bis jetzt keinen Zugang gefunden hast. Wie wäre es mit einem Sexterminkalender für das kommende Jahr? Oder dem Besuch eines Seminares zum Thema Sexualität und Liebe? Tief innen weißt du vermutlich bereits, wo es langgehen soll. Jetzt geht es nur noch darum, es auch zu tun.

**61–90 Punkte**

In dir ist bereits eine gute Grundlage vorhanden, auf der du nun aufbauen kannst. Folge deinem Verlangen, deine sexuelle Situation zu verbessern, damit du dich rundherum wohlfühlen kannst. Hole dir Unterstützung, damit du schneller vorankommst und Blockaden hinter dir lassen kannst. Das kann eine therapeutische Begleitung sein oder Seminare rund um Liebe und Sexualität. Zögere nicht länger. Mache Nägel mit Köpfen. Du bist bereit. Wann, wenn nicht jetzt, ist die beste Zeit, deine Wünsche nach Liebe, Lust und Glück wahr werden zu lassen? Ideen hast du vermutlich schon genug. Beginne mit der Umsetzung.

**90–110 Punkte**

Du hast bereits das ausgeprägte sexuelle Selbstwertgefühl, nach dem sich die meisten Frauen sehnen. Vielleicht willst du es noch ein bisschen steigern? Je höher deine Punktzahl ist, desto weniger Einsatz ist dafür nötig. Du bist vermutlich eine Frau, die entschlossen ist, alles dafür zu tun, um das Leben und die Liebe ganz und gar auskosten zu können. Der Weg ist für dich leichter, als du denkst. Probiere gerne die vielen Anregungen in diesem Buch aus, um dich weiterzuentwickeln und dein sexuelles Glück dauerhaft zu erleben.

**110–130 Punkte**

Herzlichen Glückwunsch! Du hast dein Frausein und deine sexuelle Lust schon sehr gut entwickelt. Wenn du nun regelmäßig Lust und Liebe pflegst, kannst du dich glücklich schätzen. Hast du schon einmal überlegt, deine besonderen Talente mit anderen zu teilen? Denn alles, was du weitergibst, verstärkst du auch in dir selbst. Du könntest zum Beispiel andere Frauen dabei unterstützen, ebenfalls freier zu werden, was Lust und Liebe betrifft. Das kann im Freundeskreis sein oder vielleicht sogar neben- oder hauptberuflich.

# Anmerkungen und Studien

1 Eckhart Tolle, „Eine neue Erde“, S. 167, Goldmann, 1. Aufl. 2005

2 Regina Heckert hat 2010 einen Online-Kurs „Lust und Orgasmus-Glück für Frauen“ entwickelt, in dem Frauen lernen, ihre weibliche Lust zu entfalten und orgasmusfähig zu werden.

3 Eckhart Tolle, „Jetzt“, sinngemäß aus S. 173–174, Kamphausen Verlag, 14. Aufl. 2006

4 Sinngemäß aus Regina Heckert, Online-Kurs „Lust und Orgasmus-Glück für Frauen“, Brief 7

5 **Studien** „Distress about sex“, USA 2003: 30–50 % der Frauen sind unzufrieden mit ihrer sexuellen Beziehung.

**Amorelie Report 2019:** 2018 waren nur 12 % sehr zufrieden mit ihrem Sexleben.

6 Rabattmarken waren früher meist selbstklebende, briefmarkenähnliche Papiermarken, die in ein kleines Sammelheft eingeklebt wurden. War das Heft voll, konnte es für 1,50 DM eingelöst werden. Bis in die 1980er Jahre waren Rabattmarkenhefte als Form der Kundenbindung verbreitet und verschwanden danach völlig. Seit 2005 werden sie wieder vereinzelt eingesetzt.

7 **Studie:** Wie die Sexforscher Masters und Johnson schon in den 1960er Jahren feststellten, braucht ein Mann durchschnittlich nicht länger als zwei bis drei Minuten, um zum Höhepunkt zu kommen – und das gilt noch heute.

**Studie:** Eine Studie, die 2021 in der Psychologie-Zeitschrift „psychology today“ veröffentlicht wurde, ergab, dass die meisten Frauen während des Sex nicht kommen. An der Studie nahmen 645 Frauen verschiedener Nationalitäten im Alter zwischen 21 und 40 Jahren teil, alle in Beziehungen, zwei Drittel davon verheiratet. Mehr als zwei Drittel der Frauen kamen während des gesamten Studienzeitraums von acht Wochen nicht zum Höhepunkt. Die übrigen Frauen brauchten **im Durchschnitt 14 Minuten**, um zum Orgasmus zu kommen, mit Vorspiel etwa 20 Minuten („Freundin“-Redaktion vom 20.08.2021).

8 **Studie:** Das Projekt Theratalk am Institut für Psychologie der Universität Göttingen fand in einer großen Studie an über 2300 Paaren heraus, dass sexuelle Wünsche zu einem großen Prozentsatz erfüllt werden könnten. Wenn es gelingen würde, dem Partner ganz gezielt die sexuellen Wünsche bekannt zu machen, könnten insgesamt 71 % der sexuellen Wünsche der Männer und 84 % der sexuellen Wünsche der Frauen erfüllt werden.

9 **Studie:** Anstieg der sexuellen Unzufriedenheit. Laut der Statistik der Sexualberatungsstelle der Uni Hamburg (Schmidt 1996) nahm die sexuelle Unzufriedenheit von Frauen innerhalb von 20 Jahren stark zu: 1975/77 klagten nur 8 % über sexuelle Lustlosigkeit, 1992/94 waren es 58 %.

10 **Studie:** Anja Lehmann, Charité Berlin, fand in einer Studie 2004/05 heraus, dass der Orgasmus eine hohe Bedeutung für die sexuelle Zufriedenheit hat.

11 **Studie** der Deutschen Gesellschaft für Sexualforschung: Nur 32 % der Frauen weltweit und 33 % der deutschen Frauen kommen beim Sex regelmäßig zum Orgasmus.

**European Society for Sexual Medicine**
12–20 % aller Frauen haben noch nie einen Orgasmus erlebt.

**Sexreport Amorelie 2019**

Männer kommen häufiger zum Orgasmus als Frauen. 65 % der Männer gaben an, beim Sex immer zum Höhepunkt zu kommen. Von den Frauen behaupten das nur 17 %.

12 **Studien:** Darling, J. Davidson 1988, Charité Studie 2004, European Society for Sexual Medicine: Bis zu 58 % aller Frauen täuschen den Orgasmus vor. 90 % aller Frauen haben ihren Partnern schon mindestens einmal einen Orgasmus vorgetäuscht.

Dies wird bestätigt in der **Studie** 2019 „Beliefs About Gender Predict Faking Orgasm in Heterosexual Women".

13 **Studie** von Davis, Blank, Hung-Yu und Bonillas, 1996: Die besten Orgasmen haben Frauen bei der Selbstbefriedigung. Diese Studie wird bestätigt durch eine aktuellere Studie der Erotik-Community Joyclub.

14 **Studien** Anja Lehmann, Charité Berlin, Studie 2004/05
Der Orgasmus hat eine hohe Bedeutung für die sexuelle Zufriedenheit von Frauen. Nur 4 % aller Frauen erreichen rein vaginal einen Orgasmus. Die Durex-**Studie** „Sexuell Wellbeing Global Survey" von 2007/08 bestätigt dies.

15 **Studie:** Davidson, 1980, Ackard et al. 2000 (untersucht wurden 3627 Frauen): *Ein positiveres Körperselbstbild von Frauen verbessert die sexuelle Lust und die Orgasmus-Häufigkeit. Wird also der Körper angenommen und akzeptiert, profitieren Lust und Liebe immens.*

16 Als Model-Syndrom bezeichne ich die unbewusste Angewohnheit von Frauen, ihren Körper durch den Vergleich mit Models oder mit dem Aussehen von den Models nahekommenden Frauen zu vergleichen und ihn anschließend abzuwerten. Das führt zu Stress und sexuellen Minderwertigkeitsgefühlen.

17 Twiggy, ein damals 16-jähriges britisches Mädchen aus der Arbeiterklasse, wurde von heute auf morgen zu einem Supermodel und zur Mode-Ikone im Teenageralter. Da sie sehr dünn, sogar dürr war, wurde sie auch als teuerste Bohnenstange der Welt bezeichnet. Sie prägte nach den eher runden weiblichen Formen in der Modewelt der 1960er Jahre (Sophia Loren, Brigitte Bardot, Marylin Monroe) das Schönheitsideal der neuen Zeit: knabenhaft, sehr schlank, Kurzhaarschnitt.

18 **Studie** der Deutschen Gesellschaft für Ästhetisch-Plastische Chirurgie (DGÄPC) 2021: „Die Patient*innen werden etwas jünger – das ist eine Entwicklung, die sich in kleinen, aber stetigen Schritten schon seit einigen Jahren abzeichnet. In diesem Jahr machte der Anteil der unter 30-jährigen Patient*innen bereits 21,5 Prozent aus, während er 2020 noch bei 20,8 Prozent lag. 73 Prozent der Patient*innen in dieser Altersgruppe kommen für eine Erstberatung in die Praxen." Nach wie vor ist die Brustvergrößerung (Implantat) mit großem Abstand der nachgefragteste Eingriff in dieser Altersgruppe. 21,3 % lassen sich hierzu beraten. Eine solch große Nachfrage ist – aus Sicht der Fachärzte – verständlich: Der Leidensdruck der jungen Patient*innen besteht häufig bereits seit der Pubertät.

19 Umfassende Informationen zum Schönheitswahn und seinen Folgen findest du in dem Buch „Embrace: Du bist schön – Schluss mit Bodyshaming" (siehe Literaturliste). Es gibt auch eine gleichnamige und hilfreiche DVD.

20 Tantra ist eine jahrtausendealte spirituelle Lehre, die den Weg zu Erkenntnis und Selbsterkenntnis bzw. Erleuchtung weist. Dabei werden der Körper und die Sinnlichkeit und Sexualität nicht abgelehnt, sondern wie alle Bereiche des Lebens bejaht. In der heutigen Zeit geht es vielen Menschen, die sich Tantra zuwenden, nicht mehr um die ursprüngliche Bedeutung. Tantra ist für die meisten Menschen zu einer Art Lebenshilfe in den Bereichen Liebe, Lust und Partnerschaft geworden. Diese Lebenshilfe geschieht durch eine Schulung in Achtsamkeit und Präsenz. Letztendlich werden besonders die weiblichen Qualitäten, die auf der ganzen Erde unterentwickelt sind, entfaltet. Daraus resultieren mehr Erfüllung und Glück. Als tantrisch geschult kann sich jemand bezeichnen, der in der Sexualität nicht blind seinen automatischen Impulsen und seiner Gier folgt, sondern bewusst und in Liebe mit sich und seinem Partner/seiner Partnerin verbunden ist.

21 **Studie** der Universität Göttingen: 13.483 Männer und Frauen in festen Beziehungen wurden befragt. Daraus ergab sich, dass 17 % während des Untersuchungszeitraums von vier Wochen überhaupt keinen Geschlechtsverkehr hatten. 57 % gaben an, dass sie in dem Zeitraum einmal Sex hatten. Nur rund jeder Vierte tat es regelmäßig ein- bis zweimal pro Woche.

22 **Untersuchung** des Sexualwissenschaftlers Gunter Schmid: Singles haben noch seltener Sex als Paare. Die Untersuchung an knapp 800 Hamburgern und Leipzigern ergab, dass 60 Jahre alte Partner im Durchschnitt sexuell aktiver sind als 30 Jahre alte Singles.

23 **Studie** Projekt Theratalk: Zur Entwicklung der sexuellen Zufriedenheit im Verlauf der Partnerschaft wurde eine groß angelegte Studie durchgeführt, an der 8204 Männer und Frauen teilnahmen. Das Ergebnis ist erschreckend: Im Mittel nimmt die sexuelle Zufriedenheit in den ersten zehn Jahren der Partnerschaft kontinuierlich ab und erholt sich dann nie wieder. So ist es nicht verwunderlich, wenn bei vielen Partnern eine Bereitschaft zu einem Seitensprung vorhanden ist.

24 Familienstellen nach Bert Hellinger: Bert Hellinger hat aus Vorformen die therapeutische Methode der Familienaufstellung entwickelt und weltweit verbreitet. Durch seine Arbeit hat sich gezeigt, dass jeder Mensch durch Dynamiken aus seinem Familiensystem und vorausgegangenen Generationen beeinflusst oder sogar unbewusst gesteuert ist. Ungute Verstrickungen mit Vorfahren können durch das Familienstellen ans Licht gebracht, abgemildert oder aufgelöst werden.

25 **Studie** des Projektes Theratalk der Universität Göttingen: Wenig Sex in der Partnerschaft sorgt für einen erhöhten Stresspegel. Die Studie an 31.868 Männern und Frauen: Demnach stürzen sich 36 % der Männer und 35 % der Frauen, die maximal einmal in der Woche Sex haben, in Arbeit und Aktivitäten, um den Frust über ihr Sexleben in der Partnerschaft zu vergessen. Wenn es gar nicht mehr zum Sex kommt, ist es sogar noch schlimmer: 45 % der Männer und 46 % der Frauen stürzen sich dann freiwillig in den Stress.

26 **Studie** der Universität Queensland in Australien, Brendan Zietsch: Vier Wochen lang haben 500 Paare rund um den Globus die Dauer ihres Sex per Stoppuhr gemessen und die Ergebnisse an die Universität Queensland gesendet. Im Durchschnitt dauert Sex fünf Minuten und vierzig Sekunden.

27 Das Ego wird häufig als die Summe aller unserer Programmierungen und Konditionierungen aus der Kindheit und der Lebensgeschichte bezeichnet.

Solange wir unbewusst sind, folgen wir den erlernten Mustern automatisch. Wir beurteilen dann alles aufgrund unserer vergangenen Erfahrungen und erschaffen dadurch Geschichten im Kopf, anstatt gegenwärtig und präsent im Augenblick zu sein.

28 **Meta Studie** der Universität Kentucky, 2019: Eine Analyse von Studien aus den letzten 70 Jahren zeigt: In langen Beziehungen sind es die Männer, bei denen die Lust schneller vergeht.

29 **Studie** Basson, Levin 2001: „Female sexual response": Wiederholte sexuelle Misserfolgserlebnisse führen zu einer Vermeidungshaltung in der Sexualität.

30 **Studien:** Fugl-Meyer et al. 1997, Mc Cabe 1997, Litwin et al. 1998, Ventegold 1998, Benkert 1999, Lehmann 2003: Es konnte ein enger Zusammenhang zwischen sexueller Gesundheit und Lebensqualität bzw. der allgemeinen Lebenszufriedenheit nachgewiesen werden. Wer genug guten Sex hat, ist zufriedener und glücklicher. Bei Frauen beeinflussen sexuelle Probleme zahlreiche Lebensaspekte und sind verbunden mit einer verminderten Leistungsfähigkeit und einer verminderten Befriedigung im interpersonalen, beruflichen und emotionalen Bereich. Dabei scheint es den Frauen weniger als den Männern zu gelingen, die sexuellen Probleme etwa durch eine Flucht in die Arbeit zu kompensieren bzw. zu verdrängen.

31 **Projekt Theratalk** am Institut für Psychologie der Universität Göttingen:

Sexuelle Unzufriedenheit in der Partnerschaft ist die häufigste Ursache für einen Seitensprung: Bei 84 % der Frauen und 76 % der Männer sind Defizite im Sexualleben Hauptgrund für diesen Schritt.

32 „Ein Kurs in Wundern®", 1. Auflage 1994, Lektion 190/6, Greuthof Verlag Das Buch ist ein spirituelles Lehrwerk, das aus einem umfangreichen Textbuch, einem Übungsbuch mit 365 Lektionen für jeden Tag des Jahres und einem Handbuch für Lehrer besteht. Es wurde nach einem inneren Diktat durch die Hochschulprofessorin Helen Schucman innerhalb von sieben Jahren aufgeschrieben und dann durch die „Foundation for Inner Peace" herausgegeben. In Deutschland erschien es erstmals 1994. Nähere Informationen: www.greuthof.de

33 Regina Heckert, Online-Kurs „Lust- und Orgasmusglück für Frauen", Brief 7

34 Das innere Energiefeld des Körpers bzw. der Energiekörper des Menschen ist unsichtbar, kann aber gefühlt werden. *„Jeder Mensch strahlt ein Energiefeld aus, das seiner inneren Verfassung entspricht und das die meisten Menschen spüren können, wenn auch vielleicht nur unbewusst"* (aus Eckhart Tolle, „Eine neue Erde", S. 172, 1. Aufl. 2005). Umgangssprachlich bezeichnen wir die Energie eines Menschen auch als Ausstrahlung.

35 Zitat aus „Ein Kurs in Wundern®", 1. Auflage 1994, Textbuch, S. 576

36 Prof. Lukas Moeller lehrte bis zu seinem Tod 2002 Medizinische Psychologie an der Goethe Universität Frankfurt am Main. Als Selbsthilfemethode für Paare entwickelte er das Zwiegespräch.

37 Das Ausziehritual wurde von Regina Heckert entwickelt. Es hilft besonders Frauen, zu ihrem Körper zu stehen und sich nicht mehr zu verstecken. Es kann mit dem Partner oder bei Seminaren in Vierergruppen durchgeführt werden. Die ausführliche Anleitung gibt es im BeFree-Tantra Shop (online) in der Rubrik „Tantra für zuhause" im Ritual 2.

38 Johannes Neuhauser, „Wie Liebe gelingt – Die Paartherapie Bert Hellingers", Carl-Auer-Verlag 1999, S. 27

39 Als Guru wird ein spiritueller Meister oder ein Erleuchteter bezeichnet. Er vermag es, seine Schüler auf dem Weg nach innen anzuleiten und sie zu wichtigen Erkenntnissen oder sogar zur Erleuchtung zu führen.

40 Zitat aus „Ein Kurs in Wundern®", 1. Auflage 1994, Textbuch, S. 631/13

41 Karezza stammt aus dem Italienischen und bedeutet Streicheln, Liebkosen.

Karezza ist eine Sexualpraktik, bei der in der sexuellen Vereinigung auf das Ziel des Orgasmus verzichtet wird zugunsten der seelischen Verbindung im Hier und Jetzt. Dadurch können ein intensives Lustempfinden, ein energetisierter Zustand und eine tiefe seelische Verbindung der Liebenden entstehen. Mehr Infos zu Karezza siehe Literaturliste.

42 Diana Richardson, Autorin und Sexualtherapeutin, hat das sanfte Lieben in unserer heutigen Zeit mit ihren Büchern und Seminaren verbreitet. Mehr Infos siehe Literaturliste.

43 Eckhart Tolle ist einer der größten spirituellen Lehrer unserer Zeit. Er stammt ursprünglich aus Deutschland, hat aber viele Jugendjahre auch in England und Spanien verbracht. Heute lebt er in Vancouver, Kanada. Mit seinem Buch „Jetzt! Die Kraft der Gegenwart" (siehe Literaturliste) wurde er weltbekannt.

44 Den Begriff „Schmerzkörper" hat Eckhart Tolle geprägt. Im Schmerzkörper eines Menschen sind alle ungelösten emotionalen Lasten und Ereignisse gespeichert und verdichtet. Sie können durch kleinste Ereignisse wieder aktiviert werden. Eckhart Tolle spricht davon, dass der Schmerzkörper regelmäßig Nahrung braucht, und die bekommt er durch neuen Schmerz. Durch Bewusstheit kann der Schmerzkörper aufgelöst werden.

45 Zitat aus „Ein Kurs in Wundern®", 1. Auflage 1994, Übungsbuch, S. 94, Lektion 57/1

46 Durch Zufall hat sich Regina Heckert bei einem Meditationsseminar in einem Souvenirladen einen riesengroßen Rosenkranz gekauft, in dem sie zur Meditation sitzen konnte. Sie wunderte sich darüber Tag für Tag, weil sie damals atheistisch lebte und mit ihrer katholischen und sexfeindlichen Vergangenheit haderte. Durch regelmäßiges Meditieren inmitten des Rosenkranzes erhielt sie eine Art Eingebung, diesen zu nutzen, um sexuell frei und glücklich zu werden. Das beschreibt sie genauer im vorliegenden Buch.

47 Embrace: Du bist schön – Schluss mit Bodyshaming. Unter diesem Titel gibt es ein Buch und eine DVD (siehe Literaturliste)

48 Menschen, die sich als polyamorös bezeichnen, pflegen Liebesbeziehungen und Sexualität zu mehreren Menschen gleichzeitig. Diese Tatsache ist allen Beteiligten bekannt und wird einvernehmlich gelebt.

49 Eckhart Tolle, „Jetzt! Die Kraft der Gegenwart", S. 217, Kamphausen Verlag 2006, 14. Auflage

50 Das Wort *feinstofflich* bezieht sich auf den unsichtbaren inneren Energiekörper. Durch hauchfeine Berührungen, manchmal ohne direkten Körperkontakt, kann er erweckt werden, aber auch durch Meditation. Es ist möglich, auch während aller Tätigkeiten mit dem inneren Körper in Verbindung zu bleiben. Stille unterstützt das Spüren des Inneren. Kannst du das ununterbrochen, bist du erleuchtet – also jenseits des Denkens gegangen.

51 Die Quantenphysik ist ein modernes Teilgebiet der Physik. Quanten sind kleinste Portionen der uns umgebenden Wirklichkeit. Die Bezeichnung „Quanten" wird allgemein für Elementarteilchen (nicht mehr weiter teilbare Teilchen) benutzt, wenn ihr korpuskulares und nicht ihr wellenartiges Verhalten im Vordergrund steht. Die Erkenntnis, dass jede Materie (Elektronen, Protonen, Atome, Moleküle ...) nicht nur Teilcheneigenschaft besitzt, sondern auch als Welle ... beschrieben werden kann, ist eine der wichtigsten Errungenschaften der modernen Physik (Kurz-Erläuterung aus **http://www.quanten.de/wassindquanten.html).**

52 Reiki ist eine Form von Energiearbeit. Als Methode des Handauflegens wird sie immer mehr praktiziert. Dazu gibt es Reiki-Ausbildungen, die darin schulen, die universelle Lebensenergie spüren und lenken zu können. Durch Reiki-Behandlungen sollen die Gesundheit und das Wohlbefinden gestärkt werden.

53 Es gibt unterschiedliche Formen des Beckenbodentrainings. Ursprünglich wurde es auch als Kegelübung nach seinem Erfinder Arnold H. Kegel benannt. Es dient dazu, die Beckenbodenmuskulatur zu stärken, was Harninkontinenz verhindern, aber auch sexuelle Empfindungen steigern kann. Es ist Vorsicht geboten, ohne fachkundige Anleitung zu trainieren, da man dadurch Verspannungen und Verkrampfungen bewirken kann. Eine sehr achtsame Form ist das Cantienica® Beckenbodentraining.

54 Diese Methode ist nach seinem Erfinder Moshé Feldenkrais benannt. Es handelt sich um sehr achtsame angeleitete Körperbewegungen, die Bewusstheit erzeugen und den Körper von innen heraus beweglicher machen. Diese sanfte Körperarbeit kann helfen, die Wahrnehmung zu verfeinern und den inneren Körper zu spüren.

55 Die Physik bezeichnet Elementarteilchen, die nicht mehr weiter teilbar sind, als Quanten (siehe 51).

56 Maharani Anand soll in Indien in den Jahren 1948/49 mehrere Vorträge vor englischsprachigen Ausländern über die energetische Verbindung zwischen Mann und Frau gehalten haben. Mitschriften von ihren Vorträgen wurden gefunden. Daraus entstand das Buch „Herz-Umarmung" (siehe Literaturliste).

57 Die Kopf-Füße-Position hat meine langjährige Co-Leiterin Erika Backa, Berlin, in die Seminararbeit eingebracht.

58 Das Herz-Chakra oder das energetische Herzzentrum liegt nicht links auf dem physischen Herzen, sondern genau in der Mitte der Brust. Es ist eines von sieben Chakren (Energierädern), die entlang der Wirbelsäule als Teil des inneren Energiefeldes liegen. Das Herz-Chakra liegt genau in der Mitte. In ihm fließen das Irdische und das Geistige zusammen. Es steht für Liebe und Mitgefühl. Entsprechend können dort viele unerlöste Wunden aus der Lebensgeschichte einem „schwer am Herzen liegen".

59 Vulva-Meditation: Die Vulva-Meditation hat meine langjährige Co-Leiterin Erika Backa, Berlin, in die Seminararbeit eingebracht.

60 In Anlehnung an Lichtnahrung, bei der der Mensch nur noch Energie und keine feste Nahrung mehr zu sich nimmt, habe ich den Begriff Lichtsex geprägt. Bei Lichtsex wird meist nicht direkt körperlich berührt. Man energetisiert und erotisiert sich gegenseitig durch feinstoffliche Berührungen in Körpernähe oder geistige Stimulanzien. Orgasmen sind nicht das Ziel, können dabei aber manchmal wie von selbst geschehen.

61 Aura ist ein anderes Wort für den unsichtbaren Energiekörper eines Menschen. Manche Leute sagen auch Ausstrahlung dazu. Mit geschlossenen Augen kann das Energiefeld eines Menschen in Körpernähe deutlicher gespürt werden. Es ist möglich, so eine feine Wahrnehmung zu schulen.

62 Die Lichtphallus-Meditation hat Regina Heckert entwickelt. Die ausführliche und bebilderte Anleitung zu dieser Meditation findest du auf befree-tantra.de in der Liebesschule/Sexuelle Probleme, dort bezeichnet als Lichtlingam-Meditation.

63 Maharani Anand, „Die Herz-Umarmung", S. 5, Param, 1. Ausgabe 1996

64 Spencer Johnson, „Ein Minute für mich" (siehe Literaturhinweise)

## Weiterführende Literatur und hilfreiche Materialien


Eckhart Tolle, *Jetzt! Die Kraft der Gegenwart,* Kamphausen Media GmbH 2010

Eckhart Tolle, *Eine neue Erde,* Arkana 2015

*Ein Kurs in Wundern,* Greuthof Verlag 1994, www.greuthof.de

Spencer Johnson, *Eine Minute für mich,* rororo 2002

Diana Richardson, *Slow Sex, Zeit finden für die Liebe,* Integral 2011

Taryn Brumfitt, *Embrace: Du bist schön – Schluss mit Bodyshaming,* Plaza 2017 (auch als DVD erhältlich)

Maharani Anand, *Die Herz-Umarmung,* Param 2008

Bernhard Ludwig, *Anleitung zur sexuellen Unzufriedenheit,* Eigenverlag 2014

J. William Lloyd, *Die Karezza Methode,* Erstveröffentlichung 1931, Deutsche Übersetzung 2022 durch Jessica Dueber, Orleans 2022

Michael Lukas Moeller, *Die Wahrheit beginnt zu zweit: Das Paar im Gespräch,* Rowohlt 2010

Bert Hellinger, *Liebe und Schicksal: Was Paare aneinander wachsen lässt,* Kösel 2003

Johannes Neuhauser, *Wie Liebe gelingt: Die Paartherapie Bert Hellingers,* Carl-Auer 2007

Regina Heckert, *Lust- und Orgasmusglück – Online-Kurs für Frauen,* Infos auf lustkurs.de, seit 2010

Regina Heckert, *Online-Shop mit schriftlichen Anleitungen und Lehrfilmen rund um die Lust der Frau,* siehe www.befree-tantra-shop.de

# DANKSAGUNG

Mit meinem Mann erlebe ich das größte Wunder meines Lebens, nämlich seit Jahrzehnten miteinander erfüllt zu leben und zu lieben. Dafür bin ich unsagbar dankbar. Er hat mir den Rücken freigehalten, sodass ich mich dem Schreiben widmen konnte, und mich tagtäglich liebevoll unterstützt.

Die berührenden Rückmeldungen, Berichte und Erfahrungen meiner Seminarteilnehmer*innen aus 35 Jahren Seminararbeit und dem Online-Kurs „Lust- und Orgasmusglück für Frauen" bilden die Grundlagen meines Buches. Ich bedanke mich von Herzen für die vielen intimen Einblicke, die sie mir und damit auch allen Leser*innen gewährt haben. Sie alle sind Frauen im sexuellen Aufbruch und bewirken lebendige Veränderung, die Tag für Tag im Kleinen geschieht.

Klaus Altepost verdanke ich, dass ich endlich das Buchprojekt in Angriff genommen habe, das schon so lange in mir gereift ist. Er hat mich begleitet, alle meine Fragen beantwortet und mich gestärkt und bleibt für immer der Initiator und Geburtshelfer dieses Buches. Herzlichen Dank auch an Frau Huck-Kamphausen für die freundliche und konstruktive Zusammenarbeit bei der Suche nach einem passenden Titel und Cover. Gesine Beran hat mit großem Einsatz verschiedene kreative Coverideen präsentiert, überarbeitet, optimiert. Ich danke ihr sehr für diesen intensiven Prozess und ihr Engagement. Dr. Nicole Mahne hat als Lektorin den Feinschliff des Textes übernommen. Vielen Dank auch ihr.

Meine fünf Testleserinnen, Anna-Maria Löffler, Sabine Löffler, Ellen Büttel, Petra Laudel und Anita Weisbrodt, haben die Entstehung des Buches hautnah miterlebt, mir wertvolle Impulse gegeben und wesentlich zum Gelingen beigetragen. Auch ihnen gebührt mein herzlicher Dank. Kurz vor Manuskriptabgabe ist plötzlich mein bester Schul- und Jugendfreund Dr. Norbert Wieloch aufgetaucht und hat mit großem Einsatz das gesamte Manuskript redigiert. Darüber staune ich immer noch. Vielen lieben Dank!

Anja-Katharina Halbig, meine langjährige Freundin, hat trotz privater Anforderungen die Illustrationen zum Buch gemalt, die so ganz anders sein mussten als ihre bunten Bilder der vergangenen zwanzig Jahre. Vielen Dank dafür, liebe Anja!

Auch der Dank an alle meine Partner und Liebhaber gehört hierher. Sie haben mich mit Erfahrungen reich beschenkt. Jeder von ihnen hat mich lieben gelehrt, auch wenn die Lektionen nicht immer einfach waren. Durch sie habe ich alle Höhen und Tiefen der Partnerschaft und des Singlelebens auskosten können und bin daran gewachsen.

Es gibt viele spirituelle und tantrische Lehrer*innen, die meinen Weg begleitet haben. Allen voran Eckhart Tolle und das spirituelle Lehrwerk „Ein Kurs in Wundern®". Sie gaben und geben mir die Kraft, Worte und Taten im Einklang mit der inneren Essenz in die Welt zu bringen. Das Wort „Danke" ist zu gering dafür. Ich verneige mich tief vor ihnen.

## Über die Autorin

Regina Heckert (Jg. 1956), seit 35 Jahren Expertin für weibliche Lust, Tantralehrerin, Paar-und Sexualberaterin, hat sich ein Leben lang intensiv mit dem Thema Sexualität beschäftigt. Bereits als kleines Kind machte sie prägende Erfahrungen im Konflikt ihres sexuellen Erlebens mit den Verboten durch Eltern und Religion. Schon mit 19 Jahren erahnte sie das große Potenzial, das in der körperlichen Liebe steckt. Während des Studiums und als junge Lehrerin forschte sie eifrig weiter, entwickelte Liebesrituale und begann Selbsterfahrungsgruppen zu den Themen Liebe, Lust und Partnerschaft ins Leben zu rufen. Im Alter von 32 Jahren begegnete ihr „Ein Kurs in Wundern®" in Form einer Lose-Blatt-Sammlung von einhundert aus dem Englischen übersetzten Lektionen. Dieses spirituelle Lehrwerk wurde zum Fundament ihres Lebens und führte zu grundlegenden Wandlungen. Bald ließ sie ihren Beamtenjob hinter sich und widmete sich ganz ihrer Berufung, die wirkliche Lust der Frau zu erkunden, weiterzuentwickeln und durch Vorträge und Seminare zu verbreiten. Sie baute die größte Tantraschule Deutschlands (BeFree Tantra) auf und die Liebesschule Online. Eine wesentliche Vertiefung ihrer Arbeit bewirkte das Familienstellen nach Bert Hellinger, das auf ihre spezielle Art in fast alle ihre Seminare einfließt.

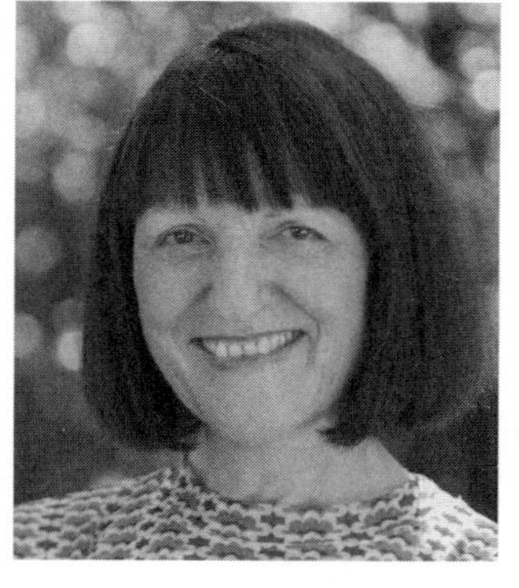

Weitere Infos zu Regina Heckert, ihren Seminaren, Vorträgen, zum Online-Kurs „Lust- und Orgasmusglück für Frauen“ und zum Online-Shop (Schriftliche Anleitungen und Lehrfilme zur Lust der Frau) auf:

**www.befree-tantra.de  Kontakt: kontakt@befree-tantra.de**